Gerlinde M. Wilberg · Zeit für uns

In der Schwangerschaft beginnen viele, nach Büchern zu suchen, und lesen sie, als ob die Geburt ein Examen wäre, an dem Vorbereitung und Lerneifer bewiesen werden müßten. Ich möchte mit diesem Buch keine Lehrstoffe vermitteln oder gar Richtlinien setzen, sondern werdenden Eltern Anregungen geben, „Anstöße" zu eigenen Überlegungen, „wie wollen wir unser Kind empfangen?!"

Vieles in der Schulmedizin, gerade in ihrer neuen technisierten Entwicklung, wird den individuellen Bedürfnissen von Eltern und Kindern nicht gerecht. Unnötige Ängste vor der Geburt werden wachgehalten, die Eltern in Abhängigkeit von der modernen Medizin halten. Viele Frauen vertrauen ihrem Körper und sich selbst nicht mehr. Männer sind meist von einer intensiven Anteilnahme und Mitsprache ausgeschlossen und können deshalb ihre Frauen nur ungenügend darin unterstützen, ihre Rechte als (nichtkranker) Patient wahrzunehmen.

Ich berichte in diesem Buch einerseits von Alternativen, durch die Schwangerschaft und Geburt zu einer positiven Erfahrung werden können. Andererseits informiere ich über die schulmedizinische Geburtshilfe, über ihre Vor- und Nachteile, so daß werdende Eltern Entscheidungen treffen können, die ihnen auch im Rahmen eines „kranken Hauses" eine natürliche und individuelle Geburt ermöglichen. Je mehr Eltern informiert sind, nachfragen und fordern, desto eher wird sich das Krankenhaussystem umstellen müssen.

Gerlinde M. Wilberg

Gerlinde M. Wilberg

Zeit für uns

Schwangerschaft, Geburt und Kind

Fotos von Anthea Sieveking und Susanne Klippel
Zeichnungen von Evi Langenfass

Frauenbuchverlag

2. Auflage 1980
Sechstes bis zehntes Tausend
© Weismann Verlag · Frauenbuchverlag GmbH, München 1979
Alle Rechte vorbehalten.
Umschlaggestaltung: Evi und Hansjörg Langenfass, Ismaning.
Satz: F. Ebner, München.
Druck und Bindung: G.J. Manz AG, Dillingen.
Printed in Germany (West).
ISBN 3 921040 89 2

Inhaltsverzeichnis

Vorwort 2

Schwangerschaft 9
Schwangerschaftsvorsorge 9
Warum wird der Blutdruck gemessen? 10 · Was ist Präeklampsie? 11 · Wie kommt es zu Anämie in der Schwangerschaft? 12 · Wann ist eine Fruchtwasserpunktion (Amniozentesis) nötig? 13 · Ist die Ultraschalldiagnose ungefährlich? 14 · Was heißt hier "alte Erstgebärende"? 15 · Was darf eine Schwangere nicht mehr? 16 · Welche Medikamente sind schädlich/harmlos? 16
Sport 18
Übungen zur Geburtsvorbereitung 18
Kegelübungen (Übungen für die Scheidenmuskeln zur Geburtsvorbereitung) 24
Ernährung 26
Koffein, Teein, Alkohol 26 · Nikotin 27 · Die wichtigsten Vitamine und Mineralstoffe während der Schwangerschaft 27 · Vitamin- und eisenhaltige Tabletten 28 · Kräutertees 29
Unangenehme Nebenerscheinungen in der Schwangerschaft . 30
Gewichtszunahme 30 · Hämorrhoiden und Krampfadern 31 · Zahnfleischbluten, Nasenbluten 31 · Verstopfung 31 · Erbrechen 32 · Sodbrennen 32 · Schwangerschaftsstreifen 33
Sexualität 33
Was Sexualität beeinflussen kann 34 · Berichtigung

*von Fehlinformationen 35 · Tips und Anregungen 36
Die Gefühle der Männer 37 · Geschlechtsverkehr nach
der Geburt 37*

Träume 38
*Geburtsvorbereitung im Traum 38 · Tagträume 40 ·
Phantasien, die dir während der Geburt helfen können 41*

Entspannung und Massage 42
*Entspannungsübungen 42 · Entspannungsmassage 44 ·
Massage bei Rückenschmerzen 45*

Atemübungen 46
*Atemrhythmen für die Wehen der Eröffnungsphase 49
Atemrhythmen für die Wehen in der Übergangsphase 51 · Atmen und Pressen in der Austreibungsphase 52*

Geburt 55
Normaler Geburtsverlauf 55
*Wie sich die Gebärmuttermuskulatur auf die Geburt
vorbereitet 56 · Voranzeichen für den Geburtsbeginn
59 · Wann kannst du sicher sein, daß der Geburtsprozeß begonnen hat? 60 · Was löst den Geburtsvorgang
wirklich aus? 61 · Warum tun die Wehen weh? 62 ·
Eröffnungsphase 63 · Übergangsphase oder Schwerphase 65 · Austreibungsphase 66 · Nachgeburtsphase
73 · Positionen für die verschiedenen Phasen 74 ·
Tips und Anregungen für die verschiedenen Phasen 80*

Geburtsberichte 84
Hausgeburt: Erstes Kind, Kamala 84 · Krankenhausgeburt: Erstes Kind, Daniel 92

Haus- oder Krankenhausgeburt? 95
Pro und Contra für Haus- und Krankenhausgeburt 96

Medizinische Interventionen bei einer normalen Geburt ... 97
*Rasieren 98 · Einlauf oder Abführzäpfchen 98 · Im
Bett liegen 99 · Glukose- oder Dextrosetropf 100 ·
Innere Untersuchung 101 · Öffnen der Fruchtblase
101 · Schmerzstillende Medikamente – pro und contra 102 · Psychopharmaka (krampflösende und beruhigende Medikamente) 103 · Analgetika: Pethidine,
Pentazocin, Morphium (schmerzstillende Medika-*

mente) 104 · Narkotika – Lachgas 107 · Lokalanästhesie 109 (Parazervikalanästhesie 109, Periduralanästhesie 110, Pudendus Anästhesie 113, Damminfiltration 114) · Ist medizinische Hilfe medikamentöse Hilfe? 114 · Künstliche Beschleunigung des Geburtsverlaufs 115 · Wehenschreiber (Tokographie) und Herztonschreiber (Kardiotachographie) 116 · Dammschnitt (Episiotomie) 120 · Zangengeburt 124 · Vakuum-Extraktion 125 · Programmierte oder eingeleitete Geburt 125 (Oxytocininfusion – Wehentropf 126, Öffnen der Fruchtblase 127)

Mögliche Komplikationen: Tips und Geburtsberichte 129
Hoher Geradstand 129 · Steißlage 131 · Kaiserschnitt 133 · Wenn die Wehen nicht in Gang kommen 135 · Übertragung 136 · Vorzeitiger Fruchtwasserabgang 136 · Vorzeitiger Wehenbeginn 138 · Frühgeburt 138

Wenn das Baby stirbt 139
Die Haltung der Mediziner. 145

Nach der Geburt 149
Erste Begegnung mit deinem Kind 149
Dämmerlicht 152 · Gedämpfte Geräusche 153 · Durchtrennen der Nabelschnur 153 · Absaugen 155 · Hautkontakt 155 · Baden 157

Rooming-In 158
Was braucht ein Kind? 161
Warum weint ein Baby? 163
Stillen 164
Vorbereitung aufs Stillen während der Schwangerschaft 165 · Tips für den Anfang 167 · Pflege der Brustwarzen 172 · Bericht einer Mutter, die vor hatte, nicht zu stillen 172

Glückliche Mutterschaft? 173
Kleine Alltäglichkeiten 173 · Hormonumstellung 175 · Muttersein und Beruf 176 · Umstellung in der Identität 179

Geburt einer Familie 180
Gegenseitige Entwicklungshilfe 180

Glückliche Vaterschaft 181

Geburtsbericht eines Vaters 184 · Aus Briefen von Vätern 187
Und wie glücklich sind die Geschwister?. 189

Anhang 191
Heilkräuter und Tips 191
Fremdwörterverzeichnis 194
Liste mit angenehmen Extras für Haus- oder Krankenhausgeburt 202
Frageliste an Ärzte und Krankenhäuser 203
Rechte und Ansprüche auf soziale Leistungen während der Schwangerschaft, bei der Geburt und in der Zeit danach . . . 205
Hinweis auf Adressenlisten 213
Literaturliste 214

Schwangerschaft

Die Zeit der Schwangerschaft ist nicht nur wichtig zur körperlichen Vorbereitung auf die Geburt, sondern ebenso wichtig zur seelischen Vorbereitung aufs spätere Elterndasein. Und dieser Lernprozeß hat gerade erst angefangen. Genauso wie das Kind hilflos zur Welt kommt, angewiesen auf deine Zuwendung und deine Geduld, bist du zunächst auch hilflos. Die kommenden Monate kannst du nutzen, um dich auf die Geburt und das Leben mit dem Kind vorzubereiten.

Schwangerschaftsvorsorge

„Bevor ich zur ersten Untersuchung ging, dachte ich, Schwangerschaft sei etwas ganz normales. Jetzt bin ich nicht mehr so sicher, es gibt so viele medizinische Probleme zu bedenken."

Wenn du zur ersten Untersuchung kommst, wirst du nach dem ersten Tag deiner letzten Periode gefragt (um den voraussichtlichen Geburtstermin zu errechnen). Du wirst untersucht (um die Veränderungen der Scheidenschleimhäute und des Muttermundes festzustellen). Eine Urinprobe wird gemacht und Blutdruck gemessen, dein Alter notiert und der bisherige Schwangerschaftsverlauf erfragt, ebenso frühere Krankheiten, Operationen etc.. Körpergröße, Größe der Gebärmutter und Leibesumfang werden gemessen, das Blut wird untersucht (verlange bei der Blutuntersuchung einen Röteltest, falls du nicht weißt, ob du schon Röteln gehabt hast, und der Arzt nicht von selbst danach fragt). Du wirst in ein Krankenhaus überwiesen oder gefragt, wo du dein Kind zur Welt bringen willst und bekommst den Termin für die nächste Vorsorgeuntersuchung.

Meistens bist du hinterher so schlau wie vorher und wunderst dich, was „die" mit all den gesammelten Fakten machen.
Ich will in diesem Kapitel nur einige, besondere Aspekte der Schwangerschaftsvorsorge besprechen, vor allem die Fragen aufgreifen, die von Frauen am häufigsten gestellt werden.

Warum wird der Blutdruck gemessen?

In den ersten Schwangerschaftsmonaten neigen die meisten Frauen zu niedrigem Blutdruck. Das Hormon Progesteron verursacht, daß sich die unwillkürlichen Muskeln (z.B. Gebärmutter) nicht verkrampfen können und verhindert dadurch eine Fehlgeburt. Es wirkt aber auch entspannend auf alle anderen unwillkürlichen Muskeln, z.B. in den Därmen (daher Neigung zu Verstopfung) oder in den Blutgefäßen. Da das Blut in den entspannten (daher erweiterten) Blutgefäßen nicht mehr so kräftig weitergepumpt wird, verlangsamt sich die Blutzirkulation und das bedeutet: niedriger Blutdruck.
Niedriger Blutdruck kann Schwindel, Ohnmacht oder zumindest Müdigkeit zur Folge haben.
Bewegung (vor allem der Beine) hilft, daß die Blutzirkulation angeregt wird. Wenn du dich wenig bewegst, weil du müde bist, verlangsamt sich der Blutdruck noch mehr und die Müdigkeit verstärkt sich. Vielleicht hat diese Müdigkeit jedoch einen tieferen Sinn. Gerade in den ersten Monaten spüren wir sonst noch nicht viel von der Schwangerschaft. Später ist der Bauch da und das Baby bewegt sich – aber am Anfang vergißt du leicht, daß da ein Mensch in dir entsteht und wächst. Gerade in den ersten drei Monaten entwickelt sich das Gehirn des Kindes. Mutter und Kind sind von Anfang an miteinander verbunden. Gefühle, Gedanken, Wünsche und Ängste teilen sich dem Kind mit.
Nimm dir Zeit. Erlaube dir und dem werdenden Menschen in dir zu spüren, was seine Anwesenheit für dich bedeutet. Du bist ihm nie mehr so nah wie während der Schwangerschaft.
Es kann auch entmutigend sein, wenn du dich unendlich müde fühlst. Denk daran: Es geht vorbei! Verzweifle nicht, wenn du in den ersten Monaten wenig Energie für andere Aktivitäten in dir fühlst. Der ganze Körper muß sich umstellen. Keine Zelle, keine

Funktion des mütterlichen Organismus bleibt durch die Schwangerschaft unbeeinflußt.
Das neue Wesen in dir entzieht deinem Körper Energie. (So wie der Magen nach einer reichen Mahlzeit alle Körperenergie beansprucht, um die Verdauung leisten zu können, und du dich müde fühlst.) Ungefähr im 3. - 4. Monat hat sich der Körper an die Umstellung gewöhnt.
Ab der 14. Schwangerschaftswoche steigt das Blutvolumen, um beide (mütterlichen und kindlichen) Blutkreisläufe versorgen zu können. Da mehr Blut durch die Venen transportiert werden muß, erhöht sich der Blutdruck wieder und im letzten Schwangerschaftsdrittel neigen viele Frauen eher zu erhöhtem Blutdruck. In den Vorsorgeuntersuchungen wird der Blutdruck jedesmal kontrolliert, denn wenn er konstant erhöht ist, sind Ernährung und Sauerstoffzufuhr für das Baby gefährdet. Wenn der Blutdruck gemessen wird, werden immer zwei Zahlen notiert, z.B. 120 : 80. Die erste Zahl zeigt den Blutdruck an, während das Herz gerade pumpt (systolisch), die zweite zeigt den Blutdruck in der Pause zwischen den Herzschlägen (diastolisch).
Der zweite Wert ist wichtiger, denn er ist nur bei fundamentalen Veränderungen deines Kreislaufes höher oder niedriger.
Die erste Zahl hat einen größeren Spielraum und kann sich aufgrund körperlicher Anstrengung oder psychischer Erregung verändern (z.B. bei Ärger über lange Wartezeit). Die erste Zahl kann bedenkenlos auf 140 oder 150 ansteigen. Die zweite Zahl ist ab 85 oder 90 Zeichen einer Gefährdung. Doch solange keine anderen Symptome dazu kommen, ist ein diastolischer Wert von 85 oder 90 noch kein Grund, dich in die Klinik einzuweisen oder die Geburt einzuleiten. Erlaube dir nur etwas mehr Ruhe und Entspannung.

Was ist Präeklampsie?

Bei unbehandelter Präeklampsie besteht bei der Frau Gefahr zu Blutungen, Nierenversagen oder epilepsieartigen Krämpfen. Das kann auch ein Risiko für das Kind sein, es bekommt weniger Nahrung und Sauerstoff. Sie kommt in 6 - 7% aller Schwangerschaften vor und entsteht durch ein chemisches Ungleichgewicht im

Körper der Schwangeren. Wodurch es dazu kommt, ist noch immer unerforscht. Übergewicht, Ernährung und psychische Situation der Schwangeren scheinen eine Rolle zu spielen. Verschiedene Untersuchungen haben einen Zusammenhang zwischen der Bejahung der Schwangerschaft oder generellem emotionalen Wohlbefinden und dem Auftreten von Präeklampsie ergeben (vgl. Dana Breen, The Birth of a first Child).
Die Symptome von Präeklampsie:
1. Blutdruck über 130/90,
2. Schwellungen (Wasseransammlungen im Unterhautzellgewebe von Beinen, Fesseln, Händen oder Gesicht),
3. Proteinspuren im Urin.
Albumin ist eine Proteinsubstanz, die im Urin normalerweise nur vorkommt, wenn eine Nierenentzündung vorliegt. Dieselbe Substanz wird manchmal von einer schwangeren Frau ausgeschieden. Wenn du gleichzeitig erhöhten Blutdruck und Schwellungen hast, wird es Präeklampsie genannt, und ist ein medizinischer Grund für eine Behandlung im Krankenhaus oder ab dem 8. Monat für eine Einleitung. Meistens wird komplette Bettruhe und ein Beruhigungsmittel (Valium) verordnet.
Interessant ist jedoch, daß Präeklampsie nur in westlichen Kulturen als Krankheit gilt. In anderen Ländern trat Präeklampsie zum ersten Mal auf, nachdem Krankenhäuser bzw. Missionsstationen westlicher Zivilisation eingerichtet waren. In manchen Kulturen (z.B. in der hinduistischen) werden Schwangerschaftskrämpfe als normal angesehen, weil man glaubt, daß — während die Frau einen Anfall hat — die Seele des Kindes in den Mutterleib eintritt.

Wie kommt es zu Anämie in der Schwangerschaft?

Im dritten Monat der Schwangerschaft steigt das Blutvolumen im Körper der Frau bis zu 40%, das sind eineinhalb Liter! Die Anzahl der roten Blutkörperchen verteilt sich auf das vermehrte Blutvolumen und ist deshalb „verdünnt". Um die fehlenden roten Blutkörperchen zu bilden, braucht die Frau während der Schwangerschaft etwa 750 mg Eisen mehr als sonst. (Normalerweise enthält der menschliche Körper 4 - 5 gr Eisen). Davon verteilen sich 400 mg auf das Baby, 125 mg auf die Plazenta und

125 mg werden bei der Entbindung durch die Nachgeburtsblutung verloren. Der Eisensog des Babys läuft parallel zur Gewichtszunahme. Deshalb braucht die Mutter besonders im letzten Schwangerschaftsdrittel mehr Eisen.

Wann ist eine Fruchtwasserpunktion (Amniozentesis) nötig?

Bei:
— Verdacht auf ein ungenügend entwickeltes Kind (Plazentainsuffizienz)
— Vorhandensein einer Chromosomenanomalie oder Stoffwechselstörung in der Familie eines Elternteils
— einem vorausgegangenen Kind mit Chromosomenanomalie, Stoffwechselstörung etc.
— Schwangeren über vierzig Jahren

besteht ein Grund, eine Amniozentese durchzuführen. Dabei wird nach einer örtlichen Betäubung eine lange Nadel durch Bauchdecke und Gebärmutterwand gestochen, um 10 - 20 ml der Amnioflüssigkeit (Fruchtwasser) herauszusaugen.

Dieser Eingriff sollte nicht schmerzhaft und für das Baby ungefährlich sein. Vorbedingung ist, daß durch vorherige sonographische Bestimmung der Arzt weiß, wo sich Körperteile des Kindes und die Plazenta befinden, um diese nicht zu punktieren. Selten (2,6%) werden mit der Fruchtwasserpunktion Wehen ausgelöst.

Trotz dieser relativen Ungefährlichkeit sollte der Eingriff nur durchgeführt werden, wenn tatsächlich ein Verdacht auf eine bestimmte Krankheit besteht. Mit Hilfe der Amniozentesis läßt sich feststellen:
— Chromosomenanomalie
— das Geschlecht des Kindes
— angeborene Stoffwechselstörungen
— zerebro-spinale Defekte (Anenzephalie, Rachischitis)
— Reife des Kindes
— Bilirubinoide

Der günstigste Zeitpunkt für eine Amniozentesis liegt in der 16. Schwangerschaftswoche, weil dann eine ausreichende Menge Amnioflüssigkeit vorhanden und ein Schwangerschaftsabbruch (wenn nötig und gewünscht) noch relativ komplikationslos ist.

Wenn dich die Angst nicht losläßt, daß dein Kind behindert sein könnte, ist es besser, die Amniozentesis durchzuführen. Wenn nichts vorliegt, bist du für den Rest der Schwangerschaft erleichtert. Glücklicherweise sind die meisten Testergebnisse beruhigend, Defekte kommen nur in 0,5 - 1% vor, und das Wiederholungsrisiko liegt bei ungefähr 5%.

Ist die Ultraschalldiagnose ungefährlich?

Dieses neue Gerät ist so schnell in Anwendung gebracht worden, daß Untersuchungen mit Kontrollgruppen noch nicht abgeschlossen sind.
Das Ultraschallgerät wurde ursprünglich zur Untersuchung des Gehirns psychisch Kranker eingesetzt. Das wurde jedoch eingestellt, da die Nebenwirkungen nicht genügend erforscht sind. Sollte eine Maschine, die für das Gehirn eines Erwachsenen zu gefährlich ist, für das sich erst entwickelnde Gewebe eines ungeborenen Kindes eingesetzt werden? Experimente in Japan zeigten, daß nach Ultraschallanwendung
— Kükenembryos Blutklumpen entwickelten
— weiße Mäuse eine höhere Rate an Fehl- und Frühgeburten zeigten.
Aus diesen Gründen wird Ultraschall bei Schwangeren in Japan überhaupt nicht, in USA nur in Ausnahmefällen angewandt. Die USA Federal Drug Administration hat am 17.4.1978 eine Warnung veröffentlicht: „Ultraschall soll nicht routinemäßig angewendet werden, da seine Ungefährlichkeit noch nicht sicher gestellt ist." Viele Frauen in meinen Kursen wurden mehrmals während der Schwangerschaft mit einem Ultraschallgerät untersucht! Ich konnte bisher noch keine Nachteile feststellen.
Die Anwendung der Ultraschalldiagnose ist gerechtfertigt:
— bei einer problematischen Schwangerschaft
— zur Zwillingsdiagnose
— zur Diagnose grober Formanomalien (Fehlbildungen)
— zur Plazentadiagnostik (z.B. vorgelagerte Plazenta)
— zum Nachweis fötaler Bewegungen bzw. Herzaktionen (wenn die Mutter selbst keine Bewegungen spürt und die Herztöne mit Stethoskop nicht zu hören sind).

Wenn du einen Termin für eine Ultraschalldiagnose bekommst, frage nach. Ist sie wirklich nötig oder ist es nur Routine?
Herztöne kann man auch mit einem Stethoskop abhören. Die Lage des Kindes kann man erfühlen, und in einem normalen Schwangerschaftsverlauf braucht ‚man' doch nicht unbedingt zu wissen, wie groß das Kind ist.
„Wir wollen nur überprüfen, ob der errechnete Geburtstermin stimmt" oder „Im 3. Monat machen wir immer eine Ultraschalldiagnose", sind keine Begründung.
Wenn eine Ultraschalldiagnose gemacht werden soll, vereinbare mit dem Krankenhaus, daß dein Partner dabei sein kann. Es ist schon interessant, die Umrisse des ungeborenen Babys auf dem Bildschirm zu sehen, gerade für Männer, die es ja nicht in sich fühlen können.

Was heißt hier „alte" Erstgebärende?

Es ist ein ziemlich starkes Stück, wenn du das auf deiner Karte liest. Unverschämtheit. Oft wird schon bei Frauen ab 27 Jahren angenommen, daß sie eine problematische Schwangerschaft und Geburt haben werden.
Das Durchschnittsalter der Frauen in meinen Vorbereitungskursen ist 27 Jahre, und die Unterschiede im Schwangerschafts- und Geburtsverlauf haben nach meiner Erfahrung viel mehr mit dem Allgemeinbefinden (körperlich und seelisch) zu tun als mit dem Alter.
Eine erfahrene Hebamme hat es so erklärt:
„Früher heirateten Frauen mit 18 - 20 und hatten ihre Kinder mit 20 - 24 Jahren. Frauen die mit 30 noch keine hatten, waren nicht ‚normal'. Meist hatten sie versucht, Kinder zu bekommen. Doch oft waren ihre Eileiter oder Gebärmutter nicht gesund, so daß man annehmen konnte, wenn diese Frauen mit 30 ihr erstes Kind bekamen, daß ihre Fortpflanzungsorgane nicht richtig funktionieren. Deshalb war es gerechtfertigt, bei diesen Frauen Bedenken für einen normalen Geburtsverlauf zu äußern.
Heute ist es jedoch völlig normal, daß Frauen erst mit 30 ihr erstes Kind planen und bekommen. Das sagt nichts über die Funktionsfähigkeit ihrer Geschlechtsorgane aus. Deshalb darf nicht

generalisiert werden, daß ältere Erstgebärende mit Schwierigkeiten zu rechnen haben."
Es gibt kränkelnde Zwanzigjährige und sehr vitale, gesunde Fünfunddreißigjährige. Nach meiner Erfahrung sind es gerade Frauen um 30, die sich bewußt für ein Kind entscheiden, sich intensiv darauf einstellen und vorbereiten und oft besser mit ihrer Schwangerschaft und Geburt umgehen können.
Nur weil du älter bist, brauchst du keine „künstliche Geburtshilfe" (Wehentropf, Wehenmesser, Herztonschreiber etc.) Du kannst einen normalen Geburtsverlauf erwarten und deinem Körper vertrauen.
Genieße einfach die besondere Zuwendung und Aufmerksamkeit, die dir zuteil wird, aber laß dich nicht verängstigen. Besondere Geburtshilfe ist nur gerechtfertigt, wenn Symptome vorhanden sind. Alter ist kein Symptom!

Was darf eine Schwangere nicht mehr?

Manchmal liest und hört frau von Regeln, was Schwangere tun und unterlassen sollen. Nicht mehr reisen, ab dem so und so vielten Monat und nicht mehr radfahren, schwimmen etc.
Vergiß es alles. Vertraue deinem eigenen Instinkt. Dein Körper wird dir die richtigen Signale geben. Folge deinen Bedürfnissen und nicht den Regeln anderer.

Welche Medikamente sind schädlich/harmlos?

Es gibt so vielerlei Medikamente — es ist unmöglich hier zu beschreiben, welche davon harmlos und welche schädlich sind. Etwa 20 Medikamente sind als schädlich erwiesen, und kein Arzt wird sie bei vorhandener Schwangerschaft verschreiben. Für viele Medikamente gibt es jedoch noch keine Untersuchungen, und selbst wenn Tierversuche gemacht wurden, lassen sich die Ergebnisse weder im negativen noch im positiven Fall auf den Menschen übertragen. Außerdem kann ein Medikament, das zu einem bestimmten Zeitpunkt während der Schwangerschaft schädlich ist, zu einem anderen Zeitpunkt völlig harmlos sein.

Es wird angenommen, daß Medikamente, die während der ersten drei Wochen der Schwangerschaft eingenommen werden, entweder nicht schaden oder so sehr schaden, daß der Fötus ausgestossen wird, d.h. eine Fehlgeburt erfolgt.
In den ersten 14 Schwangerschaftswochen entwickeln sich Organe und Gliedmaßen des Kindes. Medikamente, die während dieser Zeit eingenommen werden, können zu Verformungen und Störungen der Organe und Gliedmaßen führen. Das gilt hauptsächlich für Analgetika (Schlaf-, Schmerz- und Beruhigungsmittel). Nur Analgetika, die Aspirin, Codein oder Paracetamol beinhalten, gelten zur Zeit als harmlos.
Von der 14. - 28. Schwangerschaftswoche wachsen die bereits entwickelten und proportionierten Organe und Gliedmaßen weiter. Die Drüsen und das komplizierte hormonelle System des Kindes entwickeln sich. Die kindlichen Zähne bilden sich. Störungen dieser Prozesse sind zum Zeitpunkt der Geburt meist nicht sichtbar. Während dieser Schwangerschaftsphase sind die meisten Antibiotika schädlich. Tetracykline haben Wachstumshemmung und Gelbfärbung der Zähne zur Folge. Steptomycin kann zu Taubheit oder leichteren Innenohrschäden führen. Penicillin jedoch ist in allen Phasen der Schwangerschaft als harmlos anerkannt.
Wenige Medikamente sind noch nach der 28. Schwangerschaftswoche gefährlich, da das Kind beinahe vollständig entwickelt ist.
Nur Frauen, die Medikamente wegen Über- oder Unterfunktion der Schilddrüse einnehmen, sollten diese während der letzten 2 Schwangerschaftsmonate absetzen, da sonst eine Über- oder Unterfunktion in der kindlichen Schilddrüse verursacht wird.
Für die ganze Schwangerschaft gilt: Nimm so wenig Chemikalien wie möglich ein, und wenn, nimm gleichzeitig viel Flüssigkeit zu dir. Wenn dir Medikamente verordnet werden, mach darauf aufmerksam, daß du schwanger bist. Und nimm keine Medikamente, die dir verordnet wurden, als du noch nicht schwanger warst.

Sport

Frauen, die körperlich arbeiten und viel Bewegung haben, erleben eine leichtere Geburt als die, die an körperliche Arbeit nicht gewöhnt sind.
Blutkreislauf, Herz und Atemtätigkeit sind daran gewöhnt, mit einem arbeitenden Körper umzugehen. Es kommt weniger zu Kreislaufstörungen, zu einem niedrigen oder erhöhtem Blutdruck, und der Geburtsprozeß ist weniger erschöpfend.
Es ist völlig verkehrt, wenn Frauen, sobald sie schwanger sind, sämtliche Sportarten aufgeben und ihre Bewegung einschränken. Je „normaler" sie mit sich selbst umgehen, desto unkomplizierter wird auch die Geburt sein.
Wandern, Radfahren, Schwimmen, Tanzen gehören zu den besten Vorbereitungen. Es heißt, daß Sportarten, die ruckhafte Bewegungen beinhalten, zu Fehlgeburten führen können. Doch auch Reiten oder Tennisspielen kann fortgesetzt werden, wenn dein Körper daran gewöhnt ist.
Du kannst alles tun, wobei du dich wohlfühlst. Wenn sich ein gesunder Embryo in der Gebärmutter eingenistet hat, läßt er sich so leicht nicht „herausschütteln". Der beste Beweis sind Frauen, die vergeblich versuchten, durch Kistenschleppen oder „vom Tisch springen" eine Fehlgeburt einzuleiten.
Wenn es zu Fehlgeburten kommt, dann viel eher deswegen, weil ein schwacher Embryo ungünstig in der Gebärmutter lag.
Laß dich davon leiten, welche Bedürfnisse du spürst. Ist es mehr Aktivität, Bewegung? Oder mehr Ruhe? Manche haben genug Bewegung durch die tägliche Arbeit im Haus, im Garten, auf dem Feld oder in der Fabrik. Die meisten von uns beanspruchen jedoch ihren Körper sehr einseitig. Und gerade die Körperteile, die bei der Geburt mitarbeiten, werden sonst kaum „gebraucht".

Übungen zur Geburtsvorbereitung

Zunächst beobachte, wie du stehst und gehst, im Spiegel und ab und zu unterwegs, wenn du dich in spiegelnden Schaufensterscheiben entdeckst. Machst du auch wie die meisten Frauen ein Hohlkreuz? Gehst du überaufrecht? Brust und Po und auch Bauch

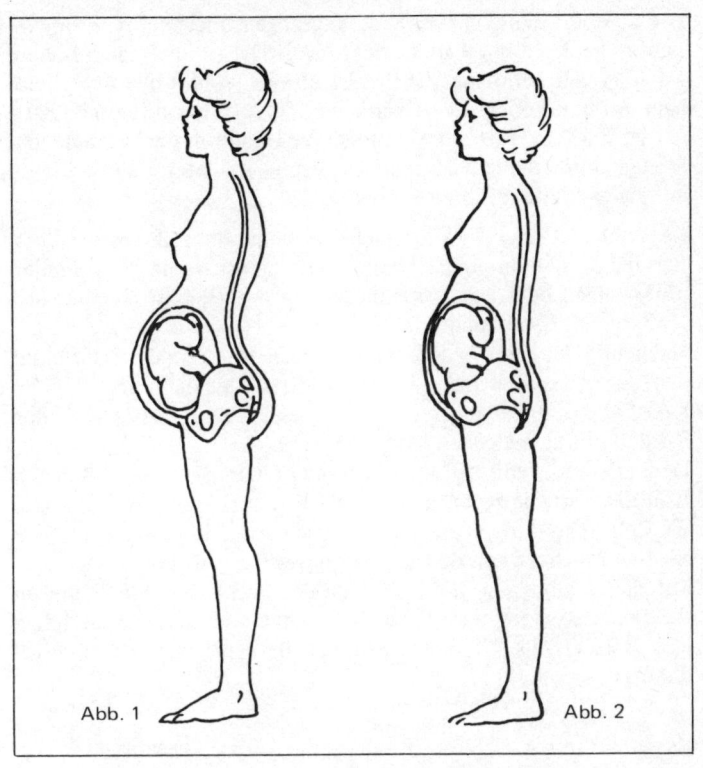

Abb. 1   Abb. 2

herausgestreckt? In dieser Haltung (Abb. 1) belastest du sowohl deinen Rücken (der dein Gewicht und das Baby in durchgedrücktem Zustand tragen muß) als auch die Bauchdeckenmuskulatur.
In Abb. 2 kannst du erkennen, daß das Gewicht des Babys von den Beckenknochen getragen wird, während in Abb. 1 Baby und Bauch viel mehr überhängen. Versuche deinen Rücken gerade zu halten, deine Hüftknochen nach vorn statt nach hinten zu kippen.
Zur Linderung und Vorbeugung von Rückenschmerzen gibt es noch weitere Übungen. Beide helfen dir, die Position zu finden, in der deine Beckenknochen nach vorn gekippt sind und dein Rücken gerade ist.

Leg dich auf den Rücken. Knie angezogen. Füße auf dem Boden. Lehne die Knie aneinander oder laß sie leicht auseinanderfallen, was für dich bequemer ist. Presse abwechselnd Taille und Steißbein auf den Boden. Es ist einfacher, diese Übung mit einem Partner zu machen. Bitte ihn oder sie, die Hände an die bezeichneten Stellen unter deinem Rücken zu legen, und presse abwechselnd auf die eine oder die andere Hand.

Leg dich auf den Rücken. Zieh die Beine an, Füße in die Luft. Laß die Beinen auseinanderfallen. Du kannst sie mit den Händen unterstützen oder lege die Hände einfach entspannt an deine Seiten oder auf den Bauch.

Mach mit den Beinen Kreisbewegungen, so daß deine Hüfte auf dem Boden rollt. Hin und her, vorwärts oder rückwärts oder im Kreis, wie es dir angenehm ist. Bei dieser Übung massierst du den Rücken mit dem eigenen Körpergewicht.

Denk daran, wenn du aufstehst (nicht nur bei dieser Übung!): Roll dich auf die Seite, geh auf die Knie und steh dann auf. Laß dir Zeit beim Aufstehen, vor allem am Anfang. Überfordere den Kreislauf nicht, wenn du nicht an Bewegung gewöhnt bist.

Mit dieser Übung weitet sich auch der Beckenausgang. Wenn du die Beine so weit, wie es für dich bequem ist, auseinanderfallen läßt, werden die Verbindungen der Beckenknochen weiter gedehnt.

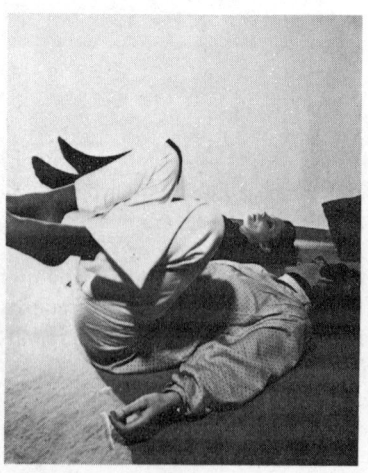 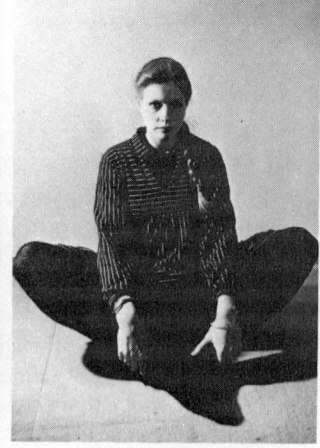

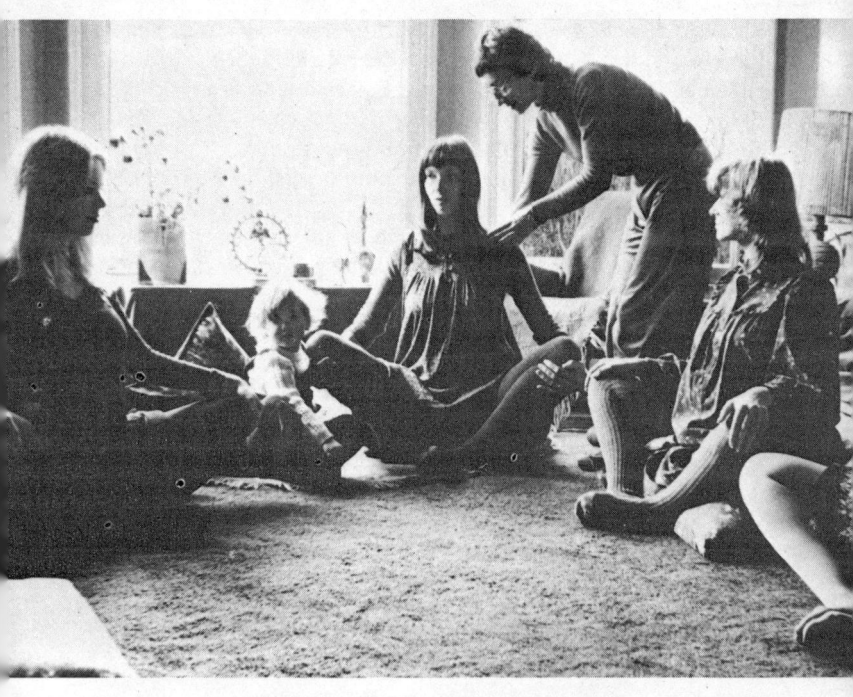

Übungen, die speziell dazu beitragen, daß sich der Beckenausgang weiter öffnet. Beide Übungen kannst du in deinen Tagesablauf einbauen. Setz dich beim Lesen oder Fernsehen einfach in diesen Positionen auf den Boden.

Schmetterlingsübung.
Setz dich auf ein Kissen oder auf den Boden. Zieh die Beine an, laß die Knie auseinanderfallen. Leg die Fußsohlen aneinander. Wippe mit den Knien leicht auf und ab wie Schmetterlingsflügel. Versuche, abwechselnd mit dem linken oder rechten Knie den Boden zu berühren. Leg deine Hände unter die Knie und versuche, mit den Knien die Hände nach unten zu drücken. Du wirst wahrscheinlich am Anfang noch Schwierigkeiten haben, die Knie weit auseinanderfallen zu lassen. Versuche, so oft wie möglich in dieser Position zu sitzen, und du wirst sehen, daß es immer besser geht, gerade während der Schwangerschaft (unterstützt durch die gelockerten Verbindungen der Knochen).

Knie auf den Boden. Setz dich auf die Füße oder zwischen die Füße, wenn das bequemer ist. Die Zehen nach innen, nicht nach außen gekehrt. Versuche dann, die Beine so weit wie möglich zu spreizen. Vielleicht hilft es, wenn du aus einem festen Kissen einen „Sattel" machst. Bleib fünf Minuten in dieser Position und wechsle dann in eine andere, sonst unterbrichst du die Durchblutung der Beine.

Eine wichtige Position zur Vorbereitung auf die Geburt und während der Geburt selbst ist die Hockstellung. Wenn es dir zunächst noch nicht gelingt, in der Hocke zu sitzen, oder du schlecht die Balance halten kannst, halte dich an einem Tisch, Schränkchen etc fest und laß den Knochenverbindungen und dem Muskelgewebe Zeit, sich allmählich zu dehnen. Wenn die Sehnen in deinen Fersen zu kurz sind und du mit den Fersen nicht flach auf dem Boden stehen kannst, leg ein paar Bücher unter jede Ferse. Allmählich kannst du die Anzahl der Bücher verringern und trotzdem Balance halten. Versuche, so oft wie möglich in der Hocke zu sitzen. In dieser Stellung weitet sich die Beckenöffnung am besten, und das ganze Gewebe um die Scheide und in den Schenkelinnenseiten wird dadurch elastischer.

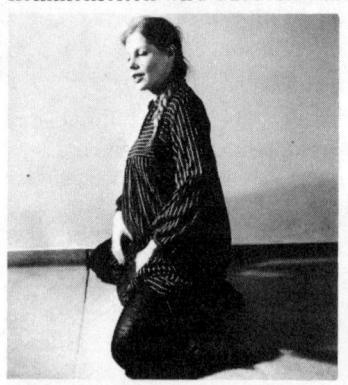 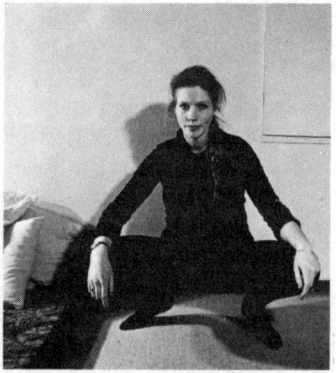

Als Paarübung:
Steht euch gegenüber, ungefähr einen Meter entfernt, so daß ihr euch gerade noch bequem an den Händen halten könnt. Laßt eure eigenen Füße ungefähr 40 cm auseinanderstehen. Lehnt euch beide nach hinten und geht dabei in die Knie, bis ihr in Hockstellung seid. Es ist wichtig, daß ihr beide gleichzeitig in die Hocke geht, sonst stimmt die Balance nicht.

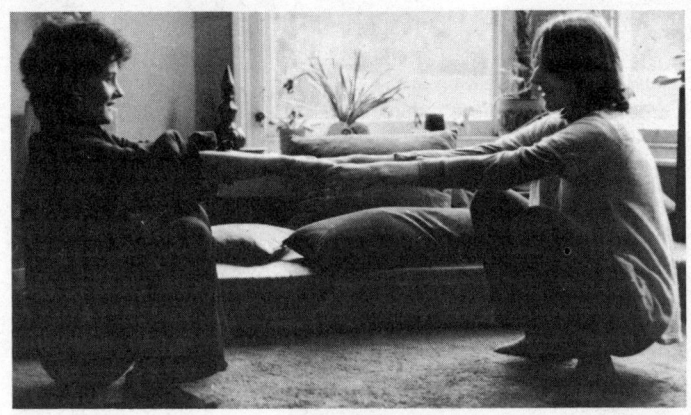

Die folgende Übung ist besonders gut, weil sie so vieles kombiniert:
- Finde ein freies Stückchen Wand (ohne Möbel, Heizung o.ä.). Lege dich mit deinem Po direkt an die Wand, flach auf den Rücken, die Beine nach oben gestreckt. Laß die Zehen zu deinem Gesicht hin zeigen — strecke also die Fersen, nicht die Zehen nach oben.
- Laß die Beine auseinanderfallen, so daß die gestreckten Beine an der Wand bleiben. Denk daran, daß die Zehen zu dir hin zeigen. Es ist nicht so wichtig, daß deine Beine möglichst weit auseinanderfallen, sondern, daß sie gestreckt sind.
- Du wirst wahrscheinlich eine starke Spannung in deinen Schenkelinnenseiten fühlen: Versuche, dich nicht dagegen zu wehren. Laß es zu. Atme. Finde den Geschwindigkeitsrhythmus, der dir am besten hilft, mit dieser Anspannung klarzukommen. Betrachte es als Vorbereitung für die Kontraktionen.
- Bleib in dieser Stellung zehn Sekunden lang. Dann laß die Knie einknicken und entspanne dich auf dem Boden liegend, mit angezogenen Beinen. Es tut dem Rücken gut, wenn die ganze Wirbelsäule auf dem Boden ruht.
- Leg deine Arme ausgestreckt hinter deinen Kopf (s. Abb.). Das weitet den Brustkorb und hilft dir beim Atmen.
- Nach fünf Minuten Ruhepause: Streck deine Beine wieder hoch und laß sie wieder auseinandersinken. Dieses Mal etwas länger — und du wirst sehen, daß sie von ihrer eigenen Schwerkraft weiter und weiter auseinanderfallen.

- Verlängere allmählich die Zeit, in der du sie ausgestreckt und gespreizt hast, bis du eineinhalb Minuten damit klarkommst und durchatmen kannst.

Wenn du diese Übung jeden Abend machst, unterstützt du auch den Rückfluß des Blutes aus den Beinen und hilfst dadurch, Krampfadern zu vermeiden.

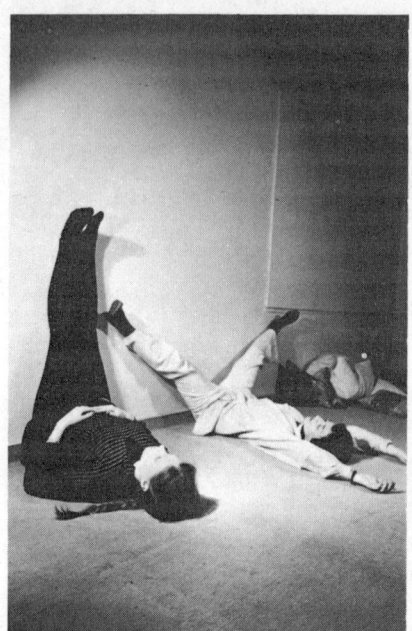 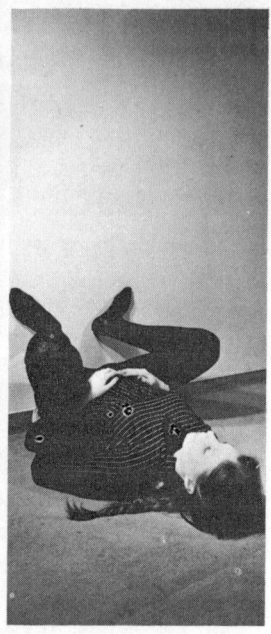

Kegelübungen (Übungen für die Scheidenmuskeln zur Geburtsvorbereitung)

Einige der wichtigsten Vorbereitungen für die Geburt sind die Kegelübungen. Je mehr Kontrolle du über deine Scheidenmuskulatur hast, desto fähiger bist du, sie willkürlich zu entspannen.

In Angst- oder Schmerzsituationen spannen wir unwillkürlich die Scheidenmuskulatur an. (Achte mal darauf z.B. in Schrecksituationen beim Autofahren.) Während des Geburtsverlaufs ist es wichtig, daß du trotz Schmerz oder Angst die Scheidenmuskulatur entspannen kannst, um dem Baby mehr Raum zu geben und dir dadurch die Geburt zu erleichtern.

Ebenso wichtig sind die Kegelübungen nach der Geburt, um Elastizität und Muskeltonus des Gewebes rings um die Scheide zurückzugewinnen. Vor allem, wenn du einen Dammschnitt hattest und Schwierigkeiten beim Geschlechtsverkehr hast.
Der Muskel, um den es hier geht, hat die Form einer 8. Die eine Schleife umschließt den After, die andere Schleife die Scheide und Harnröhre. Wenn du also den After zukneifst oder wenn du beim Pinkeln zwischendurch anhältst, spannst du gleichzeitig die Scheidenmuskulatur an. Es ist derselbe Muskel, der beim Geschlechtsverkehr den Penis enger umschließen kann.
Versuche täglich so oft wie möglich, deine Scheidenmuskulatur anzuspannen und zu entspannen. Du kannst das mit deinen Atemübungen verbinden. Anspannen beim Einatmen, entspannen beim Ausatmen.
Diese sogenannte Kegelübung kannst du machen, wenn du auf den Bus wartest, abwäschst, liegst, stehst etc. Jederzeit, je öfter desto besser.
Versuche allmählich, immer fester anzuspannen und immer gelöster zu entspannen — ohne daß sich dein Gesicht (vor allem Kiefer und Mund) oder die Bauchdeckenmuskeln mit anspannen.
Versuche, nach einigen Tagen „Grundübung", ob du zwischendurch anhalten kannst. Spanne an — halte für zwei Sekunden —, spanne ein bißchen mehr an — halte für zwei Sekunden —, spanne noch mehr an — halte für zwei Sekunden — und entspanne. Laß alle Spannung sich auflösen.
(Vielleicht hilft es dir, wenn du an einen Fahrstuhl denkst, der mehrere Stockwerke hochfährt, an jedem Stockwerk anhält, wieder hinunterfährt und ebenfalls an jedem Stock hält.) Dann versuche soweit zu kommen, daß du in vier Phasen anspannst und entspannst. Das stückchenweise Entspannen ist sehr viel schwieriger.
Je mehr Phasen du schaffst, desto besser hast du deine Scheidenmuskulatur unter Kontrolle und kannst sie willkürlich entspannen. Achte darauf, ob du bei dieser langen Kegelübung deinen Atem anhältst. Versuche, über all die Anspannungen, Stops und Entspannungen hinweg durchzuatmen. Beim Geburtsverlauf kannst du das selbst spüren und kannst dann loslassen, bis du weißt, daß du im „Erdgeschoß" angekommen bist, oder noch besser im „Keller"...
Dasselbe kannst du auch anwenden, wenn nach der Geburt der

Geschlechtsverkehr zunächst noch schmerzhaft ist: Entspanne deine Scheide (so daß du „im Keller" bist), um den Penis in dich aufzunehmen, und spanne und entspanne deine Scheide dann erst in dem Rhythmus, der euch gefällt.

Ernährung

Nein – ich will dich nicht noch mit zusätzlichen Tips und Schuldgefühlen beladen, was du essen und nicht essen sollst. Von verschiedenen Seiten hörst und liest du, was während der Schwangerschaft gesund und notwendig sein soll. Mir fällt immer wieder auf, daß schwangere Frauen instinktiv das Richtige essen. Es wird oft darüber gelästert, das Schwangere ein Verlangen nach bestimmten Nahrungsmitteln entwickeln. Wenn man dem nachgeht, stellt man oft fest, daß die hartgekochten Eier oder die sauren Gurken gerade das waren, was zu einer ausgewogenen Ernährung fehlte.

Eine Frau in meinem Kurs war unglücklich, daß sie einfach kein Verlangen nach „gesundem Essen" hatte. Wir prüften nach, was sie tatsächlich gegessen hat, und stellten fest, daß sie sich sehr ausgewogen ernährte und ihr Körper sich einfach weigerte, das „Zuviel" an Vitaminen aufzunehmen.

Deshalb auch hier: Befreit euch von all den „du sollst" und „du mußt" und verlaßt euch auf euren Körper. (Nur aufpassen, wenn Ihr z.B. eine Dose mit Bohnen öffnet. Habt ihr wirklich Lust auf diese Bohnen oder nur keine Lust, etwas zu kochen?)

Einerseits kennen wir die Schäden, die Koffein, Teein, Nikotin, Dosennahrungsmittel und generell einseitige Ernährung hervorrufen können, andererseits ist es genauso wichtig, daß du dich nicht wegen des Babys benachteiligt fühlst und denkst, jetzt ist alles verboten, was Spaß macht.

Zu Koffein, Teein und Alkohol: Sie wirken auf Gehirn und Atmung, auf Herzmuskulatur und Magensäfte und können Ruhelosigkeit, Schlaf- und Verdauungsstörungen hervorrufen. Andererseits kann allein der Gedanke, keinen Kaffee (Tee, Cola, Kakao) mehr genießen zu dürfen, die selben Symptome hervorrufen. Deshalb: Laß es bleiben, wenn es dir leichtfällt, aber begebe dich nicht in einen Körperstreß, um genau den zu vermeiden.

Zu Nikotin: Ich hatte viele Frauen in meinen Kursen, die während der Schwangerschaft rauchten und ohne Schwierigkeiten ein gesundes Kind zur Welt brachten. Die meisten Kinder waren ungefähr sechs Pfund schwer. Alle diese Frauen waren gesund und gut ernährt. Ich glaube, daß Rauchen hauptsächlich schadet, wenn die Mutter außerdem unterernährt ist oder ungesund lebt, sei es aufgrund finanzieller oder psychischer Problematik. Und doch hinterläßt es ein ungutes Gefühl, daß das Baby bei jeder Zigarette, die die Mutter raucht, weniger Sauerstoff erhält und daß es, während die Mutter raucht und für ungefähr eine Minute danach, buchstäblich nach Luft schnappt ...
Nikotin wirkt auf die unwillkürlichen Muskeln. Die Gefäße verengen sich mit jeder Zigarette. Deshalb können die Blutgefäße weniger Blut und auch weniger Sauerstoff transportieren. Je nachdem, wieviel du rauchst, ist dieser Zustand mehr oder weniger vorübergehend.
Wenn du plötzlich aufhörst und unter Entzugserscheinungen leidest, leidet das Baby auch. Deshalb: Alles ist erlaubt und schadet auch nicht, solange es nicht extrem und in eine gesunde und ausgewogene Ernährung eingebettet ist.
Die meisten von uns nehmen genügend Proteine (Eiweiß, in Brot, Fett, Fleisch, Fisch, Käse, Milch, Eier etc.) und Kohlehydrate (in Teigwaren und Süßigkeiten) zu sich. An Vitaminen und Mineralstoffen dagegen mangelt es oft.

Die wichtigsten Vitamine und Mineralstoffe während der Schwangerschaft:

Vitamin A:
Abwehrkräfte gegen Infektionen; fördert Entwicklung der Zellen, Knochen, Zähne und Sehkraft des Kindes und der Mutter. In: Vollkorn, Karotten, rote Beete, Aprikosen.
B-Vitamine und Folsäure:
wichtig für die Bildung und Regenerierung roter Blutkörperchen (Anämie). In: Leber, Gemüse, Hefe, Kartoffeln.
Vitamin C:
Widerstand gegen Infektionen; fördert Heilung von Wunden; stärkt das Bindegewebe; fördert die Geschmeidigkeit des Gewe-

bes und der Blutgefäße. Die Säure der Zitrusfrüchte ist notwendig, um Eisen zu verwerten. In: grünem Gemüse, Zitrusfrüchten, Beeren, Salat.

Vitamin D:
Bildung von Knochen und Zähnen. In: Sonnenlicht, Eiern, Butter, Ölen, Milch.

Vitamin E:
beschleunigt die Bildung neuer Zellen; stärkt die Muskulatur; fördert die Elastizität des Gewebes. In: Vollgetreide, Nüssen, Weizenkeimen, grünem Gemüse.

Kalzium:
bildet und erhält Knochen und Zähne. In: Feigen, Datteln, Käse, Sardinen, Nüssen.

Magnesium/Mangan:
wichtig zur Blutbildung; unterstützt Funktionen aller Zellen des Nerven- und Muskelsystems. In: Aprikosen, Nüssen, Trockenfrüchten, Bohnen, Linsen.

Eisen:
Hämaglobin benötigt zu seiner Zusammensetzung Eisen, Mangel an Hämaglobin führt zu Blutarmut. Eisen transportiert Sauerstoff in alle Zellen unseres Körpers. Eisenmangel bedeutet weniger Sauerstoff für das Baby und weniger Energie und Vitalität für die Mutter. In: Hirn, Leber, Fleisch, grünem Gemüse, Petersilie, Johannisbeeren.

Vitamin- und eisenhaltige Tabletten

Bei einer gesunden Ernährung und Bewegung in frischer Luft sind Vitamintabletten meist nicht nötig. Aber unter den Bedingungen, unter denen die meisten Frauen leben — acht Stunden oder mehr in Fabrik oder Büros, mittags Kantinenessen etc. —, müssen sie häufig auf vitamin- und eisenhaltige Tabletten zurückgreifen. Wichtig ist, daß der Körper gerade in der Schwangerschaft die notwendigen Stoffe bekommt. Manche Ernährungswissenschaftler sind der Meinung, daß eisenhaltige Tabletten wenig nutzen, da nur organisches Eisen (aus unserer Nahrung) vom Körper umgesetzt werden kann. Außerdem führen Eisentabletten leicht zu Verstopfung. Das nicht organische Kalzium wird von einigen Ernährungswissenschaftlern ebenfalls als ungesund abgelehnt, da es die Knochen des Babys zu früh härtet und dadurch den Geburtsvorgang erschwert.

Kräutertees

Himbeerblättertee
hat besonders auf die Muskelzellen der Gebärmutter reinigenden und stärkenden Einfluß. Viele Frauen mögen den Geschmack nicht. Du kannst ihn mit Honig süßen oder mit Pfefferminztee mischen. Am besten ein- bis zweimal wöchentlich während der ganzen Schwangerschaft trinken oder im letzten Monat vor der Geburt täglich.
Kamillentee
allein oder gemischt mit Pfefferminztee wirkt in schlaflosen Nächten. Nimm kleine Schlucke. Sonst wachst du wieder auf, weil du aufs Klo mußt.
Zimttee
in heißem Wasser sieden lassen und mit Honig süßen. Ein entspannendes Getränk, gut bei Geburtswehen und Nachwehen, auch bei Menstruationsschmerzen. Eventuell mit Anis, Fenchel oder Ingwer mischen zur Abwechslung oder mit Himbeerblättertee.
Experimentiere mit Mengen und Zusammensetzungen, bis du gefunden hast, was dir am besten schmeckt. Setz die Kräuter in kaltem Wasser auf, bring sie zum Sieden und laß sie dann 5 - 10 Minuten ziehen.
In der Schwangerschaft ist es gut, viel Kräutertees zu trinken. Das spült die Nieren durch und verhindert Nierenstörungen. Außerdem haben sie weniger Kalorien und sind billiger als Milch oder Fruchtsäfte und trotzdem gesund.

Unangenehme Nebenerscheinungen in der Schwangerschaft

Gewichtszunahme

Bis zur Geburt ist eine Gewichtszunahme von 25 - 30 Pfund normal. Diese Pfunde verteilen sich folgendermaßen:

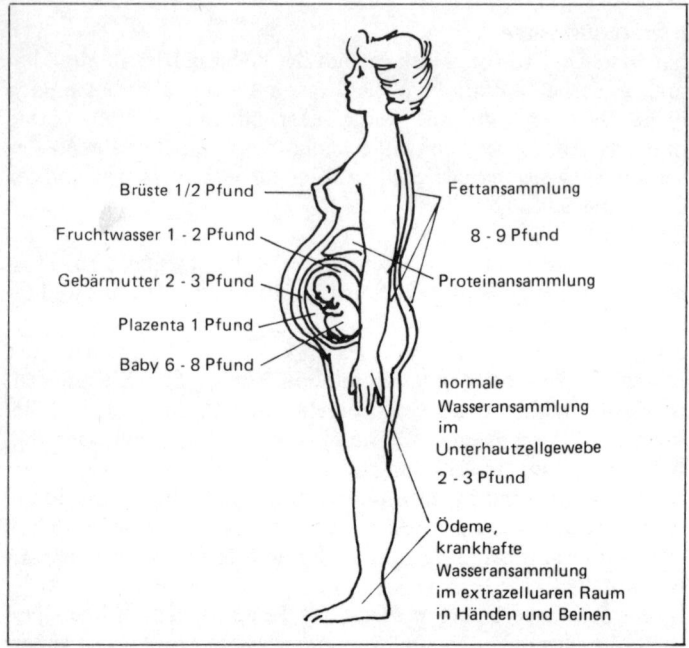

Alles, was an Gewicht darüber hinausgeht, ist unnötige Fett- oder Wasseransammlung. In den ersten drei Monaten brauchst du kein Gewicht aufzunehmen. Die hauptsächliche Gewichtszunahme findet in den letzten sechs Monaten statt, ungefähr 3 - 4 Pfund im Monat. Weil es für Herz und Kreislauf schwer ist, sich plötzlich auf einen übergewichtigen Körper umzustellen, ist eine langsame und stetige Gewichtszunahme am besten. Wenn du von einer Woche zur anderen auffallend zunimmst, ist das ein Zeichen für Wasseransammlung im Gewebe. Iß weniger Salz. Salz bindet das Wasser im Gewebe.

Je weniger Gewicht deinen Körper belastet, desto leichter ist es für Herz und Kreislauf, Wirbelsäule und Füße, die das Gewicht tragen müssen. Du neigst weniger zu hohem Blutdruck, und die Geburt ist einfacher.

Hämorrhoiden und Krampfadern

Das Hormon Progesteron bewirkt Gefäßerweiterung. Die Blutgefäße sind dadurch in der Schwangerschaft weniger straff als sonst und pumpen das Blut nicht mehr mit genügend Druck durch den Körper, vor allem nicht aufwärts, zurück zum Herzen. In den überdehnten Adern staut sich Blut. Du bemerkst sie als Krampfadern oder Hämorrhoiden.
Frische Zwiebeln, Lauch, Knoblauch stimulieren und stärken die Blutgefäße (im Reformhaus gibt es Knoblauchsaft!). Halte deinen Stuhlgang weich (siehe Verstopfung). Übungen und Positionen, die helfen, den Blutkreislauf anzuregen, findest du auf Seite 23. Die Kegelübungen stimulieren die Durchblutung der Blutgefäße rings um den After.

Zahnfleischbluten, Nasenbluten

Aufgrund dieser Gefäßerweiterungen kommt es auch häufig zu Zahnfleischbluten oder Nasenbluten. Das kann dich beunruhigen, es ist aber ungefährlich und verschwindet nach der Geburt.

Verstopfung

Verschiedene Ursachen führen während der Schwangerschaft zu Verstopfung. Das Hormon Progesteron wirkt entspannend auf alle unwillkürlichen Muskeln (um Kontraktionen der Gebärmutter und damit eine Fehl- oder Frühgeburt zu verhindern.) Es entspannt jedoch auch die Muskulatur der Darmwände. Da die Därme schlaffer und weiter sind als normal, wird der Stuhl nicht in der üblichen Geschwindigkeit durchgearbeitet. Mangel an Vitamin B oder ein zuviel an Vitamin C kann zu Verstopfung führen. Es hilft, wenn du abends je einen Teelöffel Weizenkeime, Weizenschrot und Leinsamen mit kleingeschnittenem, getrocknetem Obst (Aprikosen, Pflaumen, Datteln etc.) in Wasser einweichst und das morgens vor dem Frühstück oder gemischt mit Vollkornflocken und Milch oder Jogurt als Frühstück ißt.

Erbrechen

Auch dafür kann es verschiedene Ursachen geben, psychische und physische. Eine Erklärung ist, daß das Baby andere Proteine verarbeitet als die Mutter, und eine Proteinunverträglichkeit besteht. Du kannst versuchen, dich anders zu ernähren. Eine Frau, die sich makrobiotisch ernährte, litt an Übelkeit, bis sie sich erlaubte, Käse zu essen. Da war die Übelkeit schlagartig vorbei. Andere helfen sich mit Eiern oder Fisch.
Eine andere Erklärung ist, daß durch den zusätzlichen Kalorienverbrauch gerade in den ersten Monaten der Schwangerschaft, wenn sich der ganze Körper umstellt, der Blutzuckerspiegel zu niedrig ist. Vor allem morgens, nachdem die ganze Nacht nichts gegessen wurde. Dem kannst du abhelfen, indem du vor dem Aufstehen ein Stück Käse, Brot oder Müsli ißt. (s. Rezept Verstopfung). Einige Heilkräuter helfen bei Erbrechen (s.S. 191).

Sodbrennen

Mit wachsendem Baby wird der Magen nach oben geschoben. Bei vollem Magen dringen Magensäfte in die Speiseröhre. Umso mehr, wenn du dich nach dem Essen hinlegst.
Kleinere und häufigere Mahlzeiten beugen vor. Bei Sodbrennen hilft es, ein paar Haselnüsse gut zu zerkauen, einzuspeicheln und zu schlucken. Diese Nuß-Speichelmasse scheint die ‚brennenden' Magensäfte zu absorbieren.

Schwangerschaftsstreifen

Mit der Vorbeugung mußt du beginnen, ehe dein Bauch wächst. Sind die Schwangerschaftsstreifen einmal da, kann man nicht mehr viel dagegen tun. Schwangerschaftsstreifen entstehen durch die Dehnung der Haut an der Brust, am Bauch und an den Oberschenkeln. Das lockere Gewebe unter der Haut wird auseinandergezogen, und die tieferliegende, bläulich-rote Gewebeschicht schimmert durch. Dabei kann es zu Juckreiz oder Spannungsgefühl kommen.
Vorbeugung: Vermeide alles (z.B. enge Kleidung), was die Durchblutung deiner Haut behindert. Fördere die Durchblutung durch Luft- und Sonnenbäder, milde, kühle Duschen, Trockenbürsten der Haut und Massage, am besten mit Weizenkeimöl. Nimm die Haut an Bauch und Oberschenkel in Falten hoch und knete sie Stück für Stück durch. Dadurch wird das Unterhautzellgewebe an eine gewisse Dehnung gewöhnt und durch Massage und Weizenkeimöl geschmeidig gemacht.
Sind die Streifen bereits vorhanden, ist diese Art von Massage nicht mehr angebracht, sonst wird die Haut zusätzlich gedehnt. Gib einen Eßlöffel voll Öl in das Badewasser (evtl. mit angenehm duftenden Zusätzen). Ohne zusätzliche Strapazierung schmiegt sich das Öl an deine Haut und macht ringsum weich und geschmeidig.

Sexualität während der Schwangerschaft

„Sie braucht Zuwendung, um zu fühlen, daß sie trotz Bauch noch attraktiv ist. Er braucht Zuwendung, um zu fühlen, daß er immer noch für sie wichtig ist, daß sie nicht nur ans Baby denkt."

Obwohl Sexualität sehr viel mit Schwangerschaft und Geburt zu tun hat, wird kaum darüber gesprochen oder geschrieben. Ich kenne kaum ein Paar, das während der Schwangerschaft nicht Fragen oder Probleme zu oder mit der Sexualität hatte.
Oft hat der Mann Schwierigkeiten, seine schwangere Frau sexuell attraktiv zu finden. Sei es, weil er „nur" noch Bauch sieht, oder weil sie immer ächzt und stöhnt, ihr sowieso nur alles weh tut,

oder weil er unbewußt mit dem Inzesttabu konfrontiert ist: „Mann hat keine sexuelle Beziehung zu einer Mutter." Eine Frau erzählte: „*Ich stellte es u.a. daran fest, daß mir die Männer von der Baustelle nicht mehr nachpfiffen.*" Weil nicht darüber gesprochen wird, fürchten viele, daß nur sie Probleme haben, „annormal" sind. Ich habe eine Liste der stimulierenden und behindernden Einflüsse der Schwangerschaft auf Sexualität zusammengestellt. Vielleicht entdeckst du dein „Problem" darin wieder.

Was Sexualität beeinflussen kann

1. - 3. Schwangerschaftsmonat:
Behindernd: Müdigkeit; Übelkeit; Angst, eine Fehlgeburt auszulösen; druck- und berührungsempfindliche Brüste; manchmal sind die Genitalien geschwollen, und es tut weh, wenn der Penis eindringt.
Stimulierend: Freude über die Schwangerschaft; Sexualität kann einfach genossen werden, ohne Verhütungsmittel oder ohne den Zwang, ein Kind zeugen zu müssen; größere Brüste, beide finden das oft schön und sexy.

3. - 6. Schwangerschaftsmonat:
Behindernd: der Bauch wird dick und widerspricht dem Schönheitsideal; das Baby bewegt sich, wenn die Eltern sich nahe sind; Angst, das Baby zu erdrücken; Angst, daß das Baby beim Orgasmus erstickt; beide fühlen sich nicht mehr allein und unbeobachtet; stärkerer Ausfluß mit intensivem Geruch ist manchmal abstoßend; die übliche Position ist nun für beide unbequem.
Stimulierend: besonderes Wohlbefinden der Frau; sie hat oft mehr als je zuvor das Bedürfnis nach Sex; Symptome, die normalerweise mit sexueller Stimulation einhergehen, sind genereller Körperzustand während der Schwangerschaft: Die Genitalien sind mehr durchblutet, die Scheide ist feuchter, im Körper sind mehr Steroide und Östrogene; sie kann mehrere Orgasmen haben, da die Genitalien mehr durchblutet und deshalb empfindsamer sind.

6. - 9. Schwangerschaftsmonat:
Behindernd: sie ist schwerfällig, kann sich nicht mehr so leicht bewegen, wird manchmal atemlos; sie findet sich selbst dick und unattraktiv, versteckt ihren Körper. Er ist mit dem Tabu konfrontiert: mit einer Mutter schläft man nicht; Angst, eine Frühgeburt auszulösen.
Stimulierend: neue Stellungen werden entdeckt und ausprobiert; beide genießen die letzten Tage und Stunden des Alleinseins.

Berichtigung von Fehlinformationen

Bei einer normalen Schwangerschaft könnt ihr Geschlechtsverkehr haben, sooft ihr wollt. Nur bei Blutungen, Schmerzen oder drohender Fehlgeburt ist es besser, wenn die Frau einen Orgasmus vermeidet. Ein Orgasmus löst oft Muskelspasmen im Uterus aus, die bei einer normalen Schwangerschaft ungefährlich sind. Geschlechtsverkehr und Selbstbefriedigung fördern die Durchblutung der Geschlechtsorgane und dadurch das „Einpflanzen" der Plazenta. Gerade in den ersten Wochen hilft das, die Schwangerschaft zu „sichern".
Messungen haben ergeben, daß die kindlichen Herzschläge beim Orgasmus der Mutter etwas sinken (so ähnlich wie bei jeder der Vorbereitungswehen). Unmittelbar danach sind sie wieder normal. Es kann also nicht ersticken!
Das Baby wird auch nicht erdrückt oder verletzt; es ist gut eingebettet und umschlossen von Fruchtwasser, Eihäuten und Gebärmutter. Der Schleimpfropf im Muttermund verhindert außerdem, daß Krankheitserreger eindringen können. Diese Informationen sind sehr allgemein. Wenn Komplikationen auftreten, sprich mit dem Arzt, was in deinem individuellen Fall richtig ist. Vielen Ärzten fällt es schwer, über Sexualität zu sprechen. Deshalb frage nach, auch nach Einzelheiten (z.B. ist Geschlechtsverkehr möglich, aber kein Orgasmus, oder kein Geschlechtsverkehr, doch Selbstbefriedigung, Cunnilingus oder Stimulation der Klitoris bis zum Orgasmus). Totale Abstinenz ist *nie* nötig. Es gibt viele Möglichkeiten, wie ihr euch sexuell befriedigen könnt, auch wenn Geschlechtsverkehr vorübergehend nicht möglich ist. Laßt euch davon leiten, was sich für euch richtig und gut anfühlt.

Tips und Anregungen

- Sprecht miteinander über eure Bedürfnisse und Phantasien. Probiert neue Stellungen aus, die euch mehr befriedigen. Meist ist es angenehmer, wenn der Penis nicht so tief eindringt, damit er nicht an den Muttermund stößt.

  „Die letzten Schwangerschaftsmonate haben uns gezwungen, neue Stellungen zu finden, und das war gut für uns, denn nach sechs Jahren Ehe hatte sich eine ‚Gewohnheitsstellung‘ eingespielt. Wir hatten beim Ausprobieren viel Spaß."

- Alle Positionen, in denen die Frau die Intensität des Geschlechtsverkehrs bestimmen kann, sind jetzt angenehmer.

- Gerade in den letzten Schwangerschaftswochen, wenn dir vielleicht nicht mehr nach Sex zumute ist, weil zuviel Akrobatik damit verbunden ist, oder wenn die Wehen beginnen, ist es schön und entspannend, die Häutchen rings um die Klitoris zu reiben und zu streicheln.

  „Ich hatte sehr viel ‚Appetit‘, viel mehr als je zuvor oder nachher. Bis kurz vor der Entbindung hatten wir eine sexuelle Beziehung. In den letzten Monaten allerdings, als ich diesen mächtigen Bauch hatte, fand mein Mann mich nicht mehr so attraktiv und hatte wohl auch ein bißchen Angst. Ich habe dann viel onaniert. Es hat mir Spaß gemacht und mein Wohlbefinden überhaupt nicht beeinträchtigt, im Gegenteil."

- Sprecht miteinander, wie ihr euch am besten befriedigen könnt, auch wenn du keinen Geschlechtsverkehr mehr haben sollst oder willst.

- Beim Liebesspiel kannst du deine Hingabefähigkeit ausprobieren. Bist du bereit, dich dem Eindringen deines Partners zu öffnen und dich bestimmten Positionen zu überlassen, ohne zurückhaltend zu denken, „das sieht doch blöd aus" oder „das tut doch bloß weh"? Versuche einmal, dich zu entspannen, wo du dich sonst verkrampfst, ruhig zu atmen und dich den Bewegungen zu überlassen.

Wenn es immer noch weh tut – laß es! Aber vielleicht entdeckst du auch, daß du an einer Stelle aufhören wolltest, die der Beginn einer größeren Lust war. Die Fähigkeit, sich dem hingeben zu können, was in dir geschieht, ist bei der Geburt sehr wichtig.

„Ich hatte nie zuvor erlebt, wie schön es ist, sich ganz den

Empfindungen zu überlassen, die in mir entstanden. K. war zunächst erstaunt, fast schockiert über meine intensive, herausfordernde Hingabe, doch dann erlaubte er sich, auch aus sich herauszugehen."

Die Gefühle der Männer

Die Gefühle der Männer kommen immer zu kurz, wenn über Schwangerschaft gesprochen wird, dabei ist es für ihn eine genauso intensive Erfahrung, ein Umlernen und „Wachsen". Bezüglich der sexuellen Beziehung können sich verschiedene Empfindungen ablösen.

Es kann sein
- daß auch er sich daran freut, ohne Verhütungsmittel Geschlechtsverkehr zu haben.
- daß er wollte, ihr Körper würde sich nicht verändern.
- daß ihn die Veränderungen ihres Körpers, die ausgeprägtere Weiblichkeit, die vermehrte Feuchtigkeit in der Scheide und die größeren Brüste erschrecken.
- daß er fühlt, in ihr ist kein Raum mehr für ihn, oder daß er in ihr versinkt. Beide Gefühle können verursachen, daß er seine Erektion verliert.
- daß er sich von den Bewegungen des Babys weggestoßen fühlt.
- daß es für ihn schwierig ist, eine neue Position zu akzeptieren, da er dabei fürchtet, sein Penis könnte nicht groß genug oder seine Erektion nicht stark genug sein.
- daß auch er fürchtet, nicht gutaussehend genug zu sein, nicht männlich genug.

Deshalb brauchen nicht nur Frauen Verständnis für die Veränderungen, die in ihnen passieren. Für die Männer läuft ein genauso intensiver Anpassungsprozeß.

Geschlechtsverkehr nach der Geburt

Meistens liest du oder hörst, daß Geschlechtsverkehr erst nach der Nachuntersuchung wieder beginnen kann, d.h. sechs Wochen nach der Geburt. Das ist jedoch bei allen Frauen verschieden, je nach Geburtsverlauf, Heilungsprozeß und Persönlichkeit ist es früher oder später möglich.

Manche Frauen wünschen sich Geschlechtsverkehr schon wenige Tage nach der Geburt, andere finden den Gedanken daran noch nach einem Jahr unerträglich. Irgendwo dazwischen kann es für dich richtig sein. Als Grundregel gilt: Wenn der blutige Ausfluß aufgehört hat (5 - 14 Tage nach der Geburt), die Dammnaht verheilt ist (falls du eine hast) und ihr beide Lust dazu habt.

„Während der Schwangerschaft hatte ich oft mehrere Orgasmen, deshalb war es so ein Schock nach der Geburt, daß ich ein so langes Vorspiel brauchte, um überhaupt zum Orgasmus zu kommen."

„Es war wichtig für uns beide, wieder eine sexuelle Beziehung zu haben. Einfach eine Zeit, die nur uns beiden gehört und in der wir nur füreinander da sind."

„Sicher, es hat das erste Mal nach der Geburt wehgetan, aber das war nicht so schlimm. Viel schlimmer war die Angst: Wird es je wieder gut werden."

Der erste Eisprung und damit auch die erste Periode verzögern sich durch die Hormonumstellung und das Stillen mehrere Monate. Das ist jedoch keine sichere Verhütung: der erste Eisprung kann jederzeit stattfinden, ohne daß du durch die erste Menstruation „gewarnt" bist. Verhütungsmittel sind notwendig. (Wenn du stillst: keine Pille!)

Träume

Geburtsvorbereitung im Traum

Viele Frauen haben intensive Träume, wenn sie schwanger sind. Manche sagen, daß ihre Träume oft mehr männliche Symbole beinhalten, wenn sie ein männliches Kind in sich tragen. Andere glauben, daß sie aus ihren Träumen erfahren, was für eine Persönlichkeit das Kind in ihnen ist oder sein wird.

Sicher ist, daß unsere Träume von unseren unbewußten und bewußten Hoffnungen, Wünschen und Ängsten bestimmt werden.

Sicher ist auch, daß dieselben Hoffnungen, Wünsche und Ängste die Persönlichkeit des Kindes formen.
Die amerikanischen Forscher Carolyn Winget und Frederik Kapp haben festgestellt, daß Träume den Geburtsverlauf beeinflussen. Sie analysierten die Trauminhalte von 70 Frauen, die ihr erstes Kind erwarteten und fanden heraus, daß

— Frauen, deren Träume über den Geburtsverlauf zu 50% angstbesetzt waren, eine durchschnittlich lange Entbindung hatten, ca. 16 - 18 Stunden.
— Frauen, die von mehr als 80% angstbesetzten Träumen berichteten, in weniger als 10 Stunden entbunden hatten.
— Frauen, die nur von 25% angstbesetzten Träumen erzählten, länger als 20 Stunden zur Entbindung brauchten.

Angstbesetzte Träume werden als Vorbereitung gewertet, um die Realität erfolgreicher zu meistern, d.h. die Angst wird während der geträumten Geburt geleistet, so daß bei der wirklichen Geburt keine Angst mehr notwendig ist. (So wie eine Prüfungssituation immer wieder durchgespielt wird, wach und im Traum, bis man meint, sie in allen Phasen zu beherrschen.)
Winget und Kapp fanden heraus, daß die Frauen mit überdurchschnittlich langer Geburtszeit kürzere Traumberichte lieferten. Sie schließen daraus, daß diese Frauen so voller Angst waren, daß sie nicht einmal symbolische Träume über Geburt zulassen konnten und sich durch dieses Unterdrücken und „Nicht-Wahrhaben-Wollen" ungenügend auf den Streß der Geburt vorbereiten konnten.
Wie wir wissen, führen Angst und Anspannung zu Veränderungen im chemischen und hormonellen Haushalt unseres Körpers und dadurch zu einem verzögerten und schmerzhaften Geburtsverlauf. Nach Aussagen von Winget und Kapp sind die Frauen, die von vielen symbolischen und realistischen Geburten träumen, während der richtigen Geburt immun gegen Angst.
Patricia Garfield beschreibt in dem Buch *Creative Dreaming* ihre Erfahrung mit Angstträumen über das Stillen. Sie träumte z.B. von einem hungernden Kätzchen und von ihrer Verzweiflung, kein Futter zu finden. Auch sie sieht einen Zusammenhang zwischen diesen Angstträumen und erfolgreichem Stillen.
Vielleicht hast du auch schon die Erfahrung gemacht, daß Gefühle wie Haß, Angst oder Verzweiflung, die sich in Träumen intensiv ausleben können, dich wach nicht mehr belasten.

Bei der Geburt und beim Stillen ist es wichtig, daß keine Ängste
da sind, die den Muttermund verschlossen halten oder den Letdown Reflex (Los-Laß-Reflex) festhalten. Wenn wir in den Vorbereitungskursen über Träume sprechen, stelle ich immer wieder
fest, daß werdende Mütter und Väter Angstträume nicht wahrhaben wollen, als böses Omen werten, sie sich nicht gegenseitig erzählen aus Angst, den anderen unnötig zu belasten oder als neurotisch zu gelten. Erst wenn wir die Träume unter den obigen
Gesichtspunkten betrachten, (wobei ich nicht meine, daß 80%
angstbesetzte Träume notwendig sind), kommen die Erinnerungen, und viele atmen auf: Dann ist es ja gut – dann freue ich mich
wieder – es hat mir wirklich Angst gemacht...
Zu dem Effekt des Immunwerdens gegen Angst kommt auch
noch diese Befreiung. Viele Frauen sind nämlich wegen ihrer vielen Angstträume erst recht verängstigt.
Und Frauen, die keine Angstträume produzieren, weil sie einfach
keine Angst haben, gibt es auch!
Aber wenn du Angst hast, laß sie zu, träume sie aus dir heraus. Es
geht. Du mußt dich nur nicht dagegen wehren.
Hier einige Tips, wie du deine Träume besser für dich nutzen
kannst:
— Nimm deine Träume wichtig. Nur etwas, in das wir Energie
  stecken, gibt uns Energie zurück.
— Nimm dir vor, dich an deine Träume zu erinnern und halte
  Schreibzeug am Bett bereit. Vielleicht legst du dir ein Traumnotizbuch an.
— Begib dich nicht in einen Leistungsstreß. Du mußt keine
  Angstträume produzieren, um eine einfache Geburt zu haben.
— Aus deinen Träumen kannst du lernen, welche Hoffnungen
  und Ängste in dir sind. Du kannst diese Gefühle dann neu
  durchdenken und dadurch verändert auf deine Träume und
  auch auf das Baby einwirken.

Tagträume.

Spiele in deiner Phantasie verschiedene Geburtsverläufe durch
(oder was immer für dich wichtig ist) und hör nicht sofort auf,
wenn du spürst, daß es dich aufregt. Spinne den Gedanken ein-

fach weiter, durch die Angst hindurch. Denk daran, daß du die Angst, die du jetzt fühlst, bei der Geburt nicht mehr zu erleben brauchst.
Tagträume sind ein ganz wichtiger Bestandteil einer jeden Schwangerschaft, in ihnen findet die innere Vorbereitung und Einstimmung auf das Baby und den neuen Lebensabschnitt statt. Es ist gut, wenn du dir selbst Zeiten erlaubst, in denen du mit dir und dem Baby in dir allein bist und träumst und denkst und weinst und lachst.
Manche Frauen sprechen jedoch erstaunt davon, wie sehr die Schwangerschaft sie verändert, daß ihre Freunde sagen: Was ist denn mit dir los? Mit dir kann man ja gar nichts mehr anfangen!
Denk daran, auch Zeit für deinen Mann und deine Freunde zu haben und nicht nur an das Baby zu denken. Hier entscheidet es sich, ob du von deiner Umwelt als vollwertige Persönlichkeit gesehen oder in der Schublade „Mutter" untergebracht wirst.
Was nicht heißt, daß sich deine Persönlichkeit während der Schwangerschaft nicht ändern soll. Aber achte darauf, ob die Veränderung eine Bereicherung oder Behinderung deiner Fähigkeiten und Interessen ausdrückt. Viele Frauen finden plötzlich theoretische Gespräche leer. Doch es ist ein Unterschied, ob du dich abwendest, gar nicht mehr zuhörst und als langweilig erlebt wirst oder ob du deine wachsende Sensibilität nützt und deinen Freunden mitteilst, wie du ihr Gespräch oder den Inhalt aus deiner Position erlebst. Viele schwangere Frauen haben eine besseren, direkteren Kontakt zu Gefühlen, zu anderen, nicht ‚technischen' Wahrheiten und können anderen viel geben.

Phantasien, die dir während der Geburt helfen können:

Stell dir vor, du gehst durch einen langen Gang. Der Gang ist in viele Abschnitte unterteilt mit automatisch kontrollierten Türen. Immer wenn du dich einer Tür näherst, öffnet sie sich, nach ein paar Metern kommt die nächste Tür, und auch sie öffnet sich automatisch, während du auf sie zutrittst usw.. Tür um Tür öffnet sich, und du gehst, ohne anzuhalten, hindurch. Vielen Frauen hilft es, sich während der Kontraktionen auf dieses „Bild" zu konzentrieren, es hat Parallelen zum sich öffnenden Muttermund und zur sich dehnenden Scheide.

Oder stell dir einen Lichtpunkt vor. Zunächst ganz klein, der langsam immer größer wird, als ob du durch einen langen Tunnel gingest. Manche Frauen stellen sich vor, mit jeder Kontraktion einen Berg zu erklimmen, anderen hilft es, sich das Meer und hohe Wellen vorzustellen.

Entspannung und Massage

Entspannungsübungen

Versuche, jeden Tag einmal (entweder beim Mittagsschlaf oder abends beim Einschlafen oder wenn du vor dem Fernseher sitzt) in Gedanken durch deinen Körper zu wandern, und achte darauf, welche Körperteile entspannt und welche verkrampft sind. Bitte deinen Partner, die verkrampften Teile zu berühren, und konzentriere dich darauf, bei jedem Ausatmen ein bißchen mehr von der Anspannung loszulassen. Stell dir vor, wie ein reifer Camembert auseinanderfließt. Laß dich selbst auch auseinanderfließen. Sei so entspannt, daß du keinen Körperteil selbst halten mußt.
Vielleicht kannst du deinen Partner einmal durch eine Entspannungsübung leiten und ihn bitten, es mit dir auch zu tun. Oder macht es einmal wöchentlich in einer Selbsthilfegruppe mit anderen Schwangeren oder Paaren.
Leg dich bequem hin. Am besten für schwangere Frauen scheint die Seitenlage zu sein, mit dem oberen Bein leicht angezogen und mit einem Kissen am Knie unterstützt. (Auch gut zum Schlafen.)
Bitte deinen Partner, alle deine Körperteile der Reihe nach ganz leicht zu berühren, oder wenn euch das lieber ist, langsam aufzuzählen mit Pausen dazwischen, so daß du Zeit hast, eine Verspannung in diesen Teilen wahrzunehmen und loszulassen:
Zehen – Fußsohlen – Knöchel – Waden – Knie – Oberschenkel (vor allem die Innenseiten) – Pobacken – Scheide – Bauchdecke – Magen – Brustkorb – Rücken – ganz entlang der Wirbelsäule vom Steißbein bis zum Hals – Schultern – Arme – Ellbogen – Handgelenk – Hände – bis in die Fingerspitzen – Hals – Nacken – Kopfhaut – Stirn – rings um die Augen – um den Mund – Wangen und Kiefer.

Wenn es dir hilft, bewege jeden Körperteil, der gerade „dran" ist ein bißchen, ehe du ihn entspannst. Finde eine Lage für diesen Körperteil, in dem sich jede Spannung total auflösen kann. Wenn ihr wollt, kann der jeweilige Partner, der durch die Entspannungsübung führt, zwischen jedem Körperteil daran erinnern: Atme aus – blase die Anspannung weg – entspanne dich. Wahrscheinlich beginnt dein Baby kräftig zu strampeln, während du dich entspannst. Es freut sich über die zusätzliche Sauerstoffzufuhr, denn du atmest tiefer und regelmäßiger und brauchst nicht so viel für dich selbst.

Wenn ihr nicht viel Zeit habt für die lange Entspannung, versucht, ein bißchen davon in euren Alltag einzubauen. Jedesmal, wenn ihr beim anderen entdeckt, daß seine/ihre Schultern, Stirn, Hände verkrampft sind, berührt sie leicht und gebt damit eurem Partner den Impuls: Entspanne diesen Körperteil.

Es ist gut, wenn sich das wie ein Reflex einspielt, denn wenn du im Geburtsprozeß unwillkürlich verschiedene Körperteile verspannst, geht es dir auf die Nerven, wenn dein Partner ständig sagt: Entspanne dich. Wenn er jedoch den verspannten Körperteil nur leicht streichelt, weißt du – aha – und kannst dich entspannen.

Während der Geburt sollte der/die Partner/in hauptsächlich auf Stirn, Augen, Kiefer, Mund, Schultern, Hände, Bauchdecke, Scheide, Innenseite der Schenkel, Füße achten.

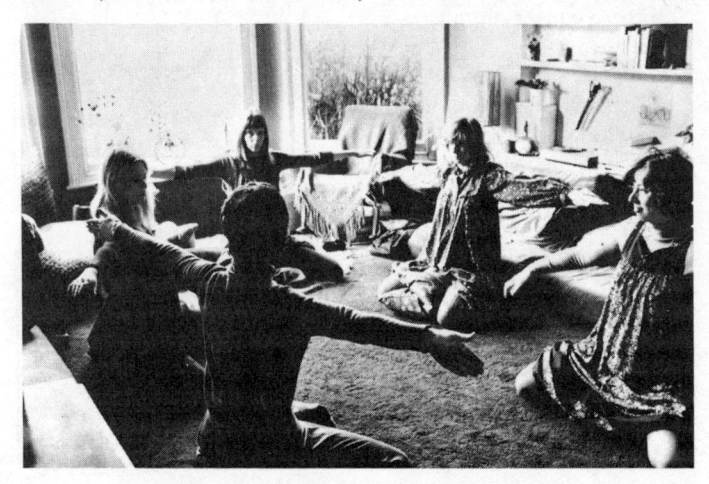

Entspannungsmassage

Während der Geburt ist es für manche Frauen schön und hilfreich, wenn während jeder Wehe oder in den Zwischenpausen ihr Bauch oder die Innenseite der Schenkel massiert werden.
Manche Frauen wollen nur ganz leicht gestreichelt werden. Andere wollen ein kräftiges Reiben.

— Wenn du oder dein Partner in großen, kreisförmigen Bewegungen den Bauch massieren, ist es wahrscheinlich, daß die Kontraktionen eher stärker werden. Gut, um Geburtswehen zu stimulieren.
— Wenn du aber eine entspannende Massage möchtest, ist es besser, mit beiden Händen den Bauch zu massieren: in der Mitte hoch und an den Seiten hinab.

Manche Frauen finden es in den ersten Geburtsstunden sehr entspannend, wenn die Klitoris ganz leicht mitgestreichelt wird.

— Oder mit einer Hand leicht oder stark ganz unten am Bauch entlang streichen, rhythmisch mit jedem Ausatmen.
— Wenn du spürst, daß deine Scheidenmuskeln verkrampft sind, bitte deinen Partner, an den Innenseiten deiner Schenkel hinabzustreichen, entweder ganz leicht mit den Fingerspitzen oder kräftig mit der ganzen Hand. Vielleicht im Rhythmus mit deinem Atem: Bei jedem Ausatmen

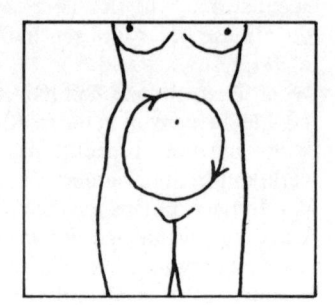

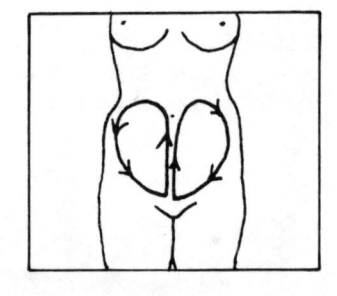

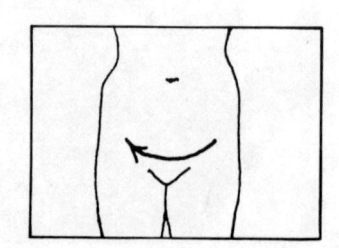

kann er abwärts massieren, und dabei kannst du deine Scheide etwas mehr entspannen. Das ist besonders wichtig nach jeder inneren Untersuchung.
— Während der Geburt kann dein Partner hinter dir sitzen oder stehen und dein Gesicht ganz leicht massieren oder seine Hände an deine Schläfen legen. Oder im Rhythmus deiner Atmung die Arme massieren von den Schultern zu den Händen hin.

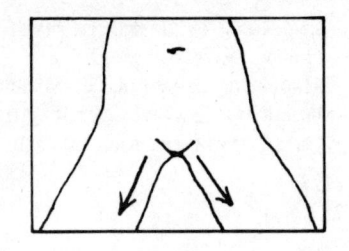

Für die Partner ist es wichtig, entspannt zu sein. Wer in verkrampfter Haltung massiert, ist selbst schneller erschöpft, und die Massage ist weniger effektiv, denn die Verspannung überträgt sich. Massiert euch während der Schwangerschaft und teilt euch mit, wie es für jeden am schönsten ist. Leicht und kräftig und an welcher Stelle.

Doch viele Frauen empfinden während der Geburt alles oft völlig anders. Manche wollen nicht mehr berührt werden, andere wollen ein festes Zupacken, wieder andere wollen sich selbst massieren, obwohl sie vorher anders darüber dachten. Achtet darauf, nehmt euch selbst wahr.

Massage bei Rückenschmerzen

Den meisten Frauen ist es am liebsten, wenn sie einen konstanten Druck von außen gegen die Stelle spüren, an der das Baby von innen drückt. Da diese Massage während der Geburt vielleicht für Stunden notwendig wird, ist es wichtig, daß Handfläche und Haut nicht aufeinander reiben. Trotz Puder oder Öl kann das die Haut reizen.

Partner: Presse mit der Handfläche oder der Faust (viele Frauen spüren gern die harten Knöchel) auf die schmerzende Stelle (es kann ziemlich viel Druck ausgeübt werden) und bewege das Mus-

kelgewebe in langsamen kreisförmigen Bewegungen auf dem Knochen.
Manche Frauen massieren sich auch selbst mit einer Hand. Der Druck ist dann weniger wichtig, sondern mehr, daß der Schmerz verteilt, zur Seite hinausgestrichen wird.

Atemübungen

Wie immer du sitzt oder liegst, jetzt in diesem Moment, während du das Buch liest, beobachte einmal deine Atmung. Verändere sie nicht. Atme einfach normal weiter und beobachte dich dabei. Atmest du durch die Nase oder durch den Mund? Wo in deinem Körper spürst du Bewegung beim Einatmen? Im Rücken? Im Brustkorb? Im Bauch? In den Schultern? Atme einfach ein und aus und erlaube dir bewußt zu erleben, wie du atmest. Erzwinge nichts. Schau einfach zu. Passiert die Atmung ganz von allein? Oder strengst du dich an beim Atmen? Liegt bei dir die Betonung auf dem Einatmen oder Ausatmen? Was spürst du mehr, die Luft, die kommt, oder die, die geht?
Genug beobachtet. Atme ein paar mal tief aus. Wahrscheinlich hast du dich ganz verkrampft bei dem Versuch, entspannt zu atmen. Viele sind erstaunt, wenn sie sich selbst beim Atmen beobachten und feststellen, was alles dabei abläuft.
Und trotzdem ist Atmen etwas, das dein Körper von selbst macht. Hier kannst du deinem Körper vertrauen lernen. Du kannst dich völlig entspannen, sogar schlafen.
Viele von uns atmen jedoch viel zu angestrengt und oberflächlich. Das kommt meistens von einem gehetzten, unruhigen Leben, bei manchen jedoch auch aus einer unbewußten Angst: „Wenn ich einen tiefen Atemzug nehme, dann bricht es aus mir heraus – der Schrei, die Lust . . ." Und um mit den Gefühlen, die tief in uns sitzen, nicht konfrontiert zu werden, atmen und leben wir lieber nicht so intensiv. Wenn du spürst, daß das für dich so ist, sind bioenergetische oder gestalttherapeutische Gruppen eine gute Möglichkeit, dich auszuprobieren.
Lies die Atemübungen durch, die ich im folgenden vorschlage, und nimm sie mit in deinen Alltag.
Während des Geburtsverlaufs ist dein Körper in einem intensiven

Arbeitsprozeß. Ein riesengroßer Muskel in dir arbeitet. Du kannst das am ehesten mit einem Marathon-Staffellauf vergleichen. Du kommst immer wieder dran, in immer kürzer werdenden Abständen. Du mußt sehen, wie du dich in den Zwischenzeiten genügend erholst und wie du, solange du „dran" bist, am besten atmest, so daß es dich am wenigsten anstrengt und dich doch mit genügend Sauerstoff versorgt.

Wenn du nächstes Mal Treppen steigst, dem Bus nachrennst oder sonst etwas Anstrengendes machst, probiere folgende Atemübungen und beobachte, welcher Rhythmus am besten zu welchem Grad von Anstrengung und zu dir paßt.

Versuche jetzt einmal, während du weiterliest, tief und regelmäßig zu atmen. Vielleicht ist es für dich am angenehmsten, wenn du durch die Nase einatmest und durch den Mund ausatmest. Dann wird dein Mund nicht so trocken, wie wenn du nur durch den Mund ein- und ausatmest. Wenn du lieber durch die Nase ein- und ausatmest, achte darauf, daß dein Mund trotzdem gelöst ist.

Achte darauf, ob du deine Kiefer zusammenpreßt oder die Schultern verspannst, wenn du tief atmest. Versuche, während des Atmens deinen Körper zu entspannen. Beobachte dich selbst, wie du sitzt oder liegst. Ändere deine Position, so daß es dir wirklich bequem ist und du dich mit jedem Ausatmen ein bißchen mehr entspannen kannst. Du wirst merken, daß sich dein Körper bei jedem Einatmen ein wenig streckt und daß er bei jedem Ausatmen ein bißchen in sich zusammensinkt. Laß es geschehen. Laß Luft raus. Laß „Dampf" ab. Wenn du dich sehr verspannt fühlst, blase etwas kräftiger oder seufze bei jedem Ausatmen.

Wir neigen dazu, wenn wir uns anstrengen oder vor etwas Angst haben, nach Luft zu schnappen, weil wir das Bedürfnis nach mehr Sauerstoff haben. Was wir dabei jedoch vergessen ist, daß wir zuerst ausatmen müssen, um in unseren Lungen Platz zu schaffen, damit wir Sauerstoff in uns aufnehmen können. Beobachte dich nächstes Mal, wenn du zur Vorsorgeuntersuchung gehst, Blut abgenommen oder eine innere Untersuchung gemacht wird. Schnappst du nach Luft? Versuche, ruhig durchzuatmen, betont auszuatmen. Die Lungen füllen sich ganz von selbst, wenn sie leer sind. Du wirst feststellen, daß sich dein ganzer Körper sehr viel weniger angestrengt fühlt und du entspannter bist, wenn du regelmäßig (aus)atmest, denn alle Zellen in deinem Körper werden mit genügend Sauerstoff versorgt.

Beobachte dich, wenn du Treppen steigst. Kommst du atemlos oben an? Bevor du das nächste Mal anfängst zu steigen: Atme aus – und laß die Luft in dich eindringen. Atme aus – und laß Luft in dich dringen. Und behalte diesen Rhythmus bei, während du die Stufen „erklimmst". Vielleicht schaffst du die ganzen Treppen in der tiefen, langsamen Atmung. Vielleicht schaltest du automatisch in eine leichtere, schnellere Atmung um. Schnell oder langsam – solange du ans Ausatmen denkst, wirst du nicht atemlos.
Probiere aus, in verschiedenen Geschwindigkeiten zu atmen.

Langsames Atmen:
2 Sekunden ausatmen.
3 Sekunden einatmen.
Blase ein bißchen beim Ausatmen.
Spüre den Atem zwischen deinen Lippen, mach dabei ffffff und dann hol geräuschlos und leicht Luft.

Mittleres Atmen:
1 Sekunde ausatmen.
1 Sekunde einatmen.
So atmen wir normalerweise ohne daruber nachzudenken.

Schnelles Atmen:
1/2 Sekunde ausatmen.
1/2 Sekunde einatmen.

Wenn du eine Uhr hast, die alle Sekunden tickt, kannst du einfach mit jedem Ticken ausatmen. Oder denke beim Atmen: aus-ein-aus-ein-aus-ein-etc. Oder sage ganz leicht hf-hf-hf-hf-hf. Probiere es vor dem Spiegel aus. Deine Lippen sollten leicht geöffnet, und das Atmen selbst gar nicht zu sehen sein. Höchstens deine Schultern bewegen sich leicht auf und ab.
Wenn es dich beim Atmen im Hals kitzelt und du dich räuspern mußt, konzentrierst du die Luft zu sehr im Hals. Wahrscheinlich hast du den Mund offen und spürst „jeden Luftzug" im Hals. Halte den Mund nur ganz leicht geöffnet, so daß deine Kiefer locker sind. Jedes Ausatmen sollst du an den Lippen spüren: Das Einatmen spürst du kaum.
Wenn du bei der schnellen Atmung nach einer Weile atemlos bist, liegt es wahrscheinlich daran, daß du zu Beginn tief einatmest und dann in kleinen Schüben ausatmest, ohne dazwischen genausoviel

einzuatmen, weil deine Lunge ja noch voll ist. Versuche einmal zuerst langsam auszuatmen und dann mit fast leerer Lunge (sie ist nie völlig leer) in schnellem Tempo aus- und einzuatmen.

Atemrhythmen für die Wehen der Eröffnungsphase

Da die einzelnen Kontraktionen ganz allmählich stärker werden und wieder abflauen, kannst du die verschiedenen Geschwindigkeiten dem Grad an „Anstrengung" anpassen.
Denke daran, beginne jedes Treppensteigen, jede Anstrengung und auch jede Wehe immer mit Ausatmen.
Zu Anfang der Eröffnungsphase werden die Wehen noch schwächer sein, und du kommst wahrscheinlich einige Stunden mit der langsamen Atmung klar.
Vielleicht spürst du jedoch die ersten Wehen gar nicht und merkst sie erst, wenn sie schon stärker sind. Dann brauchst du vielleicht die mittlere Atmung. Eventuell mußt du auf dem Höhepunkt der Wehe einige Male schnell aus- und einatmen. Am Ende der Eröffnungsphase wirst du wahrscheinlich mit den Wehen am besten in der schnellen Atmung klarkommen. Doch probiere es aus.
Manche Frauen reiten über alle Wehen mit der langsamen, tiefen, konzentrierten Atmung.
Andere wechseln innerhalb jeder Wehe von einer Geschwindigkeit zur anderen.
Wenn du dich deinem Körper überläßt und dich von der Stärke der Kontraktionen leiten läßt, wirst du automatisch in den richtigen Atemrhythmus fallen.
- Denke daran: Wehen sind bis zu 90 Sekunden lang. Du brauchst entsprechend viele Atemzüge.
- Nimm am Ende jeder Anstrengung ein paar tiefe Atemzüge und seufze bei jedem Ausatmen. Blase alle Anspannung weg, gewöhne dir an, nach jeder Anstrengung kurz deinen Körper zu beobachten, wo du verspannt bist, Schultern, Pomuskeln, Hände, Gesicht etc., und entspanne diese Körperteile. Spüre, wie du dich bei jedem Ausatmen ein bißchen mehr entspannst (wie ein reifer Camembert auseinanderfließt).
- Probiere aus, welche Art zu atmen für dich am besten ist – wenn du entspannt bist (wichtig für die Wehenpausen). Es soll-

te eine Atmung sein, die ganz natürlich kommt und ganz ohne Anstrengung geschieht.
- Versuche während des Geburtsprozesses, nicht ins Weinen zu kommen, sonst verlierst du deinen Atemrhythmus und bist den „Wellen" mehr ausgeliefert. Schrei lieber mal zwischendurch, wenn du genug hast und dich abreagieren willst, aber verkrampfe dich nicht dabei. Wenn Ärger und Schimpfen dich verkrampfen, laß es lieber. Was du auch tust, es sollte dazu beitragen, daß du dich besser entspannen kannst.
Wenn du zu irgendeinem Zeitpunkt den Rhythmus verlierst, atme aus. Blase den Ärger weg. Kurz und schnell. Wenn nötig, ein paar Mal.
Mit dem nächsten Einatmen findest du deinen Rhythmus wieder.
Wenn es dir bei der schnellen Atmung leicht schwindelig wird oder deine Finger kribbeln, hast du wahrscheinlich zu hektisch oder zu tief ausgeatmet, und das „Grundgemisch" in deiner Lunge ist durcheinandergebracht.
Leg beide Hände aneinander und über Mund und Nase, so daß du für eine Weile die Luft, die du ausatmest, selbst wieder einatmest. Dadurch wird das Grundgemisch wieder ausbalanciert und du kannst normal weiteratmen.
Versuche dann, leichter zu atmen. Probiere es vor dem Spiegel aus: Es ist am besten, wenn dein Mund leicht geöffnet ist, und man kaum sieht, daß du aus- und einatmest. Höchstens deine Schultern heben und senken sich leicht.
Versuche, beim Üben, deine Atmung so ruhig und leicht wie möglich zu halten. Sie wird von selbst stärker und geräuschvoller, wenn du Kontraktionen hast. Und das ist o.k. Nicht so sehr, weil du leidest, sondern weil Töne dir helfen, deinen Körper sprechen zu lassen und sich auf ihn einzulassen. So wie sie dir auch helfen, beim Geschlechtsverkehr zum Orgasmus zu kommen.
Viele Frauen entdecken erst mit dem Stöhnen ihren eigenen Atemrhythmus, der mit den Wehenwellen fließt. Für manche ist es schwierig, dieses Stöhnen in der Öffentlichkeit zuzulassen.
Was tut ein Mann, wenn er seine Frau bei der Geburt so atmen hört?
- Er schämt sich über diesen Exhibitionismus.
- Er freut sich mit seiner Frau.

- Er fürchtet, daß sie die Kontrolle verliert, und holt sie zurück in den gelernten Atemrhythmus.
- Der Mann als Arzt gibt eine Spritze.

Sprecht mit euren Partnern darüber.

„Einmal war ich mit einem Ehepaar im Krankenhaus, um bei der Geburt dabeizusein. Sie war sehr still und kam mit allen Kontraktionen gut klar. Er war nahe bei ihr, atmete leise mit ihr. Ihre Kontraktionen wurden stärker, und sie begann: AAH, AAH, ... Zum ersten Mal atmete sie spontan und im Rhythmus mit den Wehen. Da sprang er plötzlich auf, hielt sie bei den Schultern und zählte: 1-2-3-4-5-6 etc. Offensichtlich erwartete er von ihr, daß sie in diesem Rhythmus mitatmete. Langsam, mühsam versuchte sie, ihm zu folgen. ‚Ich konnte sie doch nicht ihre Kontrolle verlieren lassen‘, sagte er später."

(Bericht aus einer unveröffentlichen Untersuchung von Mel Huxley in einem Londoner Krankenhaus)

Keine Frau sollte daran gehindert werden, die Empfindungen der Geburt zu erleben und mit ihnen mitzuschwingen. Die gelernten Atemtechniken sollen dem spontan entstehenden Rhythmus keinen mechanischen Rhythmus aufzwingen, sondern ein Werkzeug sein, das die Frau benutzen kann, um mit den Signalen umzugehen, die ihre Gebärmutter sendet.

Wenn du dir erlaubst, geräuschvoll zu sein, denk daran: Wenn du beim Ausatmen stöhnst oder schreist, unterstützt das den Entspannungsprozeß, du läßt dich gehen! Wenn du jedoch beim Einatmen Geräusche machst, blockst du die Energie in dir selbst.

Atemrhythmen für die Wehen in der Übergangsphase

Vielleicht wirst du während des Geburtsprozesses damit konfrontiert, daß du schon pressen möchtest, aber noch nicht sollst. Zum Pressen halten wir automatisch die Luft an. Wir füllen die Lungen und pressen dann mit diesem „Ballon" hinab aufs Zwerchfell, den Magen, die Därme etc. Wenn wir aber nicht pressen sollen, ist es wichtig, erst einmal keine Luft anzuhalten. Du wirst wahrscheinlich am Ende der Eröffnungsphase die schnelle Atmung benutzen, um über die Kontraktionen hinwegzureiten. Wenn du den Drang zu pressen fühlst, bläst du alle paar Atemzüge schnell eine größere

Menge Luft aus und gehst dann gleich wieder zurück zu deiner schnellen, leichten Atmung.

Du mußt schnell und kurz blasen (so wie du ein Streichholz ausbläst). Es ist weniger die Menge an Luft, die du rausläßt, als die Kraft, mit der du sie wegbläst. Tu so, als ob du die Lampe oder den Vorhang in Bewegung versetzen oder eine imaginäre Kerze am anderen Ende des Zimmers ausblasen wolltest. (Es ist nicht gut, bei der Geburt echte Kerzen aufzustellen, weil du allen Sauerstoff selbst brauchst.) Wenn du zu lange bläst und zu viel Luft rausläßt, ist es wahrscheinlich, daß du als nächstes einen tiefen Atemzug nimmst und ihm zum Pressen benutzt, und genau das willst du ja vermeiden.

Der Nachteil bei dieser Atemübung ist, daß sie wirklich eine Trockenübung ist und du nicht weißt, wie es sich anfühlt, pressen zu wollen.

Übe sie trotzdem, versuche, deinen eigenen Rhythmus zu finden. Denn gerade in der Übergangsphase (falls du sie erlebst) ist es schwierig zu denken und dann ist es besser, wenn du mit diesem Atemrhythmus schon vertraut bist.

Manche Frauen fanden es hilfreich, mit jedem Ausatmen zu zählen oder ihren Partner für sich zählen zu lassen. 1 - 2 - 3 - Blasen, 1 - 2 - 3 - Blasen etc.

Andere Frauen finden es am besten, wenn sie in der Übergangsphase die ganze Zeit hindurch reden, und wenn es nur sinnlos zusammengereimtes Zeug ist, oder sie ein Gedicht oder einen Liedvers aufsagen oder singen, möglichst schnell — damit keine Pause zum Nachdenken bleibt. Du kannst auch bei jedem Ausatmen bald — bald — bald — sagen. Oder was immer dir in den Sinn kommt. Fluchen hilft auch. Die Übergangsphase ist wirklich nicht mehr schön.

Atmen und Pressen in der Austreibungsphase

Am wichtigsten in der Austreibungsphase ist, daß du in den Wehenpausen tief und entspannt atmest, so daß dein Baby mit Sauerstoff versorgt wird. Babys können allein von der Kraft der Gebärmuttermuskeln herausgedrückt werden, doch sie können noch nicht allein atmen.

Nimm einen tiefen Atemzug am Anfang jeder Kontraktion und laß die Luft wieder raus, so daß der Drang zu pressen in dir wirklich groß wird. Atme ein paar mal leicht aus und ein, dann wirst du automatisch die Luft anhalten und pressen, weil der Drang zu pressen so groß ist, daß du gar nicht anders kannst. Presse solange du kannst und den Drang dazu spürst.
Laß die alte Luft raus und atme wieder ein paar Mal schnell ein und aus, und wenn du noch immer den Drang zu pressen fühlst, preß nochmal. Vielleicht kannst du zwei, drei oder vier Mal mit jeder Wehe pressen, und wenn dann die Wehe vorbei ist, atme einfach normal und entspannt, so wie du weißt, daß du am meisten Sauerstoff bekommst.
Denk daran, solange du preßt, hälst du die Luft an, und das Baby bekommt keinen Sauerstoff. Deshalb ist es auch besser, vor jedem Pressen ein paar schnelle Atemzüge zu nehmen, anstatt einmal tief einzuatmen. Taucher lernen, daß sie mehr Sauerstoff aufnehmen, wenn sie ein paar Mal schnell aus- und einatmen, bevor sie die Luft anhalten und tauchen.
Wenn du willst, bitte deinen Partner, dir einen Handspiegel zu halten, so daß du siehst, wie bei jeder Kontraktion ein bißchen mehr vom Kopf oder Po des Kindes herausschaut. Das hilft dir auch, in die richtige Richtung zu pressen.
Wenn dich die Hebamme bittet, nicht zu pressen, um dem Damm ein bißchen mehr Zeit zu lassen, sich zu dehnen, dann benutze einfach die schnelle Atmung aus der Eröffnungsphase. Halte sie jetzt so leicht und so schnell wie möglich, wie ein Hund im Sommer hechelt. Betone die Ausatmung. Solange du ausatmest, hast du keine Luft zum Pressen.
Denk daran, deinen Mund gelöst und unverkrampft zu halten. Zwischen Mund und Scheide besteht eine unbewußte Verbindung. Wenn dein Mund eng verschlossen ist, dann ist auch deine Scheide eher verschlossen.
Am besten, du probierst, auf verschiedene Weise zu pressen, wenn du nächstes Mal Stuhlgang hast. Probiere es aus, wie es ist, wenn du dich nur darauf konzentrierst, die Afterschließmuskeln locker zu halten. Nimmst du einen tiefen Atemzug und hälst dann die Luft an zum Pressen und hast hinterher einen roten Kopf? Schau in den Spiegel beim Pressen. Versuche, dein Gesicht entspannt zu lassen, laß den Kopf vornüber sinken, dann verkrampfen sich deine Halsmuskeln nicht.

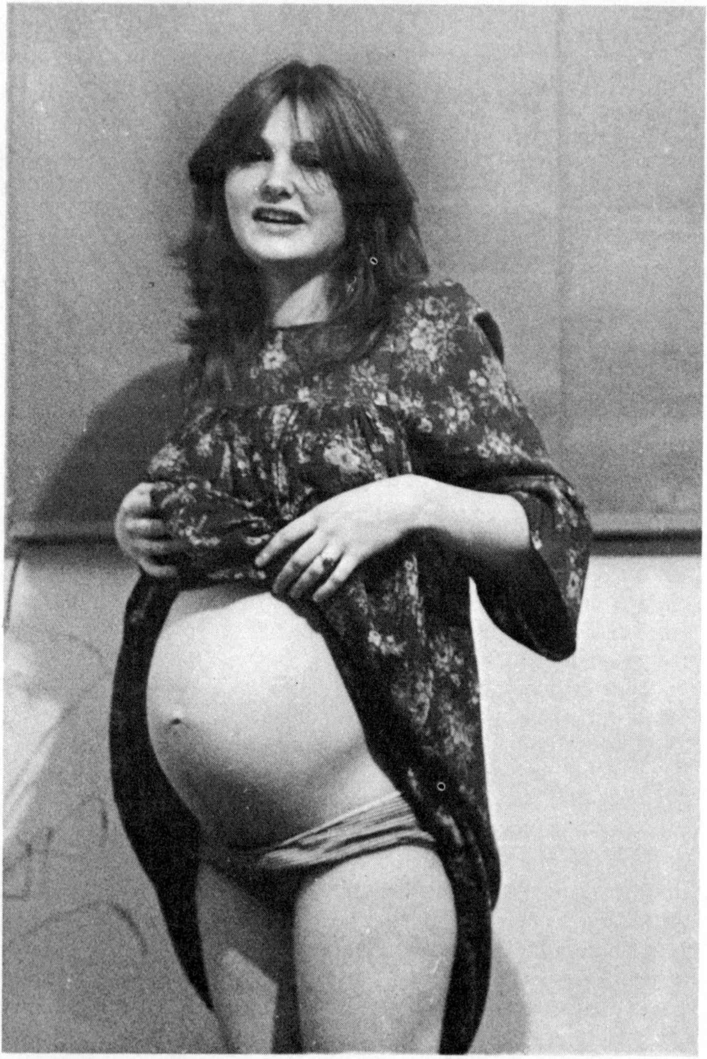

Geburt

Normaler Geburtsverlauf

Bei jeder Geburt begegnet frau etwas Neuem, Unbekanntem. Neues, Unbekanntes macht oft Angst.

„Ich hatte einmal Schmerzen im Unterleib und Rücken, wußte aber nicht, was es war – es tat nur höllisch weh, ein unerträglicher Schmerz. Mein Mann brachte mich ins Krankenhaus. Es stellte sich heraus, daß ich eine Nierenbeckenentzündung hatte, und noch bevor ich ein schmerzstillendes Mittel erhalten hatte, konnte ich plötzlich mit dem Schmerz umgehen, konnte durchatmen und mich entspannen. Es war eigentlich gar nicht mehr schlimm. Ich hatte keine Angst mehr. Ich wußte, was es war und daß es wieder gut werden würde."

Bei Angst produziert der Körper ein Hormon: Adrenalin. Zuviel Adrenalin verursacht ein Zusammenziehen der Blutgefäße und reduziert die Blutzufuhr zur Gebärmutter. Dadurch kann bei der Geburt die Gebärmutteraktivität (Kontraktionen) und auch die Sauerstoffzufuhr zum Kind verringert werden. Wenn die Mutter Angst hat, verspannt sie sich. Der Muttermund öffnet sich aber umso leichter, je entspannter die Frau ist, weil die Ringmuskulatur des Muttermundes auf das Nervensystem reagiert.

Frauen, die aus Angst vor den zu erwartenden Schmerzen „zumachen", sich verkrampfen, verlängern den Geburtsverlauf um einige Stunden und haben größere Schmerzen, denn es gibt ein Tauziehen zwischen oben und unten.

Zu wissen, was sich im Körper tut, wie Muskeln, Organe und Hormone zusammenarbeiten, verringert die Angst vor dem Unbekannten und ermöglicht einen bewußten Umgang mit dem „Neuen".

Wie sich die Gebärmuttermuskulatur auf die Geburt vorbereitet

Die Gebärmutter (der Uterus) besteht aus drei Muskelschichten:

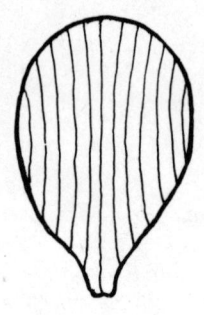

äußere Muskelschicht. Während der Schwangerschaft haben diese längs laufenden Muskeln noch keine Funktion. Sie wachsen nur mit. Erst in den letzten Schwangerschaftswochen werden sie aktiv.

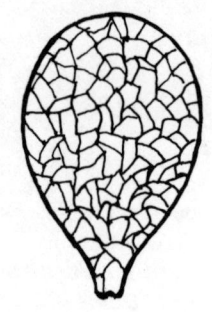

Mittlere Muskelschicht verzweigte, netzartige Muskelbündel, die in allen Richtungen verlaufen. In ihnen befinden sich die großen Blutgefäße.

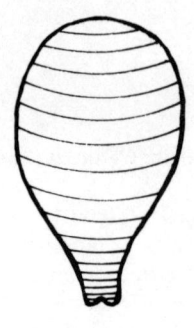

Innere Muskelschicht verläuft zirkulär rings um die Gebärmutter. Ihre Funktion während der Schwangerschaft ist, den Gebärmutterhals geschlossen zu halten.

In den letzten Wochen der Schwangerschaft, manchmal schon im 6. Monat, findet eine Veränderung in der Gebärmuttermuskulatur statt. Durch Kontraktionen (Zusammenziehen) bereiten sich die längslaufenden Muskelfasern auf die Geburtsarbeit vor. Die Muskelbündel der mittleren Schicht pressen durch die Kontraktionen alles alte Blut aus sich hinaus, saugen sich wie ein Schwamm voll frisches Blut und fördern dadurch die Durchblutung des Uterus. Die innerste Muskelschicht wird langsam dünner und konzentriert sich nur noch auf den untersten Teil des Uterus: auf das Zusammenhalten des Muttermundes.

Durch diese Kontraktionen (Vor- oder Senkwehen genannt), die unregelmäßig über mehrere Wochen bis zur Geburt auftreten, verlagert sich die Muskeldicke von unten nach oben.

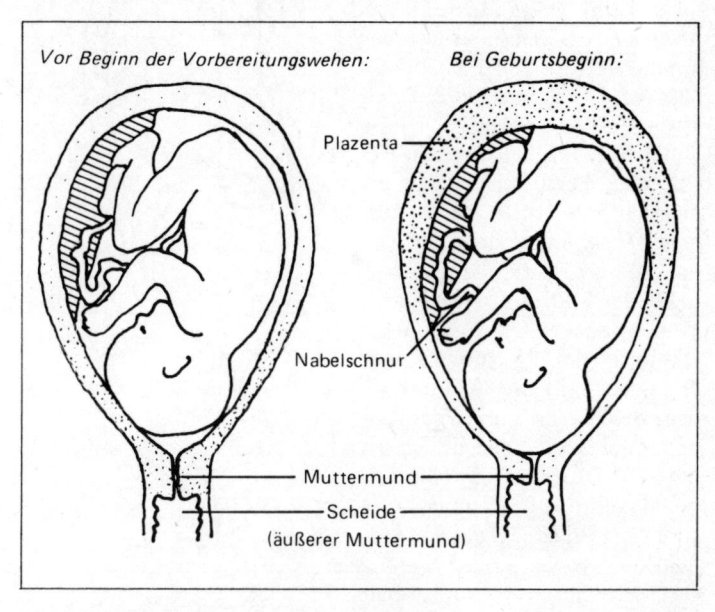

Vor Beginn der Vorbereitungswehen: *Bei Geburtsbeginn:*

Plazenta
Nabelschnur
Muttermund
Scheide
(äußerer Muttermund)

Das bedeutet zur Zeit des Geburtbeginns:
— Die längslaufenden Muskeln sind kräftig und gut durchblutet. Wie ein Sportler bestimmte Muskeln trainiert, so bereiten die Vorwehen die Muskeln vor, die die Geburtsarbeit leisten müssen.
— Die Ringsmuskeln am Muttermund sind gedehnt und brauchen nur noch einen kleinen Reiz, um sich zu entspannen und damit zu öffnen.

Wenn ich Mütter nach Vorwehen frage, haben sie meist gar nichts davon bemerkt — oder „ja doch, mein Bauch wird manchmal hart". Wie bei den Geburtswehen wölbt sich der Bauch nach vorne, denn der gesamte Uterus wird kürzer und dicker. Meist sind diese Vorwehen völlig schmerzlos. Manchmal empfindet sie jedoch ein leichtes Ziehen in der Scheide, was auf die Dehnung des Muttermundes hinweist und von manchen Frauen als schön und sexuell empfunden wird.

Diese Vorwehen erfüllen auch noch einen weiteren Zweck. Mit jeder Kontraktion drücken die dicker werdenden Muskeln von oben auf das Baby, so daß der kindliche Kopf (oder bei Steißlage der Po) von innen auf den Muttermund drückt. Dieser Druck von innen löst einen Reflex aus, Fergusons Reflex genannt. Der Muttermund gibt dem Druck nach, dehnt sich — das stimuliert die Hirnanhangdrüse der Mutter zu vermehrter Produktion von Oxytocin. Mehr Oxytocin im Hormonhaushalt verursacht erneute Kontraktionen, welche den Körper des Kindes wiederum nach unten drücken. Druck auf den Muttermund verursacht Dehnung und stimuliert mehr Oxytocin-Produktion, usw., so lange bis genug Oxytocin im Hormonhaushalt der Mutter ist, damit häufig und regelmäßige Kontraktionen die Geburt einleiten. Durch den Druck von oben hat sich der Muttermund so weit gedehnt, daß er sich öffnen muß, um weiter nachgeben zu können.

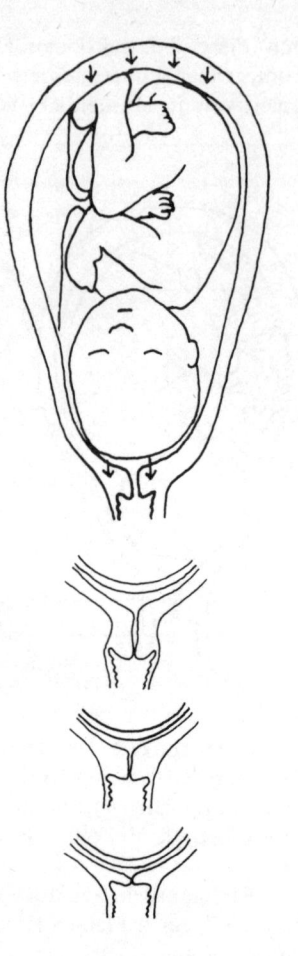

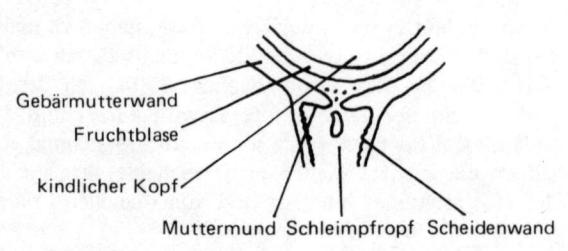

Gebärmutterwand
Fruchtblase
kindlicher Kopf
Muttermund Schleimpfropf Scheidenwand

Voranzeichen für den Geburtsbeginn

In den letzten Wochen vor Geburtsbeginn senkt sich der kindliche Kopf in das mütterliche Becken (manchmal senkt er sich auch erst bei Geburtsbeginn). Das bedeutet für die Mutter, daß sie wieder leichter atmen kann, vielleicht auch weniger Sodbrennen hat, denn Lunge und Magen haben jetzt mehr Platz. Dafür wird es für die Blase eng, das heißt häufigeres Pinkeln. Das Senken des kindlichen Kopfes erklärt die zunehmenden Rückenschmerzen gegen Ende der Schwangerschaft. Wie man der Abbildung entnehmen kann, drückt der Kopf des Kindes jetzt auf das empfindliche Steißbein. Auch für den Enddarm wird es eng. Deswegen kommt es zu Unregelmäßigkeiten im Stuhlgang.

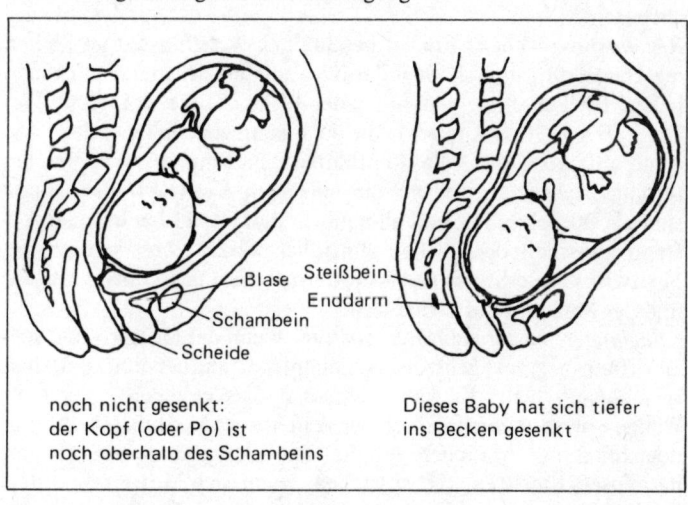

noch nicht gesenkt: der Kopf (oder Po) ist noch oberhalb des Schambeins

Dieses Baby hat sich tiefer ins Becken gesenkt

In den letzten Tagen vor Geburtsbeginn kannst du Beobachtungen machen, die einen Hinweis darauf geben, daß „es" bald soweit ist. Das Folgende kann – muß aber nicht – auftreten:
– häufigere Vorwehen als in den Wochen davor
– stärkerer Ausfluß
– Gewichtsverlust (2-3 Pfund)
– weniger Kindsbewegungen
– Veränderung im Stuhlgang (Durchfall oder Verstopfung)
– Druckgefühl oder Ziehen in der Scheide

- Rückenschmerzen
- plötzlicher Arbeits„anfall" — Anstieg von Energie — Nestinstinkt. (Es gibt Mütter, die plötzlich die ganze Küche umräumen, alle Fenster putzen oder ähnliches. Dieser Energieanstieg ist für die Geburtsarbeit bestimmt. Wenn du dich also ganz stark fühlst, bewahr es dir, du wirst es bald brauchen können).

Wann kannst du sicher sein, daß der Geburtsprozeß begonnen hat?

Wenn ein oder zwei oder alle drei der folgenden Anzeichen vorhanden sind. Diese Anzeichen können in beliebiger Reihenfolge auftreten.

Regelmäßige Wehen: Frauen beschreiben Wehen meist als Ziehen im Unterleib, ähnlich den Periodenschmerzen, manche Frauen haben Rückenschmerzen mit jeder Wehe. Kurze, schwache Wehen (10 bis 30 Sekunden), die in immer gleichbleibendem Abstand auftreten (z.B. alle 30 Minuten), sind immer noch Vor(bereitungs)wehen. Nur wenn die einzelnen Kontraktionen länger sind als 30 Sekunden und allmählich stärker werden und der Abstand zwischen den Wehen allmählich kürzer wird, sind sie geburtswirksam, d.h. der Gebärmutterhals wird nach oben gezogen, und der Muttermund öffnet sich.

Schleimiger, blutig gefärbter Ausfluß: Wenn der Muttermund sich zu öffnen beginnt, geht der Schleimpfropf ab, der ihn zusätzlich verschlossen hielt. Es kann sein, daß dies geschieht, bevor du Wehen spürst. Manchmal ist der schleimige Ausfluß sehr blutig, manchmal nur bräunlich gefärbt. Das Blut kommt von kleinen harmlosen Einrissen, die entstehen, wenn sich Muttermund und Fruchtblase voneinander lösen. Das ist normal. Bei jeder anderen Blutung solltest du die Hebamme oder den Arzt verständigen. Es könnte sein, daß sich die Plazenta vorzeitig von der Gebärmutterwand löst oder größere Einrisse am Muttermund entstehen.

Abgang von Fruchtwasser: Die Eihäute, die in der Gebärmutter das Kind und Fruchtwasser umschließen, können — müssen aber nicht — bei Geburtsbeginn durch den Wehendruck platzen. Hat sich das Kind bereits vor Wehenbeginn ins Becken gesenkt, kann nur das Vorwasser abfließen, d.h. das Wasser, das bisher wie ein Kissen zwischen kindlichem Kopf und Muttermund lag. Das

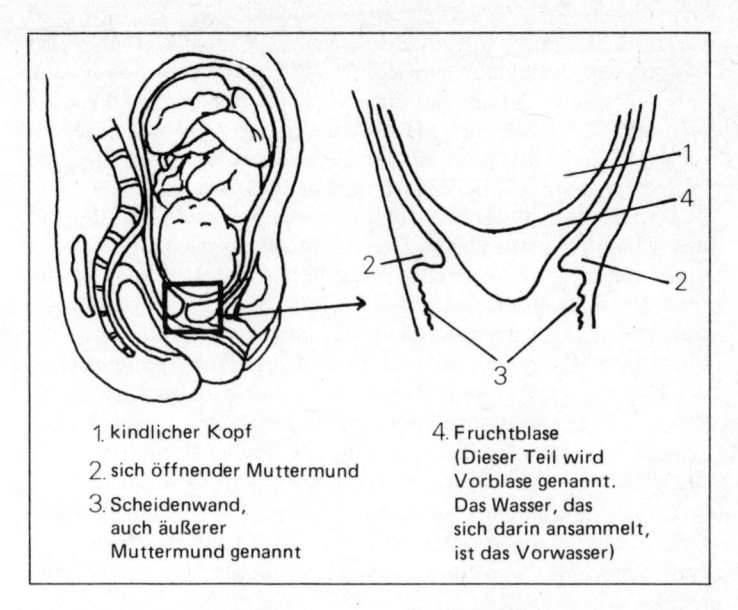

1. kindlicher Kopf
2. sich öffnender Muttermund
3. Scheidenwand, auch äußerer Muttermund genannt
4. Fruchtblase (Dieser Teil wird Vorblase genannt. Das Wasser, das sich darin ansammelt, ist das Vorwasser)

ist nur eine geringe Menge und kann leicht mit unwillkürlichem Urinabgang verwechselt werden. Unterschied zwischen Urin und Fruchtwasser: Das Fruchtwasser riecht süßlich und läuft unkontrollierbar ab, während Urin durch Anspannung der Beckenbodenmuskulatur gestoppt werden kann.
Wenn sich das Baby noch nicht ins Becken gesenkt hat, und die Eihäute platzen, strömt das ganze Wasser heraus (siehe vorzeitiger Blasensprung).

Was löst den Geburtsvorgang wirklich aus?

Der Auslösemechanismus, der die geburtswirksamen Wehen in Gang setzt, ist noch nicht vollständig erforscht. Ein Zusammenspiel verschiedener nervlicher und hormoneller Einflüsse ist notwendig.
Bis heute ist uns folgendes bekannt:
1. Östrogen ist ein Hormon, das während der Schwangerschaft in der Plazenta gebildet wird. Zur Östrogenbildung (-synthese) be-

nützt die Plazenta vorgefertigte Steroide, die im mütterlichen, besonders aber im kindlichen Organismus produziert werden. Kurz vor der Geburt produziert die kindliche Nebenniere ungefähr sechsmal soviel Steroide wie die mütterliche Nebenniere. Damit ist das Baby wesentlich an der Geburtsauslösung beteiligt, die Östrogene bewirken die Veränderung der Gebärmutter.

2. Das Hormon Progesteron hat eine entspannende Wirkung auf den gesamten mütterlichen Organismus und verhindert dadurch unter anderem das Auftreten von geburtswirksamen Wehen während der Schwangerschaft. Die Wirkung des sogenannten Progesteronblocks läßt nach, wenn ein bestimmtes Verhältnis zwischen Plazentahaftfläche und plazentafreier Uterusinnenfläche erreicht ist. D.h. ein Optimum an Gebärmutterwachstum und Säuglingsgröße im Verhältnis zur Plazenta ist erreicht, mehr kann die Plazenta nicht versorgen. Es ist Zeit für die Geburt. Progesteron gibt den Weg frei zu koordinierten Kontraktionen.

3. Oxytocin stimuliert die Kontraktionen der äußeren längslaufenden Muskelschicht, intensiviert ihre Stärke und Häufigkeit. (vgl. Kap. *"Wie sich die Gebärmutter auf die Geburt vorbereitet"*).

4. Das Hormon Prostaglandine ist während der Schwangerschaft kaum vorhanden und wird erst bei Geburtsbeginn im mütterlichen Organismus freigesetzt. Prostaglandine verursachen Kontraktionen in der mittleren Muskelschicht der Gebärmutter.

5. Je größer das Kind wird, desto größer wird die Wandspannung in der Gebärmutter. Wenn die Spannung eine bestimmte Intensität erreicht hat, werden Kontraktionen ausgelöst. Deshalb findet bei einer Mehrlingsschwangerschaft die Geburt meist früher statt.

Warum tun die Wehen weh?

"Ist Geburt immer schmerzhaft? Wieviel Schmerz ist normal?"
"Gebären tut weh. Doch damit ist die Frage nicht beantwortet. Wichtiger ist zu fragen: Ist Schmerz denn immer etwas Negatives?"
Stell dir vor, daß du den Arm beugst und die Muskeln anspannst, sie eine Minute angespannt läßt (das bedeutet, sie sind kürzer und dicker) und dann für einige Minuten entspannst. Stell dir vor, das

einige Stunden lang in immer schnellerem Rhythmus zu machen. Was für einen Muskelkater würdest du bekommen!
Die Gebärmutter ist ein viel größerer Muskel — zum Zeitpunkt der Geburt der größte Muskel im ganzen Körper. Sie leistet ungleich viel mehr Arbeit. Deswegen sind die Vorbereitungswehen auch so wichtig, damit die Gebärmuttermuskeln trainiert werden. Zusätzlich verkrampfen sich bei der Geburt andere Muskeln: Oberschenkel, Scheidenmuskeln, Fäuste, Gesicht, Schultern, Bauchdecke. (Versuche, einen Teil deines Körpers anzuspannen, und beobachte, welche anderen Körperteile du automatisch mit anspannst.)
Dazu kommt, daß unser Gehirn von keinem anderen Erlebnis her gewöhnt ist, eine solche Empfindung zu registrieren. Da wir aber alle viel von Schmerzen bei Geburten gehört haben, registriert das Gehirn diese Empfindung als Schmerz. Es ist eine überwältigende Empfindung, die mit jeder Kontraktion wie eine Welle auf einen zurollt. Und wenn du nicht wie eine Wellenreiterin bereit bist, entspannt auf sie zu warten und darüberzugleiten, reißt sie deinen verkrampften Körper in ihren Strudel. Solange du dagegen ankämpfst, bist du dem Spiel der Wellen ausgeliefert. Bist du jedoch bereit und vorbereitet, empfindest du die Kontraktionen nicht als bedrohlich und registrierst sie nicht als schlimmen Schmerz. Du kannst dich ohne Angst dieser starken Empfindung überlassen und mit der Atmung darüber „hinwegreiten". Jede von uns kennt aus eigener Erfahrung, daß ein Schmerz unterschiedlich erlebt werden kann, je nachdem wie müde/traurig oder glücklich/aufgeregt wir sind. Wenn z.B. mein Pflegesohn vom Fußballspielen mit Freunden heimkommt und ich eine Schürfwunde an seinem Knie bemerkte, dann hat er kaum wahrgenommen, daß er hingefallen ist. Spielt er aber gelangweilt im Garten und holt sich eine gleich „schwere" Verletzung, gibt es Geschrei und Tränen.

Eröffnungsphase

wird der erste Abschnitt des Geburtsprozesses genannt, in dem sich der Muttermund von einem Durchmesser von 2 mm auf 10 cm öffnen muß, so daß der Kopf des Kindes hindurchschlüpfen und in den Geburtskanal eintreten kann.

2 mm
2 cm
4 cm
6 cm
8 cm
10 cm

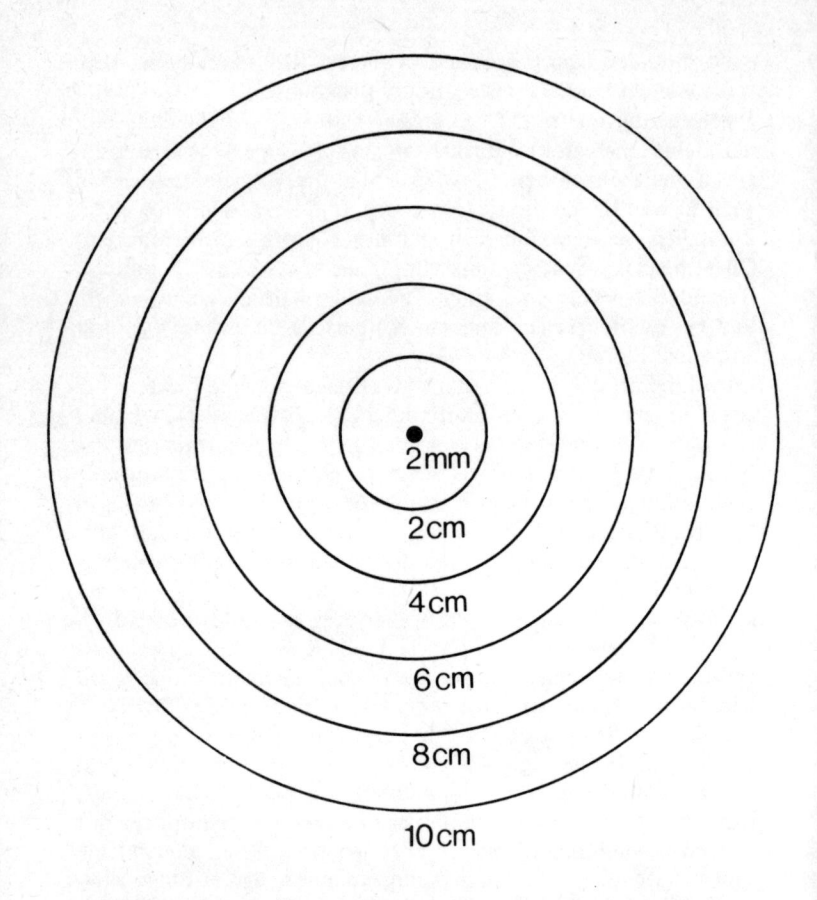

All das geht innerlich vor sich, und der Kopf des Kindes ist zu diesem Zeitpunkt noch nicht zu sehen. Der Scheideneingang ist zwar weicher, feuchter und noch mehr durchblutet als sonst, aber noch nicht gedehnt (das kommt in der Austreibungsphase).
In der Eröffnungsphase verkürzen sich mit jeder Wehe die längslaufenden Gebärmuttermuskeln und versuchen damit, auch den Gebärmutterhals hochzuziehen.
Die oberen Muskeln werden dicker, die Kontraktionen deshalb stärker, und der Muttermund weitet sich immer mehr.
In den meisten Büchern steht, daß dieser Vorgang millimeterweise vorangeht und – vor allem bei Erstgebärenden – viele Stunden

dauert. Nach unserer Erfahrung kann sich der Muttermund je nach Zustand der Mutter lange verschlossen halten, wenn sie vor den nächsten Stunden Angst hat oder eine bestimmte Hebamme nicht mag. Er kann aber auch innerhalb von 5 Minuten einen unterschiedlichen Befund zeigen, weil eine freundliche Hebamme eine unfreundliche im Dienst abgelöst hat.
Die Eröffnungsphase kann 3 Stunden, aber auch 30 Stunden dauern. Bei dieser Phase des Geburtsverlaufs kommt es wirklich auf das Vorbereitet- und Entspanntsein der Mutter an und auf ihre Bereitschaft, sich in den Geburtsprozeß hineinzubegeben, sich zu öffnen für das Kommende. Es ist wie beim ersten Geschlechtsverkehr, den die meisten als schmerzhaft empfanden. Weil wir uns aus Angst und Unsicherheit verschließen, können wir uns dem Erleben nicht hingeben.

Übergangsphase oder Schwerphase

So wird die Zeit genannt, wenn der Muttermund fast geöffnet ist, aber doch noch nicht so weit, daß die Austreibungsphase beginnen kann. Sie kann 2 bis 40 Minuten dauern. Keine Frau braucht sich als Versagerin zu fühlen, wenn sie an dieser Stelle stöhnt, schreit, weint, nach Hause gehen und das blöde Baby gar nicht kriegen will.
In dieser Übergangsphase kommen die Wehen häufiger, vielleicht alle fünf oder gar alle zwei Minuten, so daß wenig Zeit zur Erholung bleibt. Sie dauern außerdem länger, sind vielleicht eineinhalb Minuten lang und sind unregelmäßig, kommen plötzlich intensiv statt langsam anzusteigen. Manchmal kommen zwei Wehen unmittelbar nacheinander, so daß es sich wie eine drei Minuten lange Wehe anfühlt. Diese Veränderung findet statt, weil sich die Gebärmuttermuskeln schon auf die Austreibungsphase umstellen.
Dazu kommt, daß der Muttermund zu der Zeit schon fast eröffnet ist und ein Teil des kindlichen Kopfes in die Scheide hineinragt. Der Druck des kindlichen Körperteils auf die Scheidenwand ist für die Mutter ein Preßreiz. Die meisten Hebammen wollen jedoch, daß sie zu diesem Zeitpunkt noch nicht preßt, weil sie befürchten, daß der unvollständig eröffnete Muttermund einreißt

oder vom kindlichen Kopf gegen den Beckenrand gedrückt wird und anschwillt.
In den letzten Jahren wurde jedoch festgestellt, daß das Pressen der Mutter nicht so viel Schaden anrichtet. Einrisse im Muttermund kommen eher bei eingeleiteten Geburten vor, da die Wehen zu stark auf den Muttermund pressen, bevor er eröffnet ist. Außerdem verspannen sich die Frauen oft, wenn sie das Preßbedürfnis zurückhalten, und die Eröffnung des Muttermundes verzögert sich. Wenn du also pressen willst und noch nicht sollst, laß es einfach zu, halte nichts krampfhaft zurück, aber verschwende auch nicht unnötige Energie aufs Pressen. *(s. Atemübungen für die Übergangsphase)*. Diese Zeit der unregelmäßigen, starken Kontraktionen mit all den neuen Signalen, die der Körper plötzlich sendet, ist sehr verwirrend. Die Übergangsphase – wenn du sie hast – überstehst du besser, wenn du daran denkst, daß es das Ende der Eröffnungsphase ist und dein Kind bald da ist.
Aber nicht immer ist die Übergangsphase so hart. Manche Frauen erleben sie gar nicht: Der Übergang von Eröffnungs- zu Austreibungsphase verläuft völlig spannungslos.

Austreibungsphase

Der große Moment, auf den jede wartet. Der Muttermund ist völlig eröffnet. Die Zeit des „passiven" Wartens ist zu Ende. Das Krankenhauspersonal wird munter. Meistens wird noch jemand dazugerufen: der Arzt, der schneiden wird, Schwesternschülerinnen, um die Geburt mitanzuschauen. Die Säuglingsschwester erscheint, die das Kind in Empfang nehmen und versorgen wird, sterile Kittel und Handschuhe werden angezogen.
Und du hörst den lang erwarteten Satz: „Mit der nächsten Wehe können Sie pressen." Alles wartet auf die nächste Wehe. Vielleicht kommt sie gleich, du wirst gestützt und aufgefordert, dein Kind herauszupressen.
Vielleicht läßt die nächste Wehe auf sich warten. Und du fühlst plötzlich gar keinen Drang mehr zu pressen, obwohl er doch vorher (als es noch verboten war) so stark war. Wir nennen das in England die „rest and be thankful phase". („Ruh dich aus und sei dankbar", der Ausdruck kommt von den Naturfreunden Eng-

lands, die dieses Zeichen an besonders schönen Wanderwegen aufstellen)

Laß dich nicht von der allgemeinen Hektik bange machen. Atme ruhig und tief durch und gib deinem Baby nochmals viel Sauerstoff, denn es bekommt nicht viel, solange du die Luft anhältst und preßt. Und dann kommt sie auch bestimmt, die nächste Wehe. Und mit ihr kannst du pressen. Versuche nicht, das Pressen zu erzwingen, wenn du nicht das Bedürfnis dazu hast, sonst verschwendest du nur Energie. Das gilt nicht, wenn du eine Periduralanästhesie hast, denn dann kannst du nichts spüren. Vertraue, daß der kindliche Körper von den Wehen währenddessen in die richtige Richtung geschoben wird und konzentriere dich darauf — trotz des schmerzenden Drucks —, die Scheidenmus-

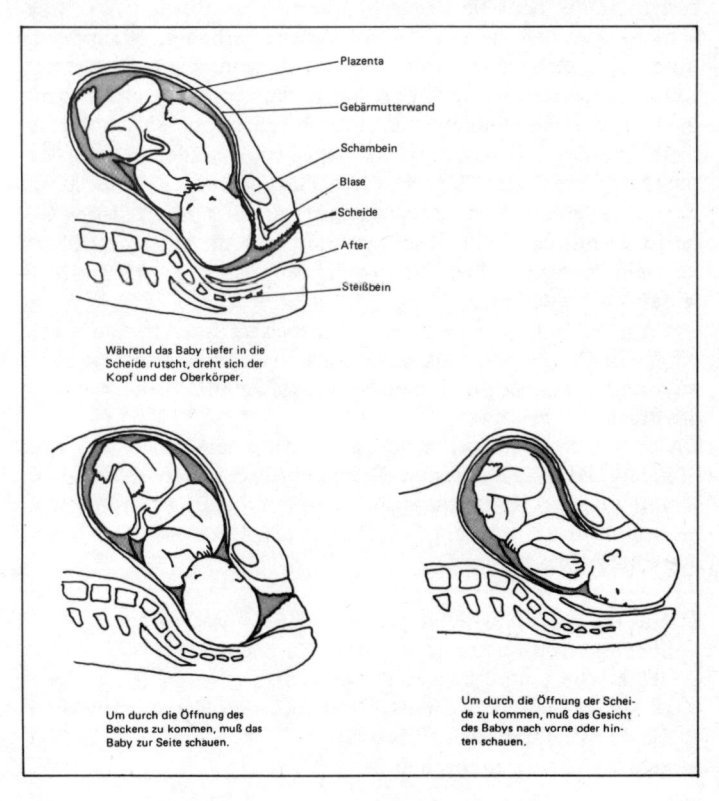

Während das Baby tiefer in die Scheide rutscht, dreht sich der Kopf und der Oberkörper.

Um durch die Öffnung des Beckens zu kommen, muß das Baby zur Seite schauen.

Um durch die Öffnung der Scheide zu kommen, muß das Gesicht des Babys nach vorne oder hinten schauen.

keln zu entspannen, zu öffnen. Einen Eindruck, wie es sich anfühlt, wenn sich die Scheide so weit dehnen muß, bekommst du, wenn du deine Mundwinkel mit zwei Fingern so weit wie möglich auseinanderziehst. Ein prickelndes Hitzegefühl entwickelt sich. Dieselbe Empfindung spürst du in viel größerem Ausmaß, wenn das Kind die Scheide weitet.

Mit jeder Wehe wirst du wohl 3 - 4 mal mitpressen können, und die anderen können sehen (und du auch, wenn dir jemand einen Spiegel hält), wie bei jeder Kontraktion der Kopf in der Scheide erscheint, sich der Damm und das Scheidengewebe dehnt.

In der Wehenpause schlüpft der Kopf, der gesamte kindliche Körper zurück, denn die Gebärmutterwände pressen nicht mehr von oben. Deshalb ist es sehr wichtig, daß die Mutter in der Austreibungsperiode nicht flachliegt, sondern so hochgestützt wie möglich sitzt, so daß sie mit der Schwerkraft arbeitet. Noch besser wäre es zu stehen, zu knien oder zu hocken, wie es in anderen Kulturen gemacht wird. Aber damit sind unsere Ärzte und Hebammen nicht einverstanden, denn das würde für sie eine unbequemere Position bedeuten. (Das zeigt, wie paradox unsere Geburtshilfe ist, anstatt eine Position einzunehmen, bei der ärztliche Hilfestellung (z.B. Zangengeburt) unnötig ist, weil der Geburtsweg mit der Schwerkraft arbeitet, muß die Mutter eine Stellung einnehmen, welche ihr das Pressen erschwert, die ärztliche Hilfe jedoch erleichtert.)

Die Austreibungsphase wird von den meisten Frauen, obwohl sie schmerzhaft ist, doch als angenehmer empfunden, da sie aktiv mitarbeiten können, und man das direkte Resultat jeder Wehe, jedes Pressens sehen kann.

Dieser Geburtsabschnitt dauert zwischen einer halben und zwei Stunden. Doch die meisten Krankenhäuser helfen mit Dammschnitt und evtl. Forzepszangen nach, wenn es länger als eine halbe Stunde dauert. Solange die kindlichen Herztöne jedoch normal sind, ist das nicht nötig.

Worauf *du* in der Austreibungsphase achten mußt, ist nur:
— dich und dein Baby mit Sauerstoff zu versorgen
— deine Scheidenmuskeln zu entspannen
— so wenig Energie wie möglich auf Körperteile zu verwenden, die du nicht zum Pressen brauchst
— kein Hohlkreuz zu machen

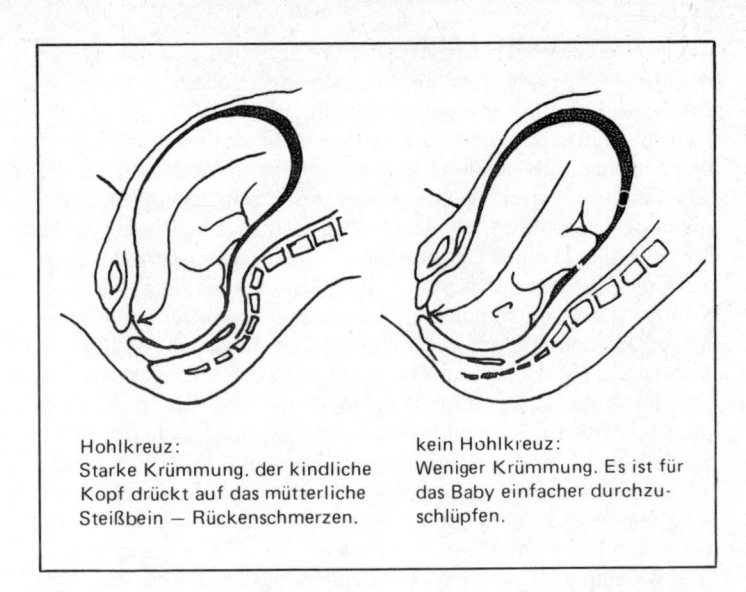

Hohlkreuz:
Starke Krümmung. der kindliche Kopf drückt auf das mütterliche Steißbein — Rückenschmerzen.

kein Hohlkreuz:
Weniger Krümmung. Es ist für das Baby einfacher durchzuschlüpfen.

Manche Frauen fürchten, daß ihre Scheide einreißt, wenn sie noch ein bißchen mehr pressen. Doch die Scheide ist so gebaut, daß sie sich weit genug dehnen kann, um den Kopf eines Babys hindurchzulassen. Befühle einmal das Innere deiner Scheide. Die ganze Scheidenwand ist in Falten gelegt. Sie kann sich dehnen. Andere Frauen sprechen von einem orgiastisch schönen Gefühl. Sie fühlen, wie sie sich öffnen und von warmen Wellen durchflutet werden. Eine Frau meinte, es hätte sich angefühlt, „as if she was fucked by God" (als ob Gott mit ihr bumsen würde).
Wie du es erleben wirst — es ist eine überwältigende Empfindung. Denk daran, daß Schmerz und Ekstase ganz nahe beieinander liegen. Und es ist oft eine Einstellungssache, ob du dieselbe Empfindung als das eine oder andere erlebst. Meist ist es die Angst, die uns daran hindert, Energie, die wir in uns fühlen, als etwas Schönes zu empfinden. Angst verwandelt Energie in Nervosität und Verspannung. Vielleicht kennst du auch Situationen, wie z.B. ein Vorstellungsgespräch oder ein Rendezvous, in denen dir Angst „die Kehle zuschnürte", obwohl du genau wußtest, was du wolltest.
In der Austreibungsphase — wie im ganzen Geburtsprozeß — gilt: Wenn du dich dem, was sich in dir tut, überläßt, ist es sehr viel

weniger schmerzhaft. Erwarte aber keine tollen Gefühle und orgiastische Empfindungen, sonst bist du enttäuscht, wenn sie nicht auftreten. Laß einfach zu was geschieht.
Manche Frauen spüren auch Brechreiz in dieser Phase, einfach aus Erschöpfung oder als Reaktion auf erhaltene Medikamente. Da sich beim intensiven Pressen in der Austreibungsphase auch der After öffnet, können Winde abgehen und eventuell auch Stuhl. Das ist völlig normal. Gegen Ende der Austreibungsperiode, wenn der Kopf fast durchschlüpft, (s. Abb.) ist es meist für ein bis zwei Kontraktionen notwendig, nicht mehr zu pressen. Jetzt kommt es darauf an, dem Damm zur Dehnung Zeit zu lassen (vgl. *Dammschnitt* S. 120). Er ist zum Zerreissen gespannt, und es ist wichtig, daß der Kopf nicht einige Minuten zu früh durchgedrückt wird. Im Laufe dieser Kontraktionen dehnt er sich noch das letzte bißchen mehr, und mit der nächsten Kontraktion ist es vielleicht notwendig, ein bißchen zu pressen – stop – noch ein bißchen – anhalten – und der Kopf ist geboren. Vielleicht schlüpft gleich der ganze Körper mit durch, meistens jedoch gibt es noch einmal eine Wehenpause, in der bereits Schleim aus Nase und Mund des Kindes abgesaugt wird, damit die Atemwege frei sind für den ersten Atemzug. Mit der nächsten Wehe wird dann noch einmal gepreßt, erste Schulter und Arm werden geboren, noch einmal . . . die zweite Schulter . . . und der Rest des Körpers flutscht ohne weitere Anstrengung heraus.
Schlüpfrig, blutig, feucht, blaurot – der Kopf verformt, voll weißer Schmiere. Was ist das für ein Wesen, dem wir hier zum ersten Mal begegnen?
Es gibt so viele Möglichkeiten, ein Kind zu empfangen. Es ist wichtig darüber nachzudenken, wie.

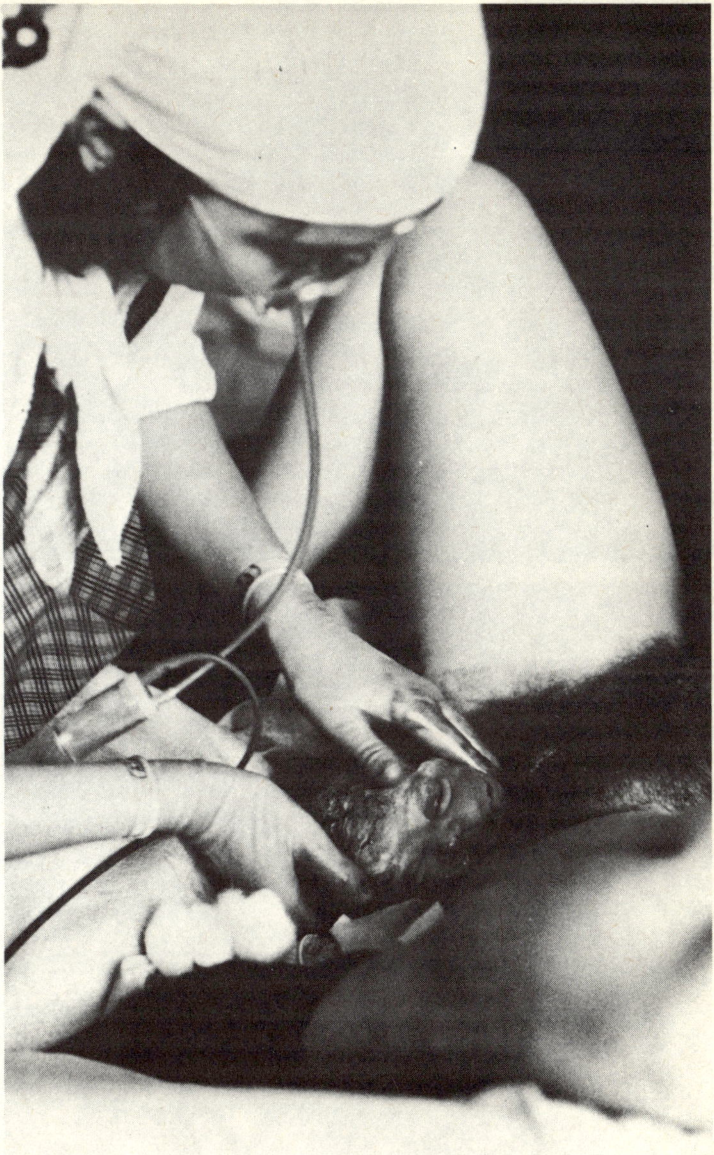

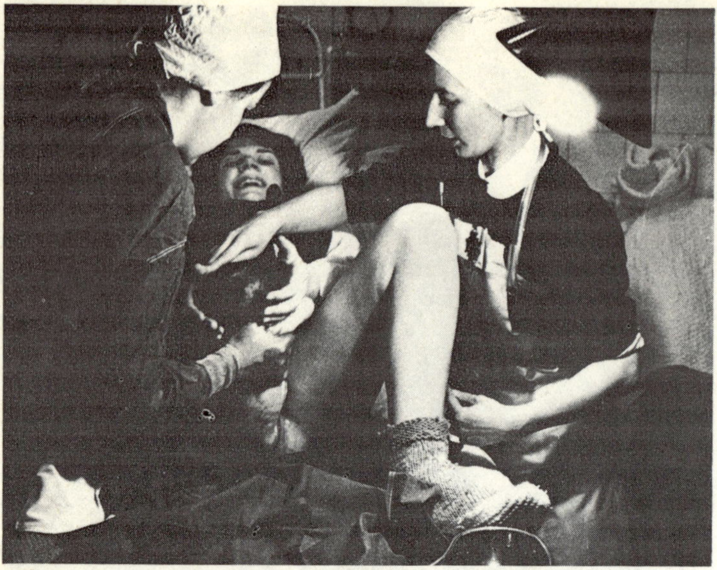

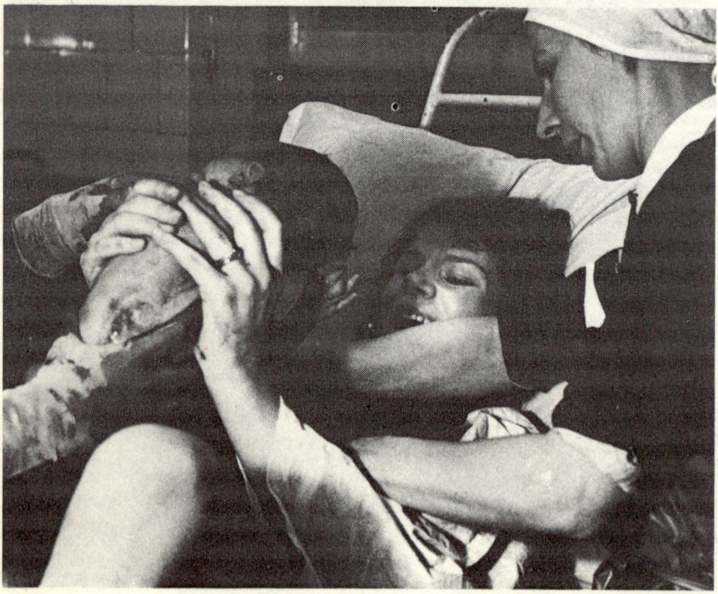

Nachgeburtsphase

Das Kind ist da – Erschöpfung – Glück – Erleichterung – Küsse – Tränen – Lachen. Es ist geschafft.
Körperlich spielt sich noch ein anderer Vorgang ab. Die Gebärmutter zieht sich nach der Geburt noch stärker zusammen und verliert dabei etwas Blut (200 - 300 ccm). Ungefähr eine Stunde nach der Geburt ist die Gebärmutter ungefähr noch so groß wie eine Pampelmuse und als runder Körper zwischen Nabel und Schambein zu fühlen.
Im Laufe dieses Rückbildungsprozesses löst sich die Plazenta von der Gebärmutterwand (da die Plazenta in der Größe gleich bleibt und die Gebärmutterwand schrumpft). Das kann 15 Minuten oder 1 Stunde dauern, abhängig von der Stärke der Nachwehen, bzw. wieviel Oxytocin im Hormonhaushalt der Mutter noch übrig ist. In der Regel bekommt die Mutter gleich nach der Geburt eine Spritze mit künstlichem Oxytocin, damit diese Nachwehen richtig arbeiten, die Gebärmutterrückbildung schnell vonstatten geht und die Loslösung der Plazenta bald erfolgt. Diese Spritze ist meist gar nicht nötig, sondern hilft dem medizinischen Personal nur, den „Fall" abzuschließen, bald nähen zu können, abwaschen, fertig. Routinemäßig wird in der Zeit der Nachgeburtsperiode das Kind gewaschen, gewogen, gemessen und bekommt eine Silbernitratlösung in die Augen geträufelt als Vorbeugung gegen Blindheit, falls die Mutter Gonorrhöe hat und das Kind sich ansteckte).
Die Mutter liegt da – wundert sich, daß das Kind geboren ist, und trotzdem noch alles weitergeht. Es kann sein, daß sie gebeten wird, bei der nächsten Wehe (die sich schwächer und schmerzloser anfühlt als bei der Geburt) nochmal zu pressen, um die „Geburt" der Plazenta zu erleichtern. Es kann sein, daß die Hebamme ihr auf dem Bauch herumdrückt, was sehr schmerzhaft sein kann. Vielleicht ist sie so erschöpft, daß ihr das alles nichts mehr ausmacht, denn die eigentlich Arbeit ist vorbei. Doch wenn es dich stört, frage nach. Oft ist es nicht nötig so zu drängeln, denn die Plazenta käme 10 Minuten später von allein.
Wenn du dein Baby anlegst (meist ist der Saugreflex am größten unmittelbar nach der Geburt), stimuliert das automatisch die Oxytocinproduktion. Hier wie beim gesamten Geburtsprozeß gilt: Spritzen und Interventionen sind unnötig, wenn alles natür-

lich verläuft. Aber wenn du gerne schnell fertig sein willst, um dich gewaschen und versorgt erholen zu können, um zu schlafen oder mit deinem Mann zu reden, zu schmusen und euer Kind in Ruhe zu bewundern, nutz die Hilfsmittel aus.

Positionen für die verschiedenen Phasen

Die beste Position ist natürlich diejenige, in der du dich am bequemsten fühlst, in der du dich am Besten entspannen kannst. Heute ist es üblich, eine gebärende Frau ins Bett zu legen – und das erst seitdem Ärzte im Spiel sind. Früher entbanden die meisten Frauen in Hockstellung oder in einem Gebärstuhl. Obwohl die meisten Frauen Liegen nicht als bequem und hilfreich empfinden, wird trotzdem keine andere Position gewählt, da „es die medizinischen Fachleute ja doch wohl am besten wissen".
Aus der Erfahrung von Geburtszentren in Amerika und England und einzelner Frauen, die in Deutschland Ärzte und Hebammen fanden, die bereit waren, umzudenken – hier einige Vorschläge von Positionen, die für dich besser sein könnten.

Eröffnungsphase
- aufrecht bleiben
- gehe umher, steige Treppen auf und ab
- sitze in der Hocke. Wenn das zu unbequem für dich ist, sitze auf einem kleinen Hokker oder einem festen Kissen, so daß du unterstützt und trotzdem in Hockstellung bist. Manchmal geht es besser, wenn du ein paar Bücher unter deine Fersen legst.
- oder sitze einfach auf einem Stuhl oder auf einem Sessel. Das ist immer noch besser als Liegen und sicherlich besser, als wenn du dich in der Hocke quälst und dich nicht entspannen kannst.

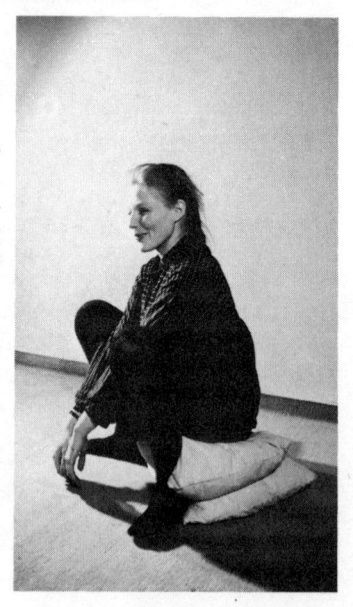

- solange du aufrecht bist, drückt das Gewicht deines Kindes nicht auf die Wirbelsäule und verursacht Rückenschmerzen, sondern es drückt auf den Muttermund, stimuliert damit die Oxytocinproduktion und hilft dadurch, den Geburtsprozeß zu beschleunigen.
- wenn du aus medizinischen Gründen im Bett liegen mußt (in vielen Krankenhäusern ist eine gesprungene Fruchtblase ein solcher Grund) oder an den Wehentropf oder Monitoren angeschlossen bist, versuche trotzdem, so aufrecht wie möglich zu sitzen. Im Bett zu sein, ist noch kein Grund, flach zu liegen.
- mit angezogenen Knien. Füße auf dem Bett, vornübergelehnt.
- laß deine angezogenen Knie auseinanderfallen, lege die Fußsohlen aneinander. Halte deine Füße mit deinen Händen. Eine gute Position, um aufrecht zu sitzen. (s. *Schmetterlingsübung S. 21*)
- die Beine gespreizt ausstrekken, vornüber lehnen und mit den Händen auf das Bett aufstützen.
- auf dem Bettrand sitzen und die Füße auf einen Stuhl stellen, nicht baumeln lassen.
- wenn du Rückenschmerzen lindern willst, ist eine Position am besten, in der das Gewicht deines Babys überhaupt nicht auf den Rücken preßt.
- auf allen vieren. Du kannst in der Position von deinem Partner massiert werden oder dich selbst mit abwechselnd einer Hand massieren.

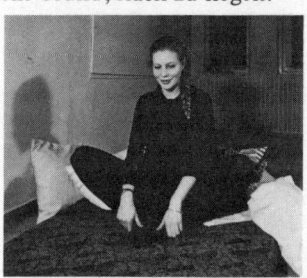

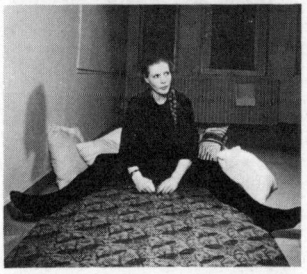

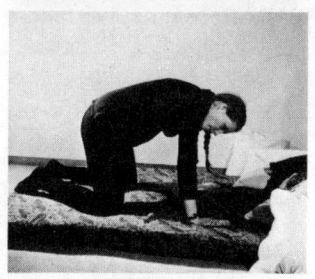

- knie vor einem Tisch oder einem anderen, in der Höhe passenden Gegenstand, mach die Beine breit, damit der Bauch Platz hat, und lehn dich vorwärts auf den Tisch.
- steh ca. 20 cm vor einer Wand und lehn dich mit dem Rücken an die Wand. Preß die schmerzende Stelle gegen die harte Wand. Rolle sie hin und her oder auf und ab oder im Kreis. Dasselbe kannst du auch sitzend machen, wenn du einen Hocker gegen die Wand stellst. So massierst du dich mit deinem eigenen Körpergewicht.
- Alle diese Positionen kannst du auch im Bett einnehmen.
- Bleib in keiner Position zu lange, vor allem bei knienden Positionen. Ändere deine Stellung zwischendurch, sonst unterbrichst du die Durchblutung der Beine.
- Vermeide, ein Hohlkreuz zu machen. Sonst dehnst du die Bauchmuskeln noch zusätzlich. Achte darauf, immer gerade zu sitzen oder einen runden Katzenbuckel zu machen.
- Probier noch andere Positionen. Vielleicht findest du welche, die dir bequem sind, und in denen das Becken aufrecht und der Rücken gerundet ist.
- Du wirst dich ab und zu auf den Rücken legen müssen, damit die Hebamme dich untersuchen und die kindlichen Herztöne hören kann. Bleib danach nicht liegen.
- Viele Frauen finden es bequem, auf der Seite und eingerollt wie ein Baby zu liegen. Achte nur darauf oder bitte deinen Partner aufzupassen, daß du zwischen den Wehen nicht einschläfst, sonst trifft dich die nächste Wehe unvorbereitet. Wenn du schlafen willst, laß dich wecken, kurz vor der nächsten Kontraktion. Dein Partner kann das auf der Uhr feststellen, wenn sie regelmäßig kommen, oder deinen Bauch fühlen und dich wecken, sobald er hart wird. Am besten übt ihr das mal zu Anfang der Eröffnungsphase, solange du noch wach

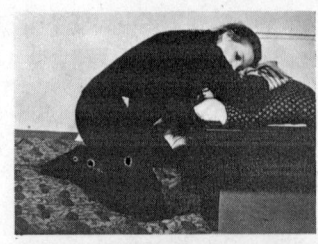

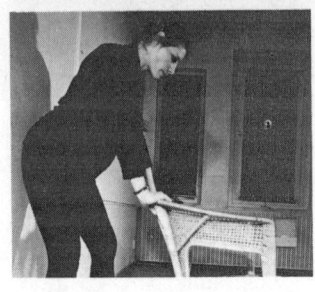

bist, damit dein Partner weiß, wie sich Kontraktionen anfühlen.
- Wechsle ab, leg dich eine Weile zum Ausruhen hin, geh auf und ab zum Abreagieren oder damit du dich lebendiger fühlst (im Liegen wird Gebären leichter mit Kranksein identifiziert) und sitz in der Hocke, um den Geburtsprozeß zu beschleunigen.
- Wenn du merkst, daß du dich in der einen Position verkrampfst, wechsle. Wichtiger als die Position ist, daß du entspannt bist.

Übergangsphase
Vielen Frauen hilft es gerade in der Übergangsphase, schnell im Zimmer hin und her zu gehen. Es fällt vielen schwer, in dieser Zeit entspannt in einer Position zu bleiben. Dann ist Bewegung besser, als sich in einer Position zu verkrampfen. Oft habe ich auch gehört, daß Frauen auf allen vieren knien oder sich vorwärts auf einen Sessel oder Kissenberg lehnen.
Wenn es möglich ist, auf allen vieren oder in der Hocke zu entbinden, ist das gut. Wenn du jedoch für die Austreibungsphase aufs Bett klettern mußt, ist es wohl besser, du machst das jetzt und konzentrierst dich aufs Zurechtbetten und das Bereitsein für die Austreibungsphase. (Alle Sitzpositionen im Bett — s. *Eröffnungsphase* — sind hier gut). Du brauchst dich noch nicht zurücklehnen. Wenn der Muttermund völlig eröffnet ist, rutscht das Baby von selbst tiefer in die Scheide und macht dabei eine leichte Drehung. Wenn du in dieser Zeit die Position wechselst, ist es möglich, daß du dieser Drehung entgegenarbeitest.

Austreibungsphase
Auf allen vieren knien: Viele Frauen finden das eine hilfreiche Position, um das Baby herauszupressen. Sie arbeiten mit der Schwerkraft. Es gibt ein Birth Centre in Amerika, in dem fast alle Frauen in dieser Stellung entbinden.
Hockstellung: In vielen „primitiven" Kulturen entbinden die Frauen in der Hocke. Von der gesamten Lage unserer Organe und unseres Knochenbaus her scheint dies die natürlichste Haltung zu sein, eine Haltung, die die Austreibungsphase verkürzt und in der kaum Komplikationen vorkommen. Forzepszangen

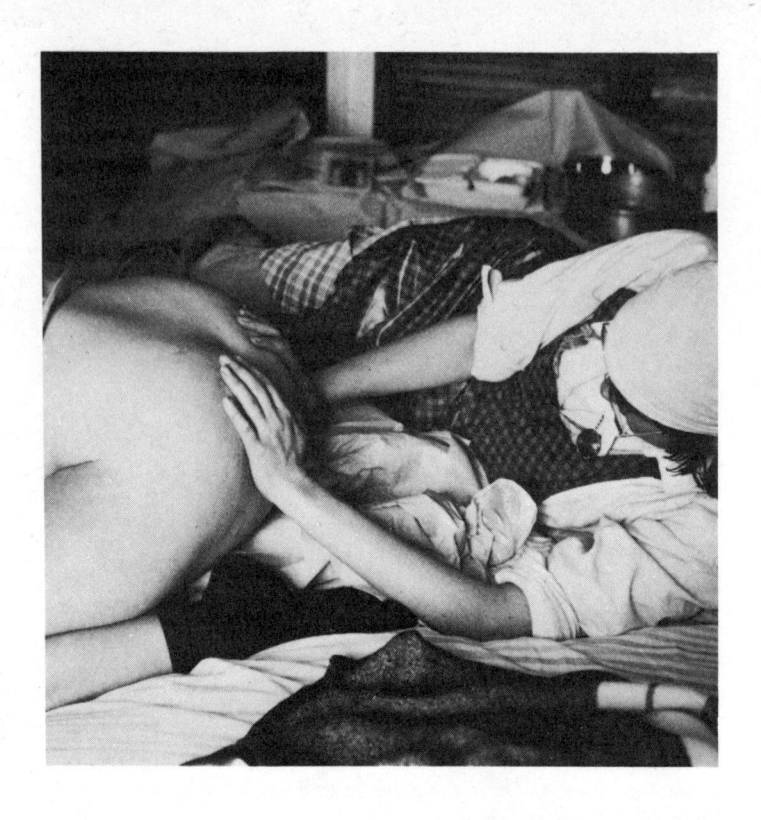

und Vakuumextraktion sind überflüssig. Die Schwerkraft arbeitet mit. Der Nachteil der Hockstellung ist, daß die meisten von uns nicht mehr daran gewöhnt sind, in der Hocke zu sitzen und dann damit einen zusätzlichen Streß eingehen. Wenn es für dich jedoch bequem ist, in der Hocke zu sitzen, so ist das die optimalste Position.
Für beide Positionen, die kniende und die hockende, brauchst du eine sehr geschickte Hebamme, zum einen muß sie in eine unbequeme Position gehen, um dich zu entbinden, zum anderen muß sie die Muskulatur rings um den Scheidenausgang gut unterstützen, damit das Baby nicht zu schnell durchdrückt, da es sonst leicht zu Dammrissen kommen kann.

Halbsitzende Position: Für die meisten Frauen unserer Kultur ist diese Position die bequemste. Sie müssen sich nicht selbst aufrechthalten und können doch kraftvoller pressen als im liegen. Auch die Schwerkraft arbeitet in dieser Position noch mit.

– Lehn dich zurück auf einen Kissenberg, so daß dein ganzer Rücken gestützt ist. Zieh die Beine an und laß die Knie auseinanderfallen. Zwinge sie nicht auseinander, sonst wird dein Damm unnötig gedehnt. Bei einer Hausgeburt kann dein Partner hinter dir sitzen, das tut beiden gut. Es ist dann ein gemeinsames Pressen, eine Zusammenarbeit. Laß deine Füße seitlich liegen. Das strengt die Sehnen um den Knöchel nicht so sehr an und verhindert, daß du auf das Bett preßt.

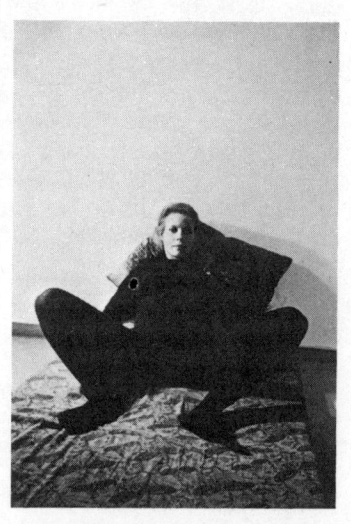

Manche Hebammen wollen, daß du deinen Fuß gegen ihre Hüfte stemmst. Das ist eine bequeme Haltung, du mußt nur aufpassen, daß du dein Kind herauspreßt und nicht die Hebamme wegdrückst. Manche Hebammen fordern dich auf, die Oberschenkel oder Knie zu halten und sie mit jedem Pressen an dich zu ziehen. Manchmal werden in Krankenhäusern auch „Handgriffe" angeboten, an denen du ziehen kannst. Es kann sein, daß sie dir das Pressen erleichtern. Achte nur darauf, daß du nicht unnötige Energie dafür aufwendest.
Versuche, Arme, Hände, Schultern und Beine entspannt zu lassen und alle Energie darauf zu verwenden, von deinem Zwerchfell aus hinabzupressen. Lehn dich bei jedem Pressen soweit wie möglich nach vorne. Dann preßt du gleichzeitig mit dem Gewicht deines Oberkörpers. Am besten ist es, wenn du in der ganzen Austreibungsperiode in dieser aufgerichteten Position sein kannst.

Manche Hebammen wollen, daß du für die Austreibungsphase auf der Seite liegst. Auch hier kannst du, von Kissen unterstützt, mit dem Oberkörper höher liegen. Lehn dich gut nach vorn, so daß dein Rücken gerundet ist und du das Baby herauskommen siehst. Denk bei all diesen Positionen daran, selbst wenn du flach liegen mußt: Es ist das Wichtigste, daß du kein Hohlkreuz machst und die Scheidenmuskeln entspannt sind.

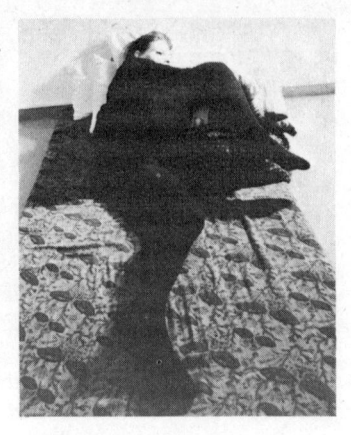

Tips und Anregungen für die verschiedenen Phasen

In den letzten Schwangerschaftswochen

Tips für dich:
— Versuche, dich mit jeder Vorbereitungswehe, die du spürst, zu entspannen. Damit sich ein Reflex einspielt und du dich bei jeder Kontraktion automatisch entspannst.
— Probiere bei den Vorbereitungswehen verschiedene Atemtechniken. Finde heraus, welche dir am besten paßt.
— Bereite alles Notwendige und alle „Extras" vor für zu Hause — sei es für die Geburt oder die Zeit danach.
— Packe den Koffer fürs Krankenhaus.
— Spanne ein Plastik- oder Wachstuch auf dein Bett, unter das Leintuch, falls sich die Fruchtblase eines Nachts öffnet und du Fruchtwasser verlierst.

Tips für den Partner:
— Bereite Kollegen und Vorgesetzte darauf vor, daß du demnächst plötzlich einen Tag frei nehmen willst oder einen Urlaub möchtest.
— Mach eine Liste mit all den Telephonnummern, unter denen du möglicherweise zu erreichen bist, wenn du gebraucht wirst.

- Halte alle Telephonnummern bereit, die ihr im „Ernstfall" braucht (Hebamme, Krankenhaus, Großeltern, Babysitter etc.).
- Mach eine Testfahrt zum Krankenhaus (Schleichwege).
- Informiere dich über Parkmöglichkeiten am Krankenhaus.
- Plane oder organisiere etwas Schönes für die Tage (Abende) nach dem errechneten Geburtstermin, damit ihr nicht frustriert zuhause sitzt, wenn das Baby erst ein paar Tage später kommt.

Wenn die Geburt beginnt

Tips für dich:
- Solange du noch keine regelmäßigen, allmählich stärker werdenden Kontraktionen hast, bleib bei deinem normalen Tagesablauf.
- Nachts: Versuche, weiterzuschlafen oder dich zumindest auszuruhen, vielleicht mit Hilfe von Kamillentee oder einer Wärmflasche.
- Steh morgens auf wie an einem normalen Tag. Bewege dich, aber unternimm nichts Anstrengendes. Du brauchst deine Kraft für die Geburt.
- Einerseits brauchst du die Nachtruhe, um gestärkt zu sein für die Geburt; andererseits werden die Kontraktionen nicht intensiver, wenn du zu lange nur liegst.
- Während des Geburtsprozeßes ist alle Energie auf die Gebärmutter konzentriert und der Magen verdaut nichts. Nimm Trinkjoghurt, reine Fruchtsäfte (Traubensaft enthält die wenigste Fruchtsäure), Kräutertees mit Honig, iß löffelweise Honig oder Traubenzucker, um dich zu stärken, ohne deinen Magen zu belasten.
- Sei nicht zu früh aufgeregt, sonst kommt dir der Geburtsprozeß unendlich lange vor.

Tips für den Partner:
- Erinnere sie daran, bei jedem Wehenbeginn zunächst auszuatmen.
- Gib Hilfestellung, um den richtigen Atemrhythmus zu finden.
- Biete Ablenkung oder Unterhaltung an in den Pausen zwischen

den Kontraktionen, oder solange sich noch nichts tut (Spiele, Vorlesen, Fernsehen, Spaziergang, Bewegung!).
- Wenn die Kontraktionen regelmäßig kommen, kannst du auf die Uhr schauen und ihr sagen, wann die nächste kommen wird, so daß sie sich innerlich darauf vorbereiten kann.
- Denk daran, daß manche Frauen lieber allein sein wollen, um sich nur darauf zu konzentrieren, was in ihrem Körper vorgeht.
- Daß du da bist und bereit bist, falls sie dich braucht, ist oft schon genug.
- Vergiß dich selbst nicht, esse, stärke dich, schlaf eine Weile, solange sie dich noch nicht braucht.

Während der Geburt

Tips für dich:
- Entspanne dich mit und nach jeder Kontraktion und finde deinen Atemrhythmus.
- Versuche, möglichst viel aufrecht zu sein, so daß das Gewicht des Kindes auf den Muttermund drückt und dadurch den Geburtsprozeß beschleunigt.
- Iß Traubenzucker oder Honig, vor allem eine größere Menge, bevor du ins Krankenhaus gehst. Wenn sie eine Urinprobe machen und dein Blutzuckerspiegel in Ordnung ist, kannst du den Dextrosetropf vermeiden.
- Trink in kleinen Schlucken Himbeerblättertee oder Kamillentee.
- Bleib so lange zuhause, wie du dich wohlfühlst und du weißt, daß du dich nicht selbst „blockierst".
- Geh ins Krankenhaus, wenn du fühlst, daß es die richtige Zeit ist. Wenn dich die lange Fahrt dorthin beunruhigt, geh eher und spaziere, hocke oder sitze im Krankenhausgelände herum, ehe du dich in den Kreißsaal begibst.
- Je später du kommst, desto geringer ist die Wahrscheinlichkeit, daß du Wehentropf und Monitoren angehängt bekommst.
- Wenn dein Krankenhaus offen ist für deine Bedürfnisse und du dich sicherer fühlst, wenn du am richtigen Platz bist, geh so früh du willst.

Tips für den Partner:
- Atme mit ihr in ihrem Rhythmus, so daß sie deinen Atem hören und wieder in ihren Rhythmus finden kann, wenn sie plötzlich von einer Kontraktion überrascht wird und vor Schreck die Luft anhält.
- Voratmen ist besser als zu sagen: „Atme so und so."
- Massiere eventuell im gleichen Rhythmus ihren Arm oder Rücken. Abwärts beim Ausatmen, aufwärts beim Einatmen.
- Wann immer sie ihren Rhythmus verliert, atme aus! So daß sie auch ausatmet und mit dem nächsten Atemzug wieder „drin" ist.
- Wenn sie Rückenschmerzen hat, presse mit einer Hand gegen ihr Steißbein.
- Ermuntere sie: Das Wichtigste ist, daß sie den Glauben an sich selbst nicht verliert. Sie kann es schaffen. Was passiert, ist normal. Rede ihr nicht ein, daß sie keine Schmerzen hätte.
- Erinnere sie daran, alle Stunde zu pinkeln. Sie fühlt wahrscheinlich das Bedürfnis dazu nicht mehr. Wenn sich die Blase zu sehr füllt, arbeitet sie gegen den sich öffnenden Muttermund.
- Antworte für sie im Krankenhaus und, wenn nötig, (er-) kläre eure Bedürfnisse, so daß sie sich entspannt auf die Kontraktionen konzentrieren kann.
- Hilf ihr und erinnere sie daran, sich auf ihren Körper zu konzentrieren. Ermuntere sie, lobe sie. Auch wenn sie sich nicht so fühlt: Sie macht Fortschritte.
- Erinnere sie daran, daß euer Baby bald kommen wird. Viele Frauen spüren nur noch die Kontraktionen und vergessen völlig die Ursache dafür.
- Beobachte ihr Gesicht, ihre Schultern und Hände. Hilf mit Entspannungsmassage, erfrischendem Tuch oder Schwamm.
- Arrangiere, daß sie mehr Kissen bekommt und hochaufgerichtet im Bett sitzen kann.
- Ermuntere sie zu Blickkontakt während der Kontraktionen, oder zumindest die Augen offen zu halten. Sie verliert dann weniger ihre Konzentration.

Zwischen den Kontraktionen:
- Biete Erfrischungen, in Tee getauchter Schwamm oder Waschlappen zum Aussaugen (die Lippen werden beim Atmen sehr

trocken), Eiswürfel aus der Thermosflasche zum Lutschen.
- Erfrische ihr Gesicht und ihre Hände, wenn sie nicht mehr selbst zum Waschbecken gehen kann.
- Sage nicht: „Entspanne dich", sondern streichel den Körperteil, der verkrampft ist.
- Massiere ihren Rücken, wenn sie auf der Seite liegt. Manche Frauen wollen jedoch nicht zuviel berührt werden, weil sich innen schon so viel rührt.

Unmittelbar nach der Geburt

Tips für dich:
- Wenn dir der Bettopf angeboten wird, frage ob du nicht aufstehen kannst. Bei einer normalen Geburt gibt es keinen Grund, für 2 oder gar 12 Stunden zu liegen. Du kannst zur Toilette gehen.
- Wenn du noch wackelig bist, bitte um Begleitung.
- Bei Schüttelfrost nützen viele Decken nichts, bewege dich selbst (kreise mit den Füßen), um die Blutzirkulation anzuregen, oder bitte deinen Partner, dich kraftvoll zu massieren (speziell die Füße, Beine, Arme und Hände).

Geburtsberichte

Hausgeburt: Erstes Kind, Kamala

Wie lange noch werde ich auf dich warten?
Ich liebe dich jetzt schon so sehr und habe Angst.
In meinen Träumen bist du stark und gesund.
In meinem Körper spüre ich deine kräftigen Bewegungen.
Dein Herz klopft, es gefällt dir in mir.
Du wirst entscheiden, wenn du bereit bist für diese Welt.
Wenn deine Seele sicher genug ist, mir zu begegnen.

Donnerstag, 10. November, 15 Uhr 10
Ich war bei Dr. H. zur Vorsorgeuntersuchung. Auf dem Heimweg spürte ich, daß Wasser aus mir herauslief. Nicht sprudelnd. Nur so, als ob ich unfreiwillig pinkeln würde. Zuhause sah ich ,,das Zeichen", blutig schleimiger Ausfluß. Ich fühlte mich erleichtert, und weinte bei dem Gedanken, daß es jetzt nach so langem Warten wirklich losgehen würde.
Wir riefen Margo (die Hebamme) an, und sie sagte uns, wir sollten später wieder anrufen, wenn ich Wehen hätte. Ich hatte keinen Appetit, nur Durst. Im Laufe des Abends bereiteten wir das Bett vor. Ein sauberes Laken unter einem Plastiktuch und wieder ein sauberes Laken darüber – so daß ich gleich wieder ein frischbezogenes Bett bereit hatte, wenn alles vorbei war.

23 Uhr - 2 Uhr nachts
Wir ruhten uns aus, und schliefen sogar ein.
Um 2 Uhr 30 wachte ich mit leichtem Ziehen im Rücken auf. Es war rhythmisch. Es waren Wehen. Nicht schmerzhaft, aber es machte das Liegen beschwerlich. Ich schlief wieder ein.

4 Uhr
Stärkere Wehen, ungefähr alle viertel Stunde. Es war eine sehr windige, aber klare Nacht. Vollmond. David (ein Freund, der mit uns wohnt) dachte, er hätte ein Baby schreien hören, und kam in unser Zimmer. Katharina hatte Periodenschmerzen, konnte nicht schlafen und kam herunter . . . Beide schliefen bei uns im Zimmer.

6 Uhr
Mehr Wehen. Mehr Schlaf.
Ich konnte nichts essen. Ich trank Joghurt und Himbeerblättertee. Die anderen frühstückten bei uns im Zimmer. David hatte Geburtstag. Würde es zwei Geburtstage geben?
Ich schlief bis 12 Uhr. Heide machte eine Gemüsesuppe. Ich aß 4 volle Teller. Schlief wieder ein.
Die Leute im Haus sagten ihre Verabredungen ab, um bei uns zu sein. Sie brachten Blumen. Ich habe in den folgenden Stunden oft daran gerochen, für einen Atemzug Frische. Während des ganzen Tages hatte ich unregelmäßige Wehen. Und mußte mehrmals scheißen.

Ich lag da und schaute hinaus auf die Bäume. Wartete. Ich hatte keine Kontrolle darüber, wann es passieren würde. Ich erinnerte mich an eine frühere Situation, als mein Vater starb und wir geduldig warteten. Immer wieder kam mir ein Bild in den Sinn von einer zerbrochenen Sprudelflasche, am Hals abgebrochen. Ich wußte nicht, was ich mit dieser Phantasie anfangen sollte.

17 Uhr
Margo kam. Untersuchte mich. Sagte, ich sei 3 cm eröffnet und würde wahrscheinlich in 8 - 12 Stunden mit richtigen Wehen beginnen. Sie sagte, ich müßte aufstehen, um die Wehen in Gang zu bringen. Das kam mir sehr komisch vor. Die Nacht war windig und wie elektrisch geladen. Brian und ich gingen spazieren.
Es war gut, frische Luft zu atmen. Aber es fühlte sich an, als ob das Baby jede Minute herausfallen würde. Ich fühlte mich so schwer.
Ich lief im Haus herum. Treppen auf und ab. Meine Mutter, mein Bruder und Brians Mutter − alle riefen an. Alle spürten, daß etwas in der Luft lag.

23 Uhr
Einige stärkere Wehen wie schmerzhafte Periodenkrämpfe.

Samstag, 3 Uhr 45
Ich erwachte mit einem Schlag − angsterregend starke Wehen. Nach den ersten beiden hatte ich mich soweit gefaßt, daß ich mit ihnen atmen konnte. Fünf Minuten Abstand zwischen den Wehen. Brian half mir, mich auf Kissen in Hockstellung zwischen den Wehen bequem aufrecht halten zu können. Mit einem Kissenberg vor mir, auf den ich mich lehnen konnte, wenn sie ganz arg waren. Brian und ich fühlten uns sehr nahe für eine lange Stunde und atmeten gemeinsam in Wellen. Brian verglich die Uhrzeit mit dem Wehenrhythmus und sagte mir dann, wann die nächste Wehe dran ist, damit ich mich auf sie vorbereiten konnte.

5 Uhr 15
Draußen wurde es hell. Ein frischer, ruhiger Tag. Ganz sanft regnete es.
Heidi kam herein und blieb bei mir, während Brian zum Telefon

ging, um Margo anzurufen. Die Wehen waren jetzt 10 Sekunden lang mit 5 Minuten Pause. Sie sagte, sie hätte auf unseren Anruf gewartet, aber wir sollten wieder anrufen, wenn die Wehen stärker würden.

5 Uhr 45
David und Katharina kamen herunter. Die Wehen wurden stärker, blieben aber in der gleichen Frequenz. Zwischen den Wehen versuchte ich, schnell zur Toilette zu gehen zum Pinkeln, aber das lockte jedesmal eine uneingeplante Wehe hervor, und die anderen mußten mich im Klo stützen. Zwischendrin trank ich Kräutertees, denn mein Mund war sehr trocken. Ich spürte, wie mich Wärmeschauer durchströmten, und die anderen sagten mir, mein Gesicht sei weich und leuchtete. Ich fühlte mich spitze und wie betrunken. Einmal spürte ich eine starke Bewegung in mir, und ich bekam Angst. Doch Margo sagte hinterher, daß sich wahrscheinlich der Kopf tiefer gesenkt hätte.

7 Uhr 30
Ich sagte zu Brian, er solle Margo anrufen.
Sie war bereits unterwegs. Es gab kein Zurück mehr. Plötzlich war mein Körper in einem Tumult von unkontrollierbarem Schmerz. Ich versuchte, mich zu entspannen, mir vorzustellen, wie ich mich öffne und was sich da innerlich tut. Aber ich kam nicht damit klar. Ich kniete auf der Matratze auf allen vieren und schrie. Ich hörte Brian und die anderen, wie sie versuchten, mich zu überreden, im Rhythmus zu atmen. Aber alles schien verkehrt. Der Rhythmus paßte nicht. Ich sagte, ,,ich fühle mich wie eine Giraffe", den Kopf hochgestreckt auf allen vieren. Ich versuchte, ganz leicht und oberflächlich zu atmen – hechelte – und fühlte sofortige Erleichterung.
Dann hatte ich für eine Weile Ruhe. Ich lag auf der Seite, hatte einige kleinere Wehen und wartete auf Margos Kommen. Ich fragte immer: ,,Wann kommt sie denn endlich?" David ging hinunter zur Haustür, um auf sie zu warten. Als sie kam, weinte ich vor Erleichterung. Ich hörte, wie sie David bat, Wasser abzukochen für ihre Instrumente. Das Telefon klingelte, meine Mutter. Wir legten den Hörer nicht wieder auf, dafür klingelte es an der Tür. Der Getränkedienst. Ich war sehr irritiert über diese Unterbrechungen.

Margo zog ihren grünen Mantel an, öffnete den Koffer, sortierte ihre Sachen. Sie untersuchte mich. 6 cm eröffnet. Sie öffnete die Fruchtblase, und ich fühlte warmes Wasser über meine Beine laufen. Brian sagte, es hätte einen intensiven Duft. Margo sagte, es könnte noch ein paar Stunden dauern.
Ich war verzweifelt, aber eigentlich spielte Zeit gar keine Rolle. Ich sagte, ich kann es nicht durchhalten, der Schmerz wäre zu groß. Margo sagte, sie könnte schon die Haare meines Kindes fühlen. Und plötzlich gelang es mir, die Schmerzen wieder in Beziehung zu meinem Baby zu sehen. Vorher war es nur mein eigener Körper. Zum ersten Mal spürte ich das Baby als etwas Separates in mir.
Wieder kniete ich auf allen vieren. Mein Kopf in Kissen begraben. Mein Po in die Höhe gestreckt. Ich spürte wieder eine neue Empfindung in mir . . . . noch immer hechelnd durch die Wehen. Ich fragte Margo, was los ist, ich sagte ihr, daß ich gerne pressen wollte. Margo war einverstanden. Es dauerte eine Weile, bis ich mich in der neuen Empfindung zurechtfand und wirklich glaubte, daß ich pressen durfte. Ich wollte pinkeln. Ich hätte einfach ins Bett gepinkelt, aber Margo holte den Topf. Es kam sowieso nichts.
Margo fragte mich, ob ich mich aufrecht setzen wollte, um bereit zu sein für die Geburt. Ich blieb auf allen vieren. Brian fragte mich nochmals, ob ich nicht . . . Und ich schrie ihn an: „Laß mich in Ruh." Margo sagte, es wäre ihr egal, ich könnte auch auf allen vieren entbinden. Ich hörte, wie sie zu den anderen sagte, die Babytücher auf der Heizung zu wärmen und die Vorhänge zuzuziehen, um den Raum abzudunkeln. Das Baby war bereit zu kommen. Es sollte nicht mit grellem Licht empfangen werden.

9 Uhr 30
Dr. H. rief an und Margo ließ ausrichten, daß ich völlig eröffnet bin. Er sagte, er würde kommen. Ich sagte: Ich wollte ihn nicht hier haben, die Atmosphäre im Raum war so gut, und ich fürchtete, seine Anwesenheit würde sie verändern. Ich merkte, daß es jetzt doch schneller ging als erwartet. Und ich wollte doch lieber aufrecht sitzen. Brian und Margo betteten mich um. Sie saßen jeder auf einer Seite von mir, und ich stemmte meine Füße gegen ihre Hüften und hielt ihre Hände. Mit jeder Wehe preßte ich wirklich stark. Es fühlte sich an, als ob ich Stuhlgang erzwinge.

Dieser Teil war sehr schmerzhaft, aber ich wußte wenigstens, es war bald vorbei. Ich fand es nach wie vor schwierig, mir vorzustellen, daß ich wirklich mein Baby herauspreßte. Es fühlte sich nur wie ein großer Schmerz in mir an, den ich loswerden, herauspressen wollte. Ich wollte nur, daß ich mich besser fühlte. Margo erinnerte mich ständig, daß da ein Baby war: „Atme, dein Baby braucht Luft."
Mit jeder Wehe schaffte ich es, viermal zu pressen. Ich konnte hören, wie aufgeregt die anderen wurden, als sie den Kopf kommen und verschwinden sahen. Brian hielt den Spiegel für mich, aber ich wollte nicht schauen. Ich hatte zu sehr Angst vor dem, was ich sehen würde. Margo nahm meine Hand und ließ mich den Kopf meines Babys fühlen . . . . Er war warm und klebrig und feucht . . . wie eine große Schnecke . . . Es war immer noch kein Baby für mich.

10 Uhr 30
Würde es je aufhören . . . Ich sagte, ich könnte nicht mehr, doch Brian und Margo sagten mir, ich hätte noch mehr Energie. Dr. H. kam. Er und Margo redeten miteinander. Ich konnte nicht hören was. Das fand ich sehr verdächtig. Ich wollte wissen, was sie sprachen. Sie hörte die kindlichen Herztöne ab, das brachte eine weitere Wehe in Gang. Ich hörte, wie Dr. H. sagte, ich wäre erschöpft, und Margo meinte, ich würde noch gut pressen. Ich bemerkte, daß Dr. H. eine Spritze vorbereitete, und hörte Brian fragen wofür die gut wäre.
Warum erklärten sie mir nichts? Ich fragte Margo, ob sie schneiden würden. Sie sagte: „Ja, das Baby kommt sonst nicht durch."

11 Uhr 10
Dr. H. gab mir die Spritze. Ich fragte, ob das beschleunigen würde, und sie sagten „ja", das ermutigte mich. Das Baby kam immer noch nicht. Dr. H. kam, um mich zu schneiden. Ich fragte, ob die Betäubung schon wirken würde, und er versicherte es mir. Er schnitt und gab mir noch eine Spritze. Ich hatte eine Wehe, während er schnitt, und er ermunterte mich, trotzdem weiter zu pressen. Ich preßte. Kein Fortschritt. Sie hörten wieder den kindlichen Herzschlag ab. „Ist es in Ordnung?" „Ja, alles ist gut." Und trotzdem spürte ich zunehmend Angst. Nicht mehr pressen . . . Der Kopf kam heraus. Die Wehen waren jetzt gewaltig, und ich

wußte nicht mehr, wie mir geschah. Dann drückte Brian hart auf meinen Bauch, und Margo drückte meine Füße, und ich preßte gewaltig und heraus schoß SIE. Hinterher erklärte mir Margo, daß die Schulter steckengeblieben war. Margo legte SIE auf meinen Bauch. SIE weinte. Margo saugte Schleim aus ihrem Mund und durchtrennte die Nabelschnur, nachdem es nicht mehr zwischen ihr und mir pulsierte. Ich sagte: „Ist es jetzt vorbei?" Ich war so froh darüber, daß ich es geschafft hatte. Als ich fragte, ob es ein Junge oder Mädchen sei, sagte Margo, ich sollte fühlen. Ich kann mich erinnern, wie ich dachte, ich sei zu erschöpft, um das festzustellen, aber ich konnte es doch.

Ich erinnere mich, wie SIE ein Auge öffnete und ich dachte: Was ist los mit dem anderen? Und dann öffnete SIE auch das, und wir schauten einander lange an. Ich merkte, wir waren uns nicht fremd, sondern hatten uns schon seit langem gekannt.

Ich erinnere mich, wie ich immer wieder zu ihr sagte: „Wir haben's geschafft." Ich wiegte SIE und streichelte ihren Rücken. Brian und ich küßten uns, und ich schaute die anderen an, sie weinten und umarmten sich.

Die Plazenta kam mit etwas Nachhilfe, denn meine Wehen waren schwach geworden. Dr. H. nähte mich. Mein Baby weinte für mich, jedesmal wenn ich Schmerz spürte. Es schien ewig zu dauern. Ich wiegte SIE und mich so sehr, daß Dr. H. sagte, es ginge zu wie auf der Kirmes da unten. Dr. H. ging, und Margo begann aufzuräumen und bat die anderen, ein Bad für mich vorzubereiten. Brian begann SIE zu baden. Ich bat Margo, mich in der ganzen Sauce liegen zu lassen, es war mir egal, und ich konnte mir nicht vorstellen, wie ich aufstehen und ins Bad gehen sollte nach all dem Schmerz und der Anstrengung. Ich schaute zu, wie Brian SIE badete. Zuerst schaute SIE erstaunt, dann machte SIE Schwimm- und Planschbewegungen und schaute mit großen Augen um sich.

Dann halfen sie mir ins Bad. Ich wollte es nicht glauben, aber ich konnte gehen. Als ich zurückkam, war das Bett gemacht und Brian, SIE und ich schmusten für viele Stunden in der Dunkelheit.

Zu Mittag saugte SIE schon. Brian rief unsere Verwandten an.

Sonntag:
Wir nannten sie Kamala. Das bedeutet: Lotusblüte.

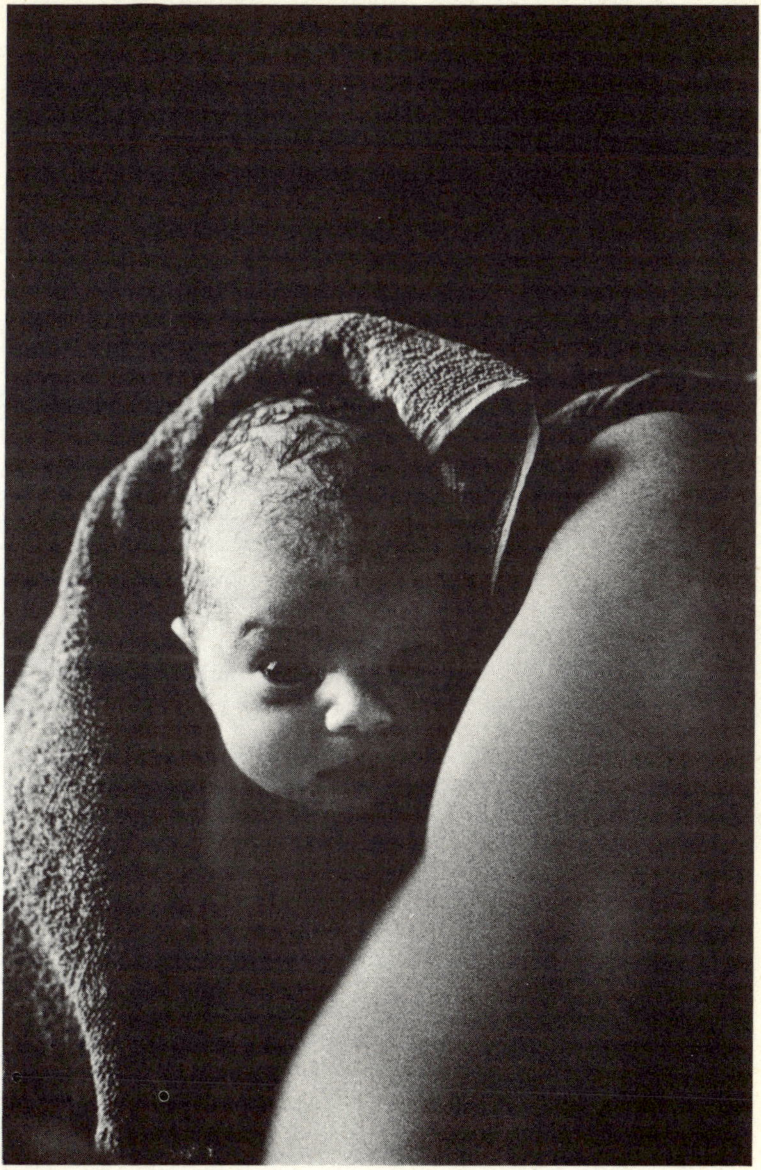

Nachtrag:
Während des ganzen Prozesses fühlte ich, daß ich die Situation kontrollieren wollte. Ich wollte wissen, was jeder tat. Wenn jemand auch nur für eine Minute das Zimmer verließ, mußte ich wissen, warum. Sogar als sie einmal alle Kaffeepause machten, wollte ich, daß sie zurückkommen und mir Aufmerksamkeit widmen. Einmal klingelte ein Nachbar und sagte, Margos Auto stände im Weg, und Katharina ging, um es wegzufahren, aber ich wollte, daß sie blieb. Der Nachbar sollte warten. Alle Welt sollte sich um mich drehen. Einige Male wurde ich ärgerlich auf Brian, wenn er mir etwas Gutes tun wollte und ich es gerade nicht brauchte. Es war so gut zu wissen, daß meine Beziehung zu Brian tragfähig genug war. Daß ich ihn auch mal anschreien konnte, ohne ihn zu verletzen. Dasselbe gilt für Margo. Durch ihre Offenheit und unsere Begegnungen bei den Vorsorgeuntersuchungen hatten wir uns kennengelernt und waren uns vertraut geworden. Aber trotz der Freundschaft zu beiden kamen in der aktuellen Zeit der Geburt viele Ängste und Zweifel auf, und es wäre schlimm gewesen, hätte ich dann nicht die Freiheit gehabt zu sagen, was ich wollte.
Ich kann mir nicht vorstellen, wie ich das alles ohne all die lieben, geduldigen Menschen um mich herum geschafft hätte.

Krankenhausgeburt: Erstes Kind, Daniel

Die Fruchtblase platzte ungefähr um 22 Uhr 30, Mittwochabend. Ich hatte beschlossen zu baden, bevor ich ins Bett gehen wollte. Ich ging aufs Klo, während ich das Badewasser einlaufen ließ. Als ich vom Klositz aufstand, spürte ich, daß immer noch was herauslief. Ich dachte, ich wäre nicht mehr ganz dicht. Ich blieb sitzen, aber jedes Mal, wenn ich aufstehen wollte, floß wieder mehr Wasser heraus. Ich rief eine Freundin an, um sie um Rat zu fragen, aber deren Fruchtblase war im Krankenhaus geöffnet worden und das ganze Wasser auf einmal herausgeflossen . . . Da es bei mir nur tröpfelte, dachte ich, ich hätte noch viel Zeit, und entschied, daß es noch nicht notwendig war, ins Krankenhaus zu gehen. Wir gingen ins Bett, aber jedes Mal, wenn ich mich bewegte, spürte ich, wie mehr Wasser herausfloß. Da rief ich doch lieber im Krankenhaus an, und uns wurde gesagt, wir sollten gleich kommen. Ich wollte jedoch nicht so lange Zeit im Krankenhaus verbringen. Deshalb trödelten wir noch zu Hause herum, wuschen noch ein paar Nachthemden von mir und tranken Tee. Ich aß auch einige Traubenzuckertabletten. Wir hatten früh Abendbrot gegessen und seitdem nicht mehr viel, und ich fürchtete, sie würden mich an einen Tropf mit Traubenzucker hängen. Um das zu vermeiden, futterte ich noch viel Honig und Traubenzucker. Ungefähr zwei Stunden nach Mitternacht zogen wir dann los. Unterwegs im Auto fühlte ich etwas, was Wehen sein konnten. Ich hatte nie irgendwelche Vorbereitungswehen gespürt und wußte nicht richtig, was zu erwarten war.

Sobald ich jedoch im Krankenhaus war, hörten diese Wehen wieder auf. Ich fürchtete mich ein wenig davor, was „sie" jetzt im Krankenhaus mit mir machen würden. Die Untersuchung zeigte 2 cm Eröffnung. Ich wurde rasiert, bekam einen Einlauf und „durfte" duschen.

Dann wurde ich im Entbindungszimmer mit Abi allein gelassen. Da ich noch keine richtigen Wehen hatte, sagte die Hebamme, sie würde nicht extra eine Hebammenschülerin wecken, um bei mir zu sein. Wir waren froh, daß wir allein waren. Sobald die Hebamme das Zimmer verlassen hatte, ungefähr um 3 Uhr – kamen Kontraktionen. Alle 3 Minuten. Für die nächsten Stunden waren sie ungefähr 45 Sekunden lang.

Ich spürte keine Schmerzen bei den Wehen, bekam aber allmählich Rückenschmerzen. Ich lief viel herum, aber das brachte keine Erleichterung. Abi half mit Massage, aber der Effekt hielt nicht an. Nach einigen Stunden kamen die Wehen alle 2 Minuten und dauerten fast 1 Minute. Jetzt spürte ich auch zum ersten Mal Schmerzen bei jeder Wehe. Bis jetzt hatte ich die ganze Zeit normal und entspannt geatmet, aber nun wechselte ich auf dem Höhepunkt jeder Wehe in Hechelatmung für 10 - 20 Sekunden.

Ungefähr um 7 Uhr fühlte ich, daß es soweit sein mußte. Ich bat die Hebamme um eine Untersuchung, doch sie glaubte mir offensichtlich nicht, daß ich schon richtige Wehen hatte (da ich wenig Anzeichen zeigte), und meinte, es wäre nicht üblich, so häufig zu untersuchen. Ich war inzwischen sehr müde und brauchte dringend eine Ermunterung. Ich wollte wissen, wieviel weiter der Muttermund schon eröffnet war. So beschloß ich zu lügen und zu sagen, ich spüre einen Drang zu pressen. Nun mußte sie mich untersuchen. Sie fand heraus, daß ich 9 cm eröffnet war. Jubel. Es war beinahe soweit. Nach der Untersuchung hatte ich auch tatsächlich den Drang zu pressen. Der letzte Zentimeter brauchte noch 25 Minuten. Diese Übergangs-Wartezeit war sehr schwierig. Ich hatte nun wirklich großes Bedürfnis zu pressen, wollte jedoch keinen Schaden anrichten. Ich glaube nicht, daß ich da sehr entspannt war.

Ich versuchte, Lachgas einzuatmen, aber da kam gar nichts. Ich hielt mir ab und zu die Maske vors Gesicht, damit ich etwas zu tun hatte. Nach einer Weile gab ich das auf. Mit jeder neuen Wehe umarmte ich Abi ganz fest und drückte ihn an meine Brust.

Die Austreibungsphase ging ganz schnell. Ungefähr 6 weitere Wehen. Es war phantastisch für uns beide, ihn herauskommen zu sehen. Es war ziemlich schwierig für mich, richtig zu pressen. Ich wußte nicht wie und wohin. Die Hebamme forderte mich aber auch kaum auf, stärker zu pressen, und ich glaube, er hat's schließlich ganz allein geschafft – ohne meine Hilfe. Er wurde mir gleich auf den Bauch gelegt (wir hatten extra darum gebeten) und mit einer warmen Decke zugedeckt. Ich holte ihn zu mir hoch, näher an mein Gesicht und an meine Brust. Er öffnete seine Augen und schaute uns an. Das war wirklich gut. Dann nahm Abi ihn in seine Arme. Ich hatte völlig vergessen, daß die Plazenta auch noch drin war und war erstaunt, als sie herauskam.

Wir waren so mit unseren Gefühlen beschäftigt und waren sehr müde. Nachdem ich genäht worden war (Abi hatte ihn solange im Arm gehalten), legte ich ihn wieder an meine Brust, und er saugte gleich. Dann erst holten „sie" ihn weg, um ihn zu versorgen. Aber dann begann das Problem. Er kam danach ins Kinderzimmer, während ich noch für einige Stunden im Entbindungsraum lag, da sie auf Station kein Bett frei hatten. Zuerst schlief ich eine Weile, aber dann war ich sehr wütend und wollte ihn so gern bei mir haben. Ich hätte ihn erst gar nicht wegnehmen lassen dürfen. Hinterher erfuhr ich, daß sie in der Zwischenzeit Schleim aus ihm abgesaugt haben, und ich bin sicher, daß ihm das wehgetan hat, und er sehr viel geweint hat. Ich hätte ihn so gern gehalten und getröstet. Ich habe sehr gemischte Gefühle über meine Krankenhausentbindung. Ich bin sicher, die Wehen wären eher gekommen, wenn alles für eine Hausgeburt vorbereitet gewesen wäre und ich zu Hause geblieben wäre. Sie hatten

mich auch zu einem Dammschnitt überredet, und ich selbst wollte auch nicht, daß das Baby wegen Sauerstoffmangels Schaden leiden sollte. Aber jetzt bin ich nicht mehr so sicher, ob das wirklich nötig war. Es ging ja alles so schnell. Und die Stiche hinterher waren sehr schmerzhaft und brauchten sehr lange, bis sie völlig geheilt waren.
Aber alles in allem haben wir uns doch sicherer gefühlt im Krankenhaus, obwohl wir nichts von der Maschinerie in Anspruch genommen haben.

Haus- oder Krankenhausgeburt?

Die Atmosphäre, die zu einem schönen Erlebnis beiträgt, ist für eine Geburt genauso ausschlaggebend wie für ein Liebeserlebnis. Ob es Spaß machen würde, auf einem schmalen, hohen Bett Geschlechtsverkehr zu haben (und das Bett eines durchschnittlichen Kreißsaals ist sehr schmal) oder vor den Augen gelegentlicher Beobachter, die mehr oder weniger ermutigende Bemerkungen über den Fortschritt machen?
Wer kann sich eine Liebesszene vorstellen, in der die Beteiligten von Medikamenten benebelt und verwirrt sind und sich zwischendurch erbrechen müssen?
Wer würde sich eine fensterlose, gekachelte Zelle aussuchen, die mit rostfreien Stahlgeräten und Neonlicht ausgestattet ist? Welchen Menschen gelingt es, ihren Körper genußvoll zu empfinden, wenn sie häufig daraufhin untersucht werden, wie „weit" sie sind, und ihnen gesagt wird, daß, wenn sie bis 4 Uhr 30 keinen Orgasmus haben, der Akt ohne ihre Mithilfe beendet wird?
Sheila Kitzinger

Der Grund dafür, daß für so viele Frauen das Geburtserlebnis negativ gefärbt ist, liegt darin, daß die Umgebung, in der es stattfindet, nicht die Atmosphäre hatte, in der eine angenehme, genußvolle Stimmung aufkommen konnte.
Doch das spricht nicht generell gegen eine Krankenhausgeburt. Die Atmosphäre zu Hause kann genauso steril und verkrampft werden, je nachdem, wie du über die Geburt denkst und was für eine Hebamme du hast.

Eine Krankenhausgeburt kann schön und ein Erlebnis sein, wenn du deine eigene Energie dafür mitbringst und das Personal sich dir anschließt, anstatt dir seine Routine aufzudrängen.

Pro und Contra für Haus- und Krankenhausgeburt

Pro Hausgeburt:
— Du bist zu Hause, wo du dich wohlfühlst.
— Du hast alles da, was du zu deiner Ablenkung oder Erfrischung brauchst (Musik, Bilder, Tees).
— Du fühlst dich stärker und gesünder. Du bist nicht der Krankenhausautorität ausgeliefert. Zu Hause kannst du bestimmen, ob du dich hinlegen willst oder nicht, ob du eine Spritze willst oder nicht.
— Andere Geschwister können mit dabeisein.
— Dein Baby wird zu Hause empfangen und nicht in einem sterilen Krankenhaus.

Contra Hausgeburt:
Die meisten Komplikationen können zu Hause versorgt werden und machen sich so rechtzeitig bemerkbar, daß die Frau in sicherer Zeit ins Krankenhaus gebracht werden kann.
Zwei Komplikationen gibt es jedoch, bei denen zu Hause entsprechende Hilfe zu spät kommen kann:
— Wenn das Baby während der Wehen zu wenig Sauerstoff erhält und erstickt, weil eine Blutbahn behindert ist, die Plazenta nicht richtig arbeitet. (Sofortiger Kaiserschnitt wäre nötig.)
— Wenn sich die Gebärmutter nach der Geburt ungenügend zusammenzieht, die Mutter zu viel Blut verliert und verblutet. (Umgehende Bluttransfusion ist nötig.) Beides kommt jedoch sehr selten vor.
Gegen eine Hausgeburt spricht, daß nur noch wenige Hebammen dafür ausgebildet sind und wenige Ärzte bereit sind, im Problemfall zu einer Entbindung nach Hause zu kommen.

Pro Krankenhaus:
— Bei Komplikationen sind alle Geräte vorhanden, um den Geburtsverlauf zu überwachen oder sofort einzugreifen. Da im Krankenhaus Komplikationen an der Tagesordnung sind, ist das Personal in dieser Hinsicht erfahrener. Im Normalfall spricht für eine Krankenhausentbindung nur, wenn du persönlich besonderes Vertrauen in den Arzt und die Hebamme eines speziellen Krankenhauses hast und du dich dort wohlfühlst.

Contra Krankenhaus:
Wie angenehm eine Krankenhausentbindung auch gestaltet werden kann, Tatsache bleibt in den meisten Fällen, daß der „neugeborene" Vater nach der Geburt heimgehen muß. Die Atmosphäre ist unpersönlich, und du fühlst dich automatisch „krank". Du kennst dich nicht aus und fühlst dich ängstlicher und hilfloser. Die Geburt wird dir aus den Händen genommen. Viele Komplikationen werden erst durch die Krankenhausroutine verursacht (Medikamente, Liegen etc.).

Medizinische Interventionen bei einer normalen Geburt

Geburtshilfliche Eingriffe sollten so angewendet werden, daß durch das Geburtserlebnis deine Selbstsicherheit als Frau nicht beeinträchtigt wird. (Hast du geboren oder hat ‚man' dich entbunden?) Sie sollten verhindern (und nicht verursachen), daß durch das Geburtserlebnis die Fähigkeit, Sexualität zu genießen, beeinträchtigt wird. Und sie sollen dir helfen, daß du dein Kind ohne Vorbehalte und Verstimmung lieben kannst („wegen dir habe ich so gelitten").

Du hast das Recht, geburtshilfliche Maßnahmen abzulehnen, wenn sie dir nicht sinnvoll erscheinen. Es wäre willkürliche Körperverletzung, würden Ärzte und Hebammen diesem Wunsch nicht folgen. Bei allen Routinemaßnahmen gilt: Es ist dein Körper und dein Recht, darüber zu bestimmen. Am besten ist, du klärst die Punkte im voraus mit dem Arzt oder der Hebamme, damit du während der Geburt nicht mehr argumentieren mußt.

Rasieren

Rasieren ist eine absolut unsinnige Routine, mit der jede Frau konfrontiert wird, wenn sie zur Geburt ins Krankenhaus kommt. Es würde genügen, mit einer Schere nur die Haare abzuschneiden, die seitlich vom Scheideneingang wachsen, damit keine langen Haare eingenäht werden, falls ein Dammschnitt oder Riß genäht werden muß. Doch das Abrasieren der ganzen Haare ist völlig sinnlos. Haare sind nicht unsteriler als Haut! Vor allem die Abrasur der Haare vorne am Schambein ist unnötig.
Ich denke, daß es gemacht wird, damit dieser Körperteil weniger sexuelle Assoziationen hervorruft. Denn der glattrasierte Schamberg und die Lippen erinnern weniger an die Geschlechtsteile einer reifen Frau. Dieses Rasieren stammt aus einer puritanischen Zeit oder vielleicht auch daher, daß man früher oft Läuse auch in Schamhaaren hatte. Es paßt absolut nicht in unsere heutige Zeit. Wehre dich, denn es ist unangenehm, wenn die Haare nachwachsen, die kurzen Stoppeln pieksen und jucken, gerade dann, wenn die Genitalien sowieso noch empfindlich sind. Doch wenn du nicht „streiten" willst oder durch Argumentieren nichts erreichst, versuche, dich nicht zu sehr zu ärgern. Wenigstens hat diese Routine außer der Unannehmlichkeit keine schädlichen Nebenwirkungen.

Einlauf oder Abführzäpfchen

Eins von beiden wird jeder Mutter angeboten bzw. verabreicht, wenn sie im Krankenhaus ankommt. Du kannst dir vorstellen, daß dies das letzte ist, was du zu einem Zeitpunkt möchtest, in dem du auf die Geburt eingestellt bist und mit deinen Kontraktionen klarkommen mußt.
Viele Mütter haben sowieso in den letzten Tagen vor der Geburt oder bei Geburtsbeginn Durchfall, so daß die Därme „natürlich" leer sind. Und ob Einlauf, Zäpfchen, natürlicher Durchfall oder Nichts – es läßt sich manchmal nicht vermeiden, daß doch noch etwas Stuhlgang in der Austreibungsphase mit herausgepreßt wird. Manche Mütter haben jedoch dann ein besseres Gewissen, wenn „es" passiert, obwohl sie brav den Einlauf genommen haben.

Es ist besser, volle Därme zu leeren, denn volle Därme können verhindern, daß sich der Muttermund weiter öffnet – weil einfach kein Platz da ist! Und bei schwachen Wehen und langsamen Geburtsverlauf kann ein Einlauf bzw. der nachfolgende Durchfall sehr wehenstimulierend wirken! Wenn du aber ziemlich sicher bist, daß deine Därme leer und deine Wehen kräftig sind und der Geburtsprozeß gut voran geht, kannst du ohne weiteres Einlauf oder Zäpfchen ablehnen. Eventuell kannst du selbst zu Anfang des Geburtsbeginns zu Hause ein Zäpfchen nehmen, so daß du dich im fortgeschrittenen Stadium, wenn du ins Krankenhaus gehst, nicht damit befassen mußt.

Im Bett liegen

Das folgende Schaubild sagt alles ... und trotzdem werden in den Krankenhäusern die gebärenden Frauen ins Bett gelegt! Besonders wenn du eine Periduralanästhesie bekommen hast, ist es wichtig, nicht auf dem Rücken zu liegen, sonst verschlechtern sich alle Symptome akut.

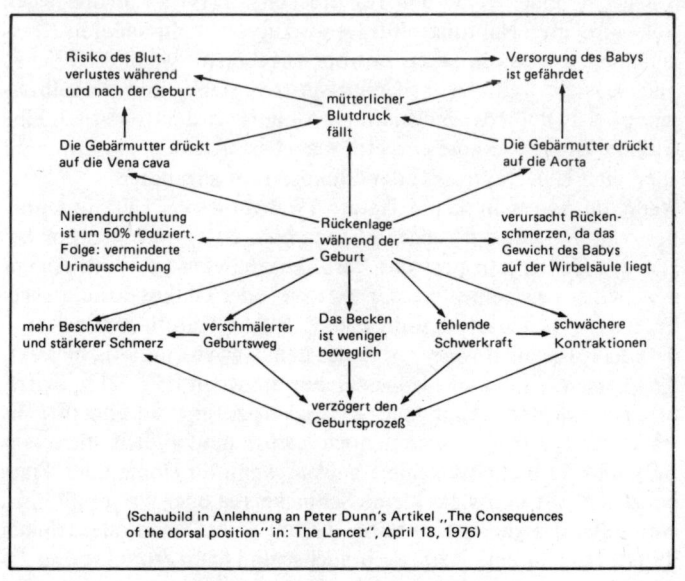

```
Risiko des Blut-                                    Versorgung des Babys
verlustes während                                   ist gefährdet
und nach der Geburt          mütterlicher
                             Blutdruck
                             fällt
Die Gebärmutter drückt                              Die Gebärmutter drückt
auf die Vena cava                                   auf die Aorta

Nierendurchblutung                                  verursacht Rücken-
ist um 50% reduziert.        Rückenlage             schmerzen, da das
Folge: verminderte           während der            Gewicht des Babys
Urinausscheidung             Geburt                 auf der Wirbelsäule liegt

mehr Beschwerden    verschmälerter   Das Becken   fehlende      schwächere
und stärkerer Schmerz  Geburtsweg    ist weniger  Schwerkraft   Kontraktionen
                                     beweglich

                             verzögert den
                             Geburtsprozeß
```

(Schaubild in Anlehnung an Peter Dunn's Artikel „The Consequences of the dorsal position" in: The Lancet", April 18, 1976)

Ein Krankenhaus in Birmingham führte 1978 folgende Untersuchung durch: Die Hälfte der gebärenden Frauen wurde während der Geburt aufgefordert umherzugehen, zu sitzen, zu stehen, während die andere Hälfte „normal" im Bett lag. Es stelllte sich heraus, daß die Frauen aus der ersten Gruppe weniger Schmerzmittel brauchten, kürzere Geburten hatten und die Babys eine bessere Apgarrate hatten.
Eine andere Untersuchung (Röntgenaufnahmen) in einem Londoner Krankenhaus zeigte, daß der Beckenausgang bis zu 60% größer ist, wenn eine Frau in der Hocke sitzt, anstatt auf dem Rücken zu liegen. Die Austreibungsphase kann durch eine andere Stellung wesentlich erleichtert werden.

Glukose- oder Dextrosetropf

Diese „Routine" wird sehr unterschiedlich gehandhabt. In manchen Krankenhäusern bekommt grundsätzlich jede gebärende Frau eine Infusion mit Glukose- oder Dextroselösung mittels einer Kanüle in eine Vene des Handrückens. Da frau nichts essen soll, wird ihr „Nahrung" intravenös zugeführt. In anderen Krankenhäusern wird ein Dextrosetropf angebracht, wenn die Frau so und so viele Stunden im Geburtsprozeß steckt und deshalb erschöpft ist. Bei jeder eingeleiteten Geburt wird automatisch eine Glukoselösung verabreicht. In manchen Krankenhäusern wird aber auch kein Dextrose- oder Glukosetropf angeboten.
Wenn du sonst an keine Geräte (Wehenmesser, Herztonschreiber oder Wehentropf) angeschlossen bist, ist es unsinnig, nur wegen des Dextrosetropfes ans Bett „angebunden" zu sein. Außerdem wird meist eine 5%ige Dextrose- oder Glukoselösung angeboten. Das bedeutet, daß du kaum „Stärke" zu dir nimmst, sondern hauptsächlich Wasser, welches dein Gewebe unnötig belastet. Andererseits ist bei sehr langen Geburten, wenn frau viel schwitzt, oft ein solcher Tropf zur Flüssigkeitszufuhr angebracht. Es stärkt und erfrischt dich jedoch mehr, bindet dich nicht ans Bett und du brauchst keine Kanülen, wenn du Honig oder Traubenzucker ißt und viele kleine Schlucke Tee oder Wasser nimmst.
Wenn damit argumentiert wird, daß du nichts essen oder trinken darfst, falls du eine Narkose brauchst und dann erbrichst und da-

von etwas in die Luftröhre gelangen kann, denk daran: Honig oder Traubenzucker kommen nicht in Klümpchen hoch und verstopfen nicht die Luftröhre.

Innere Untersuchung

Während eines normalen Geburtsverlaufs wird ungefähr alle 4 Stunden untersucht, wie weit die Öffnung des Muttermundes fortgeschritten ist. In manchen Krankenhäusern wird jedoch häufiger untersucht, damit Medizinstudenten Gelegenheit haben zu lernen, wie sich ein öffnender Muttermund anfühlt. Wenn dich das stört, sag es. Jede innere Untersuchung birgt das Risiko einer Infektion, vor allem wenn die Fruchtblase geöffnet ist. Und es ist unangenehm. Wenn du eine Kontraktion hast, bitte darum zu warten, bis sie vorbei ist, bzw. laß deinen Partner das für dich regeln, so daß du während der Kontraktion nicht reden mußt. Während du untersucht wirst: Entspanne deine Scheidenmuskeln und wende deine Atmung an.
Aber sag, wenn es weh tut! Eine innere Untersuchung kann auch vorsichtig und zärtlich gemacht werden. Manchmal ist es jedoch auch so, daß du untersucht werden willst, um zu wissen, wie weit sich der Muttermund schon geöffnet hat.

Öffnen der Fruchtblase

Manchmal bricht die Fruchtblase von selbst vor Wehenbeginn und manchmal zu Anfang der Eröffnungsphase. In über 60% aller Fälle bricht die Fruchtblase jedoch von selbst erst am Ende der Eröffnungsphase, wenn sie nicht vorher künstlich geöffnet wurde. Sehr häufig ist es Krankenhausroutine, mit einer langen, schmalen Zange die Fruchtblase zu öffnen, sobald der Muttermund 3 - 5 cm eröffnet ist. Sei es, um intern Wehenmesser oder Herztonschreiber anzubringen oder einfach, um die Geburt zu beschleunigen. Kontraktionen werden meist stärker, wenn der kindliche Kopf direkt (ohne Wasserkissen) auf den Muttermund drückt.
Aber eben dieser verstärkte Druck wirkt nicht nur auf den Muttermund, sondern wird auch vom Baby gespürt. Eine Unter-

suchung von über 1000 Geburten in Südamerika (Caldeyro/Barcia 1975) hat gezeigt, daß kindliche Herztöne eher unregelmäßig werden, wenn das Fruchtwasser vorzeitig gebrochen wird. Nachgeburtliche Untersuchungen zeigten außerdem, Gehirnschädigung in 30 % der Fälle auf. Dieselbe Untersuchung zeigte jedoch auch, daß die durchschnittliche Dauer der Geburtszeit bei den Frauen, deren Fruchtblase gebrochen wurde, nur um 30 - 40 Minuten kürzer war als bei den Frauen, deren Fruchtblase bis zum Ende der Eröffnungsphase intakt blieb.
Es lohnt sich also nicht. Außer den oben erwähnten Risiken kommen Infektionsgefahr und ungleichmäßige Eröffnung des Muttermundes dazu.

Schmerzstillende Medikamente – pro und contra

> *„Das größte Risiko in der Geburtshilfe ist heutzutage die Medikation."*
> Ivonne Brakbill, Professorin für Geburtshilfe, Gynäkologie und Pädiatrie, Universität Georgetown, USA.

Gebären ist wohl die intensivste Empfindung, die du je in deinem Körper hast: Ein Mensch kommt aus dir heraus, trennt sich von dir.
Wie solltest du nichts davon spüren?
Selbst wenn du mit den Wehen mitschwingst und -atmest, spürst du ihre ungeheure Energie. Das kann Angst machen, besonders, wenn es dein erstes Baby ist und du nicht weißt, daß das, was du fühlst, normal ist.
Gebären kann sehr weh tun. Manche Frauen spüren schmerzvolle Kontraktionen von Anfang an, andere erst nach einigen Stunden Geburtsarbeit und die meisten finden den letzten Abschnitt der Eröffnungsphase schmerzvoll. Doch der Schmerz kann unterschiedlich erlebt werden. Je nachdem, wie Körper und Geist darauf eingestellt sind. „Wissen" und Entspannung sind die besten schmerzstillenden Mittel. Außerdem produziert der Körper für die Geburt eine besonders große Menge Progesteron, das Hormon, das

als natürliches Beruhigungsmittel in dir wirkt. Vertrau deinem Körper.
Und trotzdem kannst du an den Punkt kommen, an dem du ein schmerzstillendes Medikament möchtest. Schmerzmittel werden in der Geburtshilfe großzügig angeboten, oft sogar aufgedrängt *(wollen sie nicht doch . . . ., jetzt können sie es ja noch aushalten, nachher wären sie mir dankbar . . .)* oder einfach ungefragt verabreicht.
Auf den folgenden Seiten beschreibe ich die routinemäßig angewandten Schmerzmittel, ihre Wirkungen und Nebenwirkungen. Damit du selbst entscheiden kannst, zu welchem Zeitpunkt du welches Mittel nehmen möchtest.

Psychopharmaka (krampflösende/beruhigende Medikamente)
Psychopharmaka werden meist in Tablettenform zu Beginn des Geburtsprozesses gegeben, entweder grundsätzlich, um der Eröffnung des Muttermundes nachzuhelfen, oder weil eine Frau besonders ängstlich und verspannt ist oder um den Blutdruck zu senken. Manchmal, vor allem, wenn die Frau mit leichten Wehen am späten Abend ins Krankenhaus kommt, wird eine größere Dosis verschrieben, so daß die Frau und die Kontraktionen „einschlafen" und erst am anderen Morgen richtig arbeiten. Das kommt in erster Linie dem Personalproblem des Krankenhauses entgegen, kann aber auch für eine Frau mit leichten Wehen die ideale Lösung sein: Noch ein paar Stunden Schlaf, ehe die Geburtsarbeit beginnt.
Aber: Beruhigungsmittel (Valium, Haloperidol) gelangen über Plazenta und Nabelschnur zum Kind und beruhigen es genauso wie die Mutter bzw. noch mehr. Was für dich eine normale Dosis ist, ist für das Baby im Vergleich zu seinem Körpergewicht eine 20fache Dosis. Untersuchungen zeigen, daß Reiz und Reaktionsbereitschaft bezüglich des Stillens bis zu 4 Tagen nach der Geburt beeinträchtigt sein können.
Ein weiter Nachteil: Beruhigungsmittel sind keine Schmerzmittel. Sollten die Wehen im Laufe der Nacht (oder wann immer du obige Medikamente genommen hast) plötzlich stärker werden, und du bist schläfrig und leicht benommen, dann hast du Schwierigkeiten, den Beginn der Wehen wahrzunehmen und dich mit der Atmung darauf einzustellen.

Das bedeutet, in fortgeschrittener Eröffnungsphase hindert dich die Wirkung der Beruhigungsmittel, mit den Wehen mitzuarbeiten. Deshalb werden diese ohnehin stärkeren Wehen als schmerzhaft und unkontrollierbar empfunden und du brauchst zusätzlich ein schmerzstillendes Mittel.
Eine bestimmte Gruppe von Beruhigungsmitteln (Nembutal/ Seconal) sollten während der Geburt nicht verabreicht werden. Sie führen oft zu Halluzinationen und beeinflussen das kindliche System weit mehr als Tranquilizer. Wenn du ein Beruhigungsmittel brauchst, bitte um Valium oder Haloperidol.

Analgetika: Pethidine, Pentazocin, Morphium (schmerzstillende Medikamente)
Pethidine (Dolantin, Höchst) wird in 80 % aller Geburten gegeben. Es hat ähnliche Eigenschaften wie Morphium, verursacht jedoch keine Abhängigkeit.
Pethidine (Dolantin) wird meist intramuskulär verabreicht, d.h. in Oberschenkel oder Po gespritzt. Es wirkt ungefähr 20 Minuten nach der Einspritzung und hält 2 - 4 Stunden (je nach Höhe der Dosis). Es entspannt alle Muskeln und das Nervensystem, und die Frau hat meist ein Gefühl von Leichtigkeit, Schweben, „High-Sein", Wohlbefinden, manchmal jedoch auch Delirium. Manche Frauen fühlen sich wie „benebelt" und unfähig, mit ihren Kontraktionen umzugehen. Deshalb erleben sie trotz des Schmerzmittels mehr Schmerz als zuvor.
Oft reagieren Frauen auf Pethidine auch mit Übelkeit und Erbrechen. Dann wird zusätzlich ein Beruhigungsmittel gegeben, um dem entgegenzuwirken. Es kann auch sein, daß bei einer zu hohen Dosis die Wehentätigkeit nachläßt (da sämtliche Muskeln eher entspannen als kontrahieren) und deshalb eine Hormonspritze oder Wehentropf notwendig wird, um die Wehen wieder in Gang zu bringen.
Darüberhinaus haben auch die Schmerzmittel negative Nebenwirkungen auf das kindliche System. Wird Pethidine innerhalb 2 - 3 Stunden vor der zu erwartenden Entbindung (am Ende der Eröffnungsphase) verabreicht, ist das Baby noch unter dem Einfluß von Pethidine und hat Schwierigkeiten, spontan zu atmen. Es gibt ein spezielles Gegenmedikament (Lorsan) zu Pethidine, das ein Baby mit Atemschwierigkeiten unmittelbar nach der Geburt

in die Nabelvene gespritzt bekommt. Erhält jedoch ein Baby, dessen Atemschwierigkeiten nicht von Pethidine herrühren, dieses ‚Gegenmittel', verschlimmert sich sein Zustand. Ein anderes ‚Gegenmittel', Naloxone (Narcan), hat diesen Nachteil nicht. Unbegreiflicherweise wird trotzdem oft Lorsan verabreicht.
Es gibt auch ein Kombinationspräparat aus Pethidine und Gegenmittel, das für die Mutter als Schmerzmittel wirken soll, ohne die Atmung des Neugeborenen zu gefährden. Da seine Wirkung jedoch nur für eine halbe Stunde anhält, werden meist mehrere Dosen gegeben, und Untersuchungen haben gezeigt, daß dieses Kombinationspräparat (Dolantin spezial, Höchst) noch größere Atemschwierigkeiten verursacht. Trotzdem wird es weiterhin „verkauft" und benutzt.
Andere Untersuchungen haben erwiesen, daß Schmerzmittel, aber auch Beruhigungsmittel (und ganz sicherlich eine Kombination) das Neugeborene für Wochen nach der Geburt schläfrig machen, was sich z.B. aufs Stillen auswirkt. Eine Untersuchung zeigte, daß die Babys, deren Mütter Schmerzmittel erhalten hatten, beim Stillen öfter Pausen machten oder einschliefen, bevor sie wirklich gesättigt waren. Nach ungefähr 8 Wochen ist kein Unterschied im Saugverhalten mehr da im Vergleich zu den Babys, deren Mütter ohne Schmerzmittel entbanden. Es stellte sich jedoch heraus, daß Mütter, die Schmerzmittel erhalten hatten, in den ersten Wochen ein bestimmtes Verhalten entwickelten (Kitzeln, auf den Rücken klopfen etc.), um ihre schläfrigen Babys zum Essen wachzuhalten und dieses Verhaltensmuster beibehalten wurde, obwohl die Babys gar nicht mehr schläfrig waren, oft noch nach einem Jahr. So kann ein einfaches Schmerzmittel eine Mutter-Kind-Beziehung beeinflußen.
Dieselbe Untersuchung zeigte noch andere Nebenwirkungen. Babys, deren Mütter Analgetika erhielten, scheinen sich langsamer an die Welt zu gewöhnen. Noch nach einigen Wochen zucken sie bei jedem Geräusch (Türklappen) oder plötzlichem Lichtwechsel zusammen. Während andere Babys nur in den ersten Tagen erschrecken und sich dann aber bald wieder an ihre Umgebung mit ihren Geräuschen und Lichtern gewöhnen.
Dieses Schläfrigsein der Babys nach der Geburt mit seinen Still- und Gewöhnungsproblemen scheint besonders ausgeprägt zu sein, wenn die Mutter länger als 4 Stunden vor der aktuellen Entbindung (zu Beginn oder in der Mitte der Eröffnungsphase) ein

Schmerzmittel erhalten hat. Begründung: Das Baby bekommt zunächst die direkte Dosis und nach einigen Stunden über die Blutbahn noch einmal die Zerfallsprodukte, die die Mutter in der Zwischenzeit verarbeitet hat.

Tips:
— Wenn du dich für Pethidine entscheidest oder dazu überrumpelt wirst, nimm es trotzdem „fröhlich" an. Pethidine wirkt über deine Psyche. Wenn du gelassen und fröhlich bist, intensiviert es dein Wohlbefinden. Bist du traurig oder wütend, so intensiviert es dein Unwohlsein. Laß es dir besser gehen als vorher und unterstütze die Wirkung von Pethidine mit Atmung und Entspannung. Arbeite mit dem Medikament und nicht dagegen.
— Frage deine Ärztin oder Hebamme über ihre routinemäßige Anwendung von Schmerzmitteln. Manche Ärzte oder Hebammen geben von vornherein jedem Patienten 100 mg, egal wieviel die Frau individuell braucht. Als Pethidine ursprünglich entwickelt wurde, war die normale Dosis 25 - 50 mg. Heute wird in manchen Krankenhäusern bis zu 250 mg gegeben. Manche Ärzte oder Hebammen haben die Vorschrift, nur eine Dosis innerhalb von 4 Stunden zu verabreichen. Da sie also nichts nachspritzen können, geben sie lieber gleich 200 mg. Andere geben nur 100 mg, kombinieren es aber mit weiteren 100 mg Beruhigungsmittel (z.B. Valium).
— Frage, ob es möglich ist, zu einem Zeitpunkt, den *du* bestimmst, nur 25 oder 50 mg gespritzt zu bekommen. Wenn das nicht ausreicht, können noch einmal 25 mg nachgespritzt werden. Nach unserer Erfahrung treten bei 50 - 100 mg keine Nebenwirkungen auf, und es hilft meistens den Schmerz der Kontraktionen abzumildern.
— Wie Pethidine auf dich wirkt, hängt stark davon ab, wieviele Schmerzmittel du normalerweise nimmst. Eine Frau spürt bei 100 mg gar keine Wirkung, die andere ist bei derselben Dosis in total benebeltem Zustand. Vegetarier reagieren in der Regel sehr viel empfindlicher auf hohe Dosierungen.
— *Pentazocin* ist ein ähnliches Schmerzmittel wie Pethidine. Es scheint etwas weniger negative Nebenwirkungen zu haben und wird meist sparsamer verwendet (50 oder 60 mg).

- *Coctail Lytique* wird oft verabreicht. Es ist eine Kombination von Pethidine und Beruhigungsmitteln (insgesamt 200 mg) und hat alle Wirkungen und Nebenwirkungen von beiden.
- Eine Untersuchung in einem englischen Krankenhaus zeigte, daß Frauen, die selbst die Dosierung von Pethidine mit Hilfe eines Gerätes bestimmen können, wesentlich weniger nehmen.
- Neueste Untersuchungen (Carway und Brackbill 1978) zeigten, daß sowohl Pethidine als auch eine Peridural-Anästhesie verzögerte Entwicklung der Muskelstärke und -koordination, Haltungsschäden und Störungen im Seh- und Hörvermögen des Neugeborenen hervorrufen können und daß diese Entwicklungsstörungen und -verzögerungen bis zu 4 Wochen nach der Geburt anhalten.

Narkotika – Lachgas

Lachgas wird auch sehr häufig bei der Geburt zur Schmerzlinderung angeboten. Es ist ein geruch- und geschmackloses Narkosegas, gemischt mit 50 % Sauerstoff. In dem Gemisch, in dem es im Kreißsaal angeboten wird und bei richtigem Gebrauch macht es nicht bewußtlos.

Am Besten ist, wenn du selbst die Lachgasmaske vor dein Gesicht hältst und abnimmst. Wenn du die ganzen Wehen der Eröffnungsphase ohne schmerzstillende Mittel ausgehalten hast, oder die Wirkung von Pethidine allmählich nachläßt und du nur für die unregelmäßigen, schwer zu kontrollierenden Wehen der Übergangsphase etwas brauchst, eignet sich Lachgas besonders. Es wirkt sofort für die nächste Kontraktion und nur solange es direkt eingeatmet wird.

Beginne damit jedoch nicht zu früh. Lachgas macht schwindelig und unkooperativ (Dir ist alles egal), wenn du es zu lange nimmst. Heb es dir für die Übergangsphase auf, falls du sie bekommst. Während der Austreibungsphase ist es besser, kein Lachgas zu nehmen, da die Preßwehen dadurch geschwächt werden können. Den großen Effekt und die geringsten Nebenwirkungen hat Lachgas, wenn du die Maske gleich zu Beginn der Wehe (wenn du es eigentlich noch nicht brauchst) vor das Gesicht hältst und ungefähr 6 Mal tief und langsam einatmest. Lachgas braucht ungefähr 10 Sekunden, bis es wirkt. Wenn du die Länge deiner Wehen weißt,

kannst du dir selbst ausrechnen, wann der beste Zeitpunkt ist, damit du die Wirkung am Höhepunkt der Wehe spürst.
Es hilft, wenn du dann Maske und Gas wegläßt und über Höhepunkt und Ausklingen der Wehe mit deiner gelernten Atemtechnik „hinwegreitest". Alles, was du zu dem Zeitpunkt, an dem du es „brauchst", einatmest, wirkt sowieso erst, wenn du es nicht mehr brauchst, d.h. wenn die Wehe am Ausklingen ist.
Lachgas kann negative Nebenwirkungen haben. Da es ein Narkotikum ist, kann es die Gebärmuttermuskulatur lähmen und dadurch die Wehentätigkeit dämpfen. Doch bei richtiger Dosierung und oben beschriebener sparsamer, effektiver Anwendung ist es gefahrlos. Manche Mütter fühlen sich schwindelig oder müssen sich erbrechen. Andere Mütter klagen über trockenen Mund. Wieder andere mögen den Geruch der Gummimaske nicht. Aber viele Mütter finden Lachgas sehr hilfreich und wirksam. Auch weil sie selbst bestimmen könne, wann und wieviel sie nehmen und das Hantieren mit der Maske ablenkt.

Tips:
— Wenn du die Lachgasmaske vors Gesicht hältst:
  Atme tief und entspannt. Du kannst „hören", wenn du das Lachgas einatmest, das Gerät surrt dann ein bißchen.
— Wenn du oberflächlich atmest, kriegst du nichts ab.
— Wenn du zu schnell atmest, wird es dir leicht schwindelig. (Ein Grund mehr, am Höhepunkt der Wehe die Maske wegzulassen, damit du die Hechelatmung anwenden kannst.)
— Wenn du ohne Pause über lange Zeit hinweg einatmest, macht Lachgas dich benebelt, desorientiert oder sogar bewußtlos. Wenn du jedoch die Maske selbst hältst, fällt sie dir rechtzeitig aus der Hand, so daß nichts passieren kann. Laß sie dir nicht von jemand anderem überstülpen.
— Versuche bei einem Besuch im Krankenhaus vor der Geburt eine Führung durch die Entbindungsräume zu machen. Laß dir die Lachgasmaschine erklären (unkompliziert) und mach ein „Testatmen".
— Partner achtet darauf: Die Verbindungsschläuche sind oft nicht richtig zusammengesteckt. Es kann sein, daß sie gar kein Lachgas abkriegt, weil die Verbindung unterbrochen ist.

Lokalanästhesie

Durch Injektion eines anästhesierenden Mittels wird die Leitungsfähigkeit sensibler Nervenbahnen unterbrochen. Schmerzreize, die an einer bestimmten Körperstelle auftreten, werden nicht zum Gehirn weitergeleitet, deshalb wird kein Schmerz empfunden. Nach Abbau des Medikamentes, stellt sich die Leitungsfähigkeit der Nervenbahnen wieder völlig her. In der Geburtshilfe gibt es verschiedene Formen von Lokalanästhesie.

Parazervikalanästhesie

Wird häufig in der Eröffnungsphase angeboten. Sie kann nur verabreicht werden, wenn der Muttermund weniger als fünf cm eröffnet ist. Durch die Spritze werden alle Empfindungen von Gebärmutter und Muttermund unterbunden. Dies gelingt in 90 % aller Fälle. Die Spritze wirkt ein-einhalb Stunden. Die Mutter fühlt in dieser Zeit keine Wehen und kann sich nicht allmählich an die zunehmende Intensität gewöhnen. Wenn die Wirkung der Spritze nachläßt, ist sie mit starken Wehen konfrontiert, mit denen sie vielleicht nicht mehr umgehen kann, d.h. sie braucht dann zusätzlich Pethidine oder eine Periduralanästhesie. Die Parazervikalanästhesie kann das kindliche Herzleitungssystem direkt beeinflußen und sollte deshalb nur gespritzt werden, wenn die kindlichen Herztöne überwacht werden können. *(s. Herztonmesser S. 116)*

Tip:
Nach unserer Erfahrung ist diese Spritze unnötig. Gerade im ersten Teil der Eröffnungsphase sind die Wehen noch gut kontrollierbar. Solltest du jedoch Schmerzen empfinden, mit denen du nicht mehr umgehen kannst oder willst, ist eine Schmerzlinderung durch Pethidine weniger gefährlich.

Periduralanästhesie

> *„Ein Meisterstück männlicher Effektivität, es hindert die Frau an einer aktiven Teilnahme an der Geburt und nimmt ihr dadurch in einem gewissen Sinne ihr Monopol auf diesem Gebiet."*
>
> Helene Deutsch

Der Gebrauch der Periduralanästhesie wird in jüngster Zeit immer populärer. Ursprünglich wurde sie nur bei Komplikationen und Operationen eingesetzt. (Kaiserschnitt kann unter Periduralanästhesie durchgeführt werden). Inzwischen machen Privatärzte und Kliniken Reklame mit der schmerzlosen Geburt, bei der die Frau trotzdem wach ist und nebenher Zeitung lesen kann. (Ist die Geburt eines Kindes ein so unwichtiger Moment, daß frau es vorzieht, nebenher Zeitung zu lesen?)
Bei der Periduralanästhesie wird das anästhesierende Medikament zwischen zwei Lendenwirbel gespritzt und damit werden die sensiblen Nervenbahnen vor ihrem Eintritt ins Rückenmark blockiert. Vom Unterleib können keine Empfindungen zum Gehirn gelangen. Da diese Nervenbahnen gleichzeitig für die Bewegungsfunktion im Unterleib zuständig sind, kann es sein, daß auch die Beine völlig gefühllos und für Stunden nach der Geburt bewegungsunfähig sind. Periduralanästhesie kann als *eine* Injektion verabreicht werden, die die Nervenbahnen für 3 - 4 Stunden blockiert. Die meisten Krankenhäuser wenden jedoch eine kontinuierliche Anästhesie an. An der Einspritzstelle wird ein kleiner Katheder eingeführt, ein dünner Plastikschlauch. Dadurch können die Nervenbahnen für viele Stunden blockiert werden, ohne daß eine neue Spritze notwendig ist. In manchen Krankenhäusern gehört es zur Routine, wie Rasieren und Einlauf, daß im Rücken der Mutter ein Katheder angebracht wird, *„falls sie es brauchen sollte."*
Wenn eine Frau die Periduralanästhesie bekommt, bedeutet das gleichzeitig:
— sie muß im Bett bleiben *(s. Positionen für die Geburt S. 74)*
— sie braucht oft künstliches Oxytocin (Wehentropf), um die Wehen in Gang zu halten, da die Periduralanästhesie die Ge-

bärmuttermuskulatur entspannt und dadurch die Wehentätigkeit schwächt.
- sie braucht kontinuierlich einen Blutdruckmesser. Da in 20 % aller Periduralanästhesien der Blurdruck rapide fallen kann und sofortige Maßnahmen erforderlich sind.
- sie muß an Wehenschreiber und Herztonmesser angeschlossen sein, damit die Wehenstärke kontrolliert und die kindlichen Herztöne überwacht werden können. Niedriger Blutdruck bedeutet verminderte Versorgung des Babys, was zu einem Fall der Herzschlagfrequenz bis zu 50 % führen kann und die Sauerstoffzufuhr zum Baby vermindert.
- manchmal bekommt frau auch eine Nadel und Kanüle in die Hand, da eine Vene immer offen gehalten werden sollte, falls die Mutter plötzlich Medikamente braucht, die nur intravenös verabreicht werden können (z.B. wenn der Blutdruck fällt).
- bei einer Periduralanästhesie kann die Frau nicht selbst pinkeln. Da jedoch die Blase geleert werden muß, wird ein kleiner Katheder in die Harnröhre eingeführt.

Neben diesen ,,Unbequemlichkeiten" können auch noch folgende Nebenwirkungen auftreten:
- die Gebärmuttermuskulatur kann so entspannt (schlaff) sein, daß sich das Baby darin dreht und mit der nächsten Wehe in Querlage stecken bleibt. Das kommt sehr selten vor.
- wenn der Anästhesist daneben sticht und es nicht merkt, werden die Nervenleitungen nicht unterbrochen, die Mutter spürt alles, und die Nebenwirkungen sind zusätzlich vorhanden.
- manche Frauen reagieren mit Übelkeit und Erbrechen.
- andere klagen noch Tage danach über Kopfschmerzen.
- rapider Fall im Blutdruck erzeugt Schwindelgefühle und kann zu Ohnmacht führen.
- nach wiederholter Einspritzung oder falscher Verabreichung kann es zu Allergien an der Einspritzstelle kommen.
- die Nebenwirkungen auf Stillen und Ingangkommen der Atmung des Neugeborenen sind dieselben wie bei Pethidine.
- die Mutter spürt in der Austreibungsphase keinen Drang zum Pressen.
- die Scheidenmuskulatur ist so entspannt, daß sie bei einer normalen Geburt zu wenig Widerstand bietet und damit einer natürlichen Drehung des kindlichen Kopfes entgegen-

wirkt. Diese Drehung ist notwendig für den Austritt des Kopfes.

Auf Grund dieser letzten beiden Punkte führt eine Periduralanästhesie in über 70 % aller Fälle zur Entbindung mit Zangen oder Saugglocke. Was wiederum in fast allen Fällen einen größeren Dammschnitt nötig macht.

Nach einem Lehrbuch über Medikamente in der Geburtshilfe klappt eine Periduralanästhesie, die tatsächlich Schmerzempfindungen unterbindet und keine negativen Nebenwirkungen hervorruft, in 50 % aller Fälle. Es ist jedoch von Krankenhaus zu Krankenhaus verschieden. Manche Krankenhäuser haben ausgezeichnete Spezialisten und die Periduralanästhesie „klappt" ohne Nebenwirkungen in 80 % aller Fälle.

Zum Schluß die Gründe, weswegen eine Periduralanästhesie überhaupt verabreicht wird:
- weil die Frau auf Grund falscher Informationen meint, es sei das Beste und sich dafür entscheidet.
- aus Profitdenken der Mediziner und der chemischen Industrie.
- weil Geburt nicht mehr als etwas Natürliches gesehen wird.

Wann ist eine Periduralanästhesie wirklich angebracht:
- bei extremen Schmerzen (auf Grund von Komplikationen oder großer Angst)
- bei erhöhtem Blutdruck (könnte auch mit Valium gesenkt werden)
- bei unkoordinierter Wehentätigkeit, da es dazu beiträgt, daß sich der Muttermund entspannt und schneller öffnet.

Tips:
- Versuche herauszufinden, was in deinem Krankenhaus routinemäßig gemacht wird.
- Krankenhäuser, die Periduralanästhesie routinemäßig durchführen, haben meist einen erfahrenen Anästhesisten.
- die Erfahrung des Anästhesisten spielt eine große Rolle. Ich habe Anfänger im Rücken einer Mutter herumstechen sehen, die gleichzeitig versuchte, mit ihren Wehen klarzukommen. Wenn du dich für eine Periduralanästhesie entscheidest, wähle ein Krankenhaus, an dem kein Anfänger an dir übt.
- ein erfahrener Anästhesist kann zu Beginn der Austreibungsphase die kontinuierliche Anästhesie langsam „abdrehen", so

daß du den Drang zu pressen spürst und die Scheidenmuskulatur normalen Widerstand leistet, das Baby sich natürlich dreht und herauskommt.

Pudendus Anästhesie

Hier wird durch eine Einspritzung die Leitungsfähigkeit des Pudendusnervs unterbrochen. Dieser Nerv leitet normalerweise die Empfindungen von Harnröhre, Darmschließmuskel, seitlicher Scheidengegend, großen und kleinen Schamlippen und Klitoris an das Gehirn weiter. Wenn diese Nervenbahn blockiert wird, meistens in der Austreibungsphase, hat dies zur Folge, daß frau den Durchtritt des kindlichen Kopfes nicht spürt. Viele Frauen sind dafür dankbar, denn die Scheide ist zum Zerreißen gespannt (so fühlt es sich an, in Wirklichkeit ist die Scheide sehr dehnfähig), und die Empfindung ist fast unerträglich.
Sie muß jedoch nicht als Schmerz empfunden werden. So wie auch die sexuelle Reizung kurz vor dem Orgasmus manchmal an die Grenze des Unerträglichen kommt, wird der Durchtritt des kindlichen Kopfes – eine überwältigende Empfindung – von vielen Frauen als orgastisch schön erlebt. Barbara Vogt-Hägerbäumer schreibt dazu: „Deshalb ist es nicht zu verstehen, weshalb Ärzte die Frauen gerade zu diesem Zeitpunkt betäuben und sie gefühllos machen."
Rational ist es nicht zu verstehen. Aber psychologisch? Da steht ein Mann (Arzt) und sieht seine Patientin. Die glänzenden Augen, die durchbluteten Lippen, das Atmen und Stöhnen erinnert ihn an etwas, für das er im Moment keine Gefühle in sich aufkommen lassen darf. (Seien es sexuelle Bedürfnisse oder Frustrationen.)
Da ist es doch einfacher für ihn oder sie (wenn es eine Ärztin ist), die Empfindungen gleich in der Patientin zu unterbinden.

Tips:
Finde heraus, ob dein Krankenhaus Pudendusanästhesie routinemäßig anbietet. Schäme dich nicht für dein Erleben. Es ist dein Baby, deine Geburt und dein Recht, es intensiv zu erleben. Dein Recht aber auch, nichts zu spüren, wenn du es nicht willst. Entscheide dich aber nicht aus Scham für „lieber nichts fühlen".

Ärzte sind sich meist der sexuellen Assoziation nicht bewußt.
Einige medizinische Nachteile der Pudendusanästhesie:
- der Drang zum Pressen kann dadurch vermindert werden.
- das Scheidengewebe dehnt sich nicht natürlich, sondern wird künstlich entspannt, das hat zur Folge, daß das Baby schneller durchdrückt und dadurch leicht Dammrisse entstehen. Deswegen muß bei einer Pudendusanästhesie ein Dammschnitt gemacht werden.

Die Pudendusanästhesie ist angebracht, wenn eine Zange oder Saugglocke erforderlich ist. Hier ist es oft notwendig, die zusätzlichen Schmerzreize zu unterbinden.
Wobei die Pudendusanästhesie jedoch nur die Schmerzempfindungen der äußeren Geschlechtsteile unterbindet. Alle Schmerzreize innerhalb der Scheide werden trotzdem gespürt. Wenn du weißt, daß eine Zangengeburt notwendig wird, ist es besser, sich für eine Periduralanästhesie zu entscheiden.

Damminfiltration

Bei der Damminfiltration wird ganz am Ende der Austreibungsphase oder unmittelbar nach der Geburt eine Spritze gegeben, um den Schmerz auszuschalten, der beim Vernähen eines Dammrisses oder Schnittes entsteht. Eine notwendige Schmerzlinderung, die weder Mutter noch Kind schadet. Die Frage ist nur, ob der Dammschnitt notwendig ist.

Tips:

Wenn du während der Geburt mit Atmung und Entspannung alle Schmerzen gemeistert hast und keinerlei Mittel wolltest, „vergessen" Ärzte manchmal die Damminfiltration. Wenn du einen Dammriß oder Schnitt hattest und genäht werden mußt, sag, wenn es dir weh tut.

Ist medizinische Hilfe medikamentöse Hilfe?

In einem deutschen Lehrbuch für Geburtshilfe steht: „Bei uns hat es sich bewährt, bei Wehenbeginn bzw. mit wehenduzierenden Maßnahmen, die Parazervikalanästhesie zur Schmerzlinderung in der frühen Eröffnungsphase anzuwenden. Eine notwendige Verlängerung der Analgesie kann durch Pethidine (100 mg i.m.) erreicht werden. Bei einer Muttermundweite von 4 - 5 cm bei Mehrgebärenden, von 5 - 6 cm bei der Erstgebärenden wird dann die Periduralanästhesie angelegt, die in einem hohen Prozentsatz eine Schmerzfreiheit bis zum Ende der Entbindung einschließlich der Versorgung der Episiotomie garantiert."

Der ganze Kreislauf von Einleitung über verschiedene Schmerzmittel bis zum Dammschnitt zeigt sich hier.

Was mich frappiert, ist die Selbstverständlichkeit, mit der Mediziner lernen, was in der Geburtshilfe notwendig ist, ohne nachzudenken, was die Frau wirklich empfindet. So wird z.B. die Periduralanästhesie nicht angelegt, wenn die Frau sie braucht und danach fragt, sondern wenn der Muttermund so oder so weit eröffnet ist.

Ich selbst habe früher solchen Lehrbüchern geglaubt. Seitdem ich jedoch Entbindungen erlebt habe, in der Frauen ohne Medikamente aber mit menschlicher Unterstützung und liebevoller Ermunterung von Freunden und Hebamme den Geburtsprozeß meistern, weiß ich, daß in der medizinischen Ausbildung ein falscher „Glaube" vermittelt wird. Doch welcher Arzt, welche Hebammen sehen während ihrer Ausbildung eine „normale" Geburt? Wie sollten sie es besser wissen?

Künstliche Beschleunigung des Geburtsverlaufes

Außer dem Öffnen der Fruchtblase geben viele Ärzte auch eine Oxytocininfusion, um den Kontraktionen nachzuhelfen.

Je nach Krankenhaus wird eine Oxytocininfusion (Wehentropf) angeschlossen, wenn Frauen länger als 8 oder 10 Stunden für die Eröffnungsphase brauchen, oder wenn Mutter oder Baby Zeichen der Erschöpfung zeigen. Manchmal wird der Wehentropf ohne nähere Erklärung angebracht. Oft wird er angeschlossen, nachdem der Partner aus dem Raum geschickt wurde, und die Frau unfähig ist, sich zu wehren. Vielleicht ist sie sogar froh, daß alles beschleunigt wird und bald vorbei ist. Wenige Ärzte weisen jedoch darauf hin, daß mit der Hilfe des Wehentropfes das Baby zwar in 6 anstelle von 10 Stunden geboren sein wird, die Kontraktionen während dieser 6 Stunden jedoch sehr viel stärker und deshalb schwieriger zu meistern sind. Auch das Baby ist einer

größeren Belastung ausgesetzt mit den konzentrierten Kontraktionen, die der Wehentropf hervorruft.
Viele Ärzte assoziieren jedoch: lange Geburt – schlechte Geburt. Kurze Geburt – gute Geburt; während das in Wirklichkeit in der Empfindung der gebärenden Frau durchaus nicht so sein muß. Oft ist eine lange Geburt angenehmer, da zwischen den Kontraktionen längere Ruhepausen sind.
Ist es jedoch eine lange Geburt mit schwachen Kontraktionen und wenig oder keinem Fortschritt, kann ein Wehentropf angebracht sein. Manchmal wird er auch angeschlossen, um zu sehen, ob sich mit Hilfe des künstlichen Oxytocins mehr tut, ehe „man" sich für eine Kaiserschnittentbindung entscheidet.

Wehenschreiber (Tokographie) und Herztonschreiber (Kardiotachographie)

Die Überwachung und Beobachtung der kindlichen Herztöne und der Wehenstärke kann extern (außen auf der Bauchdecke) oder intern (innerhalb der Gebärmutter) durchgeführt werden.

Externe Wehenkontrolle
Ein Wehentaster wird mit einem elastischen Gurt auf dem Bauch der Mutter befestigt. Die Hubänderungen des Taststiftes werden von einem elektrischen Meßgerät in Form einer Druckkurve registriert.

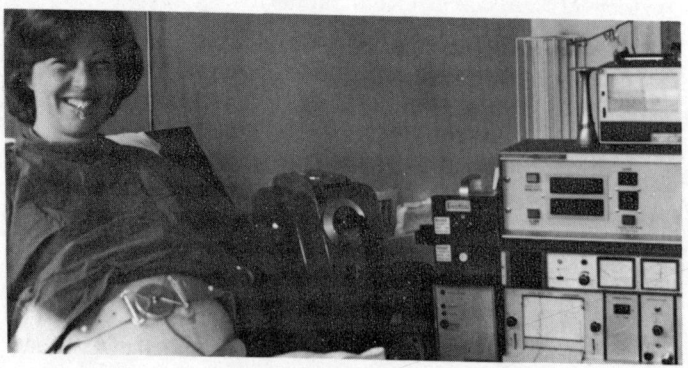

Nachteile
— Frau ist ans Bett „gebunden"
— viele Frauen finden den elastischen Gurt unbequem, er drückt oder behindert bei Massage.
— die externe Wehenkontrolle kann nur etwas darüber aussagen, wie hart die Gebärmutter wird, aber nichts darüber, wie stark die Wehe innen für das Baby ist, und wieviel Druck auf den Muttermund sie tatsächlich produziert.

Externe Kontrolle der kindlichen Herztöne
Elektroden werden auf dem Bauch der Mutter mit einem elastischen Band festgehalten. Sie wirken wie ein Mikrofon und filtern von den Geräuschen, die aus dem Bauch der Mutter kommen, die kindlichen Herztöne heraus.
Über einen Lautsprecher können sie gehört werden. Sie kommen als Doppeltöne. Wenn es dich aufregt, die Töne zu hören, bitte darum, den Lautsprecher abzustellen. Wenn alles normal verläuft und der Herztonmesser richtig funktioniert, zeigt eine Skala zwischen 120 und 160 Herztöne pro Minute an. Wenn sie darüber oder darunter liegen, ist das ein Zeichen, daß das Baby „Notsignale" sendet. Entweder ist der Druck der Kontraktionen zu stark oder die Plazenta arbeitet nicht mehr richtig, und das Baby leidet unter Sauerstoffmangel.
Oft fehlt jedoch dem Baby nichts, sondern etwas an der Maschine, und Eltern und Geburtshelfer sorgen sich unnötig über zu niedrige oder zu hohe kindliche Herztöne. Seit Anwendung der Elektrokardiographie hat sich die Rate der Kaiserschnittentbindungen verdoppelt. Wie oft war es wirklich nötig? Wenn sich die Mutter bewegt, verrutschen die Elektroden oft und geben ein unklares Bild. Nachteile also auch hier: Die Frau ist bewegungsmäßig eingeschränkt. Der Herztonschreiber zeigt oft ein unkorrektes Bild, denn durch den Filterprozeß können die Töne verfälscht werden.

Interne Wehenkontrolle
Ein Katheder (ein kleiner Plastikschlauch) wird zwischen Gebärmutterwand und Fruchtblase (Eihäute) eingeführt. Der Druck, den eine Wehe auf Baby und Muttermund ausübt, wird von die-

sem Katheder empfangen und an das elektrische Meßgerät weitergeleitet. Die aufgezeigten Druckkurven zeigen, was sich wirklich tut.

Nachteile
— Die Frau ist ans Bett gebunden.
— Fruchtblase muß geöffnet werden, um den Katheder einführen zu können (vgl. Öffnen der Fruchtblase).
— erhöhte Infektionsgefahr.
— Bei Überwachungszeit über 6 Stunden müssen deshalb Antibiotika gegeben werden.

Interne Kontrolle der kindlichen Herztöne
Eine Schraubelektrode wird am kindlichen Kopf (oder bei Steißlage am Po) befestigt. Ein dünnes, spiralförmiges Drähtchen wird in den Kopf des Kindes geschraubt. (Ich habe es mir einmal in den Handrücken geschraubt, das tat weh).
Manche Ärzte sagen: „Sehen Sie, es war gut, daß wir die Schraubelektrode anbrachten, denn kurz darauf begannen die kindlichen Herztöne zu rasen . . ." Die Frage ist nur, warum? Vielleicht reagiert das Baby auf das Drähtchen in seinem Kopf. Die internen Messungen der kindlichen Herztöne können so unpräzis sein wie die externen, doch die Nachteile sind größer.
— frau ist ans Bett gebunden
— die Fruchtblase muß geöffnet werden, um die Schraubelektrode anzubringen.
— Risiko einer unnötigen Kaiserschnittgeburt bei falscher Wiedergabe der kindlichen Herztöne.
— in einem von 20 Fällen entwickelt das Kind einen Abszeß an der Stelle, wo die Elektrode angebracht war.
— bei anormaler Lage des Kindes kann ein Auge (oder bei Steißlage das Geschlechtsteil) verletzt werden.
— der Muttermund oder das Gehirn des Babys können verletzt werden.
— wenn die Elektrode nicht an der richtigen Stelle sitzt, sind die Aufzeichnungen der Herztöne falsch.
— manchmal versucht das Baby seinen Kopf wegzudrehen, wenn die Schraubelektrode angebracht wird und verändert sich da-

durch von einer günstigen Lage in eine ungünstige.
Alles in allem: die externen Messungen sind nutzlos, und die internen Messungen nicht risikolos und sollten deshalb nur angewendet werden, wenn die Schwangerschaft oder der Geburtsverlauf bisher nicht normal verliefen, Verdacht auf mangelhafte Plazentafunktion besteht oder die Geburt eingeleitet ist – um ständig kontrollieren zu können, wie stark die Wehen sind, und wie das Baby auf den Geburtsprozeß reagiert. Bei einer echten Risikogeburt sind die Nachteile des Meßgeräte das kleinere Übel, da

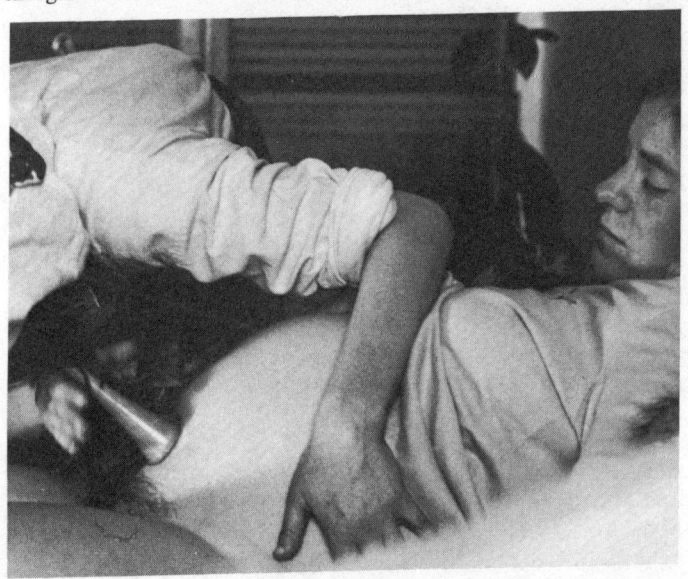

durch Abhören mit einem Stethoskop die Herztöne während oder kurz nach einer Kontraktion nicht gehört werden können. Es ist jedoch normal, daß während der Kontraktionen die kindlichen Herztöne unregelmäßig werden. Wichtig zu wissen ist, wie lange sie nach den Kontraktionen brauchen, um sich zu erholen, und ob sie sich jedes Mal erholen. Am besten hört die Hebamme alle zwei-vier Wehen in den Wehenpausen die kindlichen Herztöne mit einem Stethoskop ab, wenn eine Unsicherheit oder Gefährdung besteht. Wenn alles normal verläuft, reicht es völlig, wenn jede Stunde „abgehört" wird. Allerdings muß sich die Mutter auf den Rücken legen, damit die kindlichen Herztöne abgehört

werden können und das ist beschwerlich, vor allem, wenn kaum Pausen zwischen den Wehen sind. Wenn eine Unsicherheit ein häufiges Abhören notwendig macht, ist es angenehmer für die Mutter, das Elektrokardiogramm zu akzeptieren.
Untersuchungen in vier englischen Krankenhäusern zeigten, daß keinerlei Unterschied im nachgeburtlichen Zustand des Babys (Apgarrate und Mortalitätsrate) bestand zwischen einer Gruppe, deren Geburt mit Monitoren überwacht wurde, und einer Kontrollgruppe, die von einer Hebamme ohne Geräte überwacht wurde.

Dammschnitt (Episiotomie)

In den meisten Krankenhäusern wird routinemäßig ein Dammschnitt ausgeführt. Das Argument der Mediziner dafür ist, daß das Gewebe rings um die Scheide nicht überdehnt werden soll, um einem Gebärmuttervorfall vorzubeugen.
Dieses Argument stammt meines Erachtens noch aus der Zeit, in der Frauen in der Regel fünf und mehr Kinder geboren haben, und es deshalb häufig schlaffe Scheidenwände und Gebärmuttervorfall gab. Bei zwei oder drei Kindern ist dieses Risiko normalerweise nicht vorhanden.
Außerdem: Mit Hilfe der Kegelübungen kann jede Frau (auch nach dem 3. Kind) ihre Scheide elastisch halten. Kegelübungen und Massage mit Vitamin E-Creme oder Weizenkeimöl sind die beste Vorbereitung dafür, daß sich das Scheidengewebe so weit dehnt, um Kopf und Körper des Kindes hindurchzulassen, ohne daß die Öffnung mit einem Schnitt vergrößert werden muß.
Auch die Schamlippen und die Häutchen um die Klitoris müssen sich bei der Geburt dehnen. Viele Frauen, die nur den Scheideneingang massieren, brauchen zwar keinen Dammschnitt, können jedoch leichte Risse in den kleinen Schamlippen bekommen. Massiere deshalb die ganze Vulva. Am besten ist es, wenn du mit Massage und Kegelübungen so früh wie möglich in der Schwangerschaft beginnst. Aber es gibt auch Berichte von Frauen, die Kegelübungen nur in den letzten 2 Monaten und die Massage nur in den letzten Wochen machten und denen es geholfen hat.

Während der Geburt kannst du die Hebamme darum bitten, den Scheideneingang zu massieren, um das Gewebe dehnfähiger zu machen. Das tut etwas weh. Wenn dich das daran hindert, dich zu entspannen, laß es lieber. Sprich am besten vorher mit deiner Hebamme darüber. Viele Hebammen, die in den letzten Jahren ausgebildet wurden, haben nie gelernt, wie sie den Scheideneingang massieren oder den Damm unterstützen können, damit er nicht einreißt. Da sowieso geschnitten wird, brauchen sie diese „Kunst" nicht mehr.
Sprich den Stolz der Hebamme an. Bitte sie, dir zu helfen, damit du nicht reißt und keinen Dammschnitt brauchst — indem sie dich massiert, den Damm unterstützt und dir genau sagt, wann du nicht pressen sollst, um dem Damm zur Dehnung etwas Zeit zu lassen. Sprich mit deinem Arzt. Oft wird nur geschnitten, weil Nähen das Einzige ist, was ein Arzt bei einer normalen Geburt zu tun hat und was er als Privatarzt mit der Kasse abrechnen kann.

In den meisten Krankenhäusern wird viel zu früh geschnitten, ehe erkennbar ist, ob ein Schnitt notwendig ist oder nicht. Solange das Gewebe noch fleischig aussieht und durchblutet ist, kann es sich immer noch ein Stückchen dehnen (vorausgesetzt, die Mutter und besonders ihr Scheidengewebe ist entspannt). Manchmal dehnt sich das Gewebe jedoch wirklich nicht, oder die kindlichen Herztöne werden langsamer, und ein Dammschnitt muß gemacht werden, damit das Baby schneller geboren werden kann. Oft benutzen Geburtshelfer im Krankenhaus dieses Argument jedoch bei jeder Frau, egal ob es stimmt oder nicht. Manchmal ist es dir im aktuellen Geburtsprozeß sogar lieb, wenn ein Dammschnitt gemacht wird. Vielleicht bist du so erschöpft, daß du möchtest, daß das Baby mit der nächsten Wehe herauskommt, egal wie. Hauptsache es ist endlich vorbei.
Bei Frühgeburten ist oft ein Dammschnitt nötig, damit der Geburtsprozeß beschleunigt wird und das Baby weniger Druck aushalten muß.
Bei Steißlage wird ein Dammschnitt gemacht, weil es wichtig ist, den Kopf schnell herauszubringen. Wenn der Körper geboren ist, haben die Lungen Raum sich zu entfalten, das Baby darf aber noch nicht atmen, weil der Kopf noch in der Scheide steckt. Deshalb muß das Gesicht des Baby möglichst schnell geboren werden.

Mach dir keine Vorwürfe, wenn du einen Dammschnitt willst oder gegen deinen Willen bekommst. Freu dich, daß dein Baby bald da ist. Der Schnitt tut meistens nicht weh. Er wird in der Regel während einer Preßwehe ausgeführt, wenn das Gewebe vom Druck des kindlichen Kopfes so betäubt ist, daß du keinen Schmerz spürst – nur eine Erleichterung, weil plötzlich mehr Raum da ist. Der „einzige" Nachteil des Dammschnittes ist die Naht hinterher, zu einem Zeitpunkt, an dem du dich eigentlich erholen und mit deinem Mann an dem Baby freuen willst.
Erkundige dich, wer näht. Manche Frauen berichten, daß sie von einem Medizinstudenten genäht wurden, die Naht wieder aufgetrennt und neu genäht werden mußte.

„Nach der Geburt meines ersten Kindes hatte ich große Schwierigkeiten mit der Dammnaht und Schmerzen. Noch nach einem Jahr war ich unfähig, Geschlechtsverkehr zu genießen. Als ich wieder schwanger wurde, war deshalb das Schlimmste für mich, wieder geschnitten und genäht zu werden. Ich fand einen Arzt, der versprach, mich nicht zu schneiden und bereit war, mich auf meine eigene Verantwortung hin lieber reißen zu lassen. Bei der Geburt hatte ich wahnsinnige Angst. Ich konnte und wollte in der Austreibungsphase nicht pressen, aus Angst zu reißen. Das Baby kam und kam nicht. Ich wußte, ich mußte pressen. Ich konnte es jedoch nicht übers Herz bringen, stückchenweise zu pressen. Ich wußte, entweder ich schaffe es mit einem großen Druck oder nie. Ich atmete, bereitete mich vor und tat einen gewaltigen „Presser" und mein Baby schoß heraus. Ich hatte einige kleine Risse. Ich verhandelte jedoch mit dem Arzt und wurde schließlich auf meine eigene Verantwortung nicht genäht. Nach einer Woche waren die Risse von selbst geheilt, und nach 14 Tagen spürte ich nichts mehr."

Manchmal hört man das Argument, daß Frauen zum After hin reißen könnten, wenn sie nicht geschnitten werden. Das deckt sich jedoch nicht mit der Erfahrung der alternativen Geburtshilfe. Meistens sind die Risse kleiner als der Schnitt. Das Hauptargument der Mediziner ist, daß ein Riß sehr viel schwieriger zu nähen ist als ein glatter Schnitt. Das stimmt zwar, andererseits heilt das Gewebe besser, wenn die Wunde im Zickzack ineinander verzahnt ist. Jeder Arzt und jede Hebamme weiß aus Erfahrung, daß ein gut vernähter Riß besser heilt als ein Schnitt, aber nur wenige werden es zugeben.

Bei einem „normalen" Dammschnitt wird oft die Bartholinische Drüse verletzt, die die natürliche Feuchtigkeit der Scheide produziert. Der Londoner Arzt Gordon Bourne hat eine neue Methode entwickelt, wie ein Dammschnitt gemacht werden kann, ohne diese Drüse zu verletzen. Sprich mit deinem Arzt darüber. Wenn die Drüse nach der Geburt für einige Zeit nicht funktioniert, bewirkt nicht nur die Narbe der Dammnaht sondern auch die unnatürliche Trockenheit der Scheide Schmerzen beim Geschlechtsverkehr. Wenn das der Fall ist, benütze Öle oder laß dir eine Vaginalsalbe verschreiben.

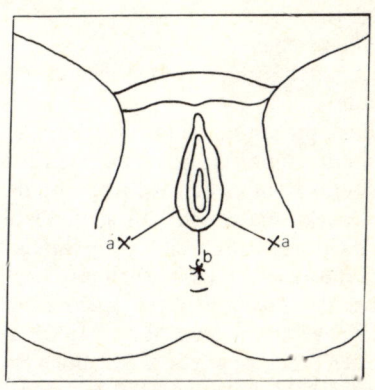

Es gibt verschiedene Arten der Schnittführung: a.) *laterale* Episiotomie. *Vorteile:* Der Schnitt ist einfacher auszuführen, es kann großzügig geschnitten werden, da die Aftermuskulatur dabei nicht verletzt werden kann. *Nachteil:* Der Schnitt heilt weniger gut als eine mediane Episiotomie und die Frau hat oft längere Beschwerden im Wochenbett. Die Bartholinische Drüse kann verletzt werden. b.) *mediane* Episiotomie. *Vorteil:* Der Schnitt heilt besser und schneller, die Frau hat weniger Schmerzen im Wochenbett. *Nachteil:* begrenzte Schnittlänge, sorgfältige Schnittführung ist notwendig.

Daß so häufig eine laterale Episiotomie ausgeführt wird, ist nur dadurch zu erklären, daß die Ärzte oder Hebammen in ihrem eigenen Interesse anstatt im Interesse der gebärenden Frau entscheiden. In den wenigsten Fällen ist eine laterale Episiotomie notwendig (wenn es ganz schnell gehen muß oder ein wirklich großer Schnitt erforderlich ist).

Zangengeburt

Die Austreibungsphase kann eineinhalb bis zwei Stunden dauern. Solange die Frau noch Preßwehen hat, und nicht zu erschöpft ist, und allmählich mehr und mehr vom Kopf des Babys zu sehen ist, muß nicht künstlich beschleunigt werden. Fast alle Krankenhäuser limitieren jedoch die Austreibungsphase auf 20 - 40 Minuten. Wenn nach 30 Minuten Austreibungsphase das Baby nicht geboren ist, wird oft alles für eine Zangengeburt hergerichtet. Medizinisch gerechtfertigte Gründe für eine Zangengeburt sind:
— unregelmäßige Herztöne
— zu schwache Preßwehen
— ungünstige Lage des Kindes, so daß es von selbst nicht herauskommen würde.
Dies kommt jedoch prozentual selten vor.
Wenn du dich in der Austreibungsphase noch frisch genug fühlst und eine Verzögerung vorhanden ist, frage, ob du nicht für 5 - 10 Minuten in der Hocke sitzen oder auf allen Vieren knien kannst. Oft senkt sich dann das Baby weiter nach unten. Sitze zumindest so aufrecht wie möglich und lehne Dich mit dem Kopf und Oberkörper vornüber *(s. Positionen für Austreibungsphase S. 77)*
Wenn eine Zangengeburt jedoch nötig ist, wirst du wahrscheinlich flach auf den Rücken gelegt, Füße hoch in Haltegurte. Du bekommst eine lokale Betäubungsspritze oder eine Pudendusanästhesie, und dann wird ein Dammschnitt gemacht. Zuerst wird eine Zangenhälfte (sieht aus wie ein großer Salatlöffel) zwischen Scheidenwand und einer kindlichen Kopfseite eingeführt, dann die andere auf der anderen Seite, und beide werden zu einer Zange verbunden. Das Wort Zange ist ein bißchen irreführend, denn der kindliche Kopf wird nicht zwischen den beiden Zangen eingeklemmt. Die Zangen agieren vielmehr wie ein Schutzhelm und schaffen mehr Raum für den Kopf des Babys. Sie drücken die Scheidenwände auseinander und führen (nicht ziehen!) das Baby heraus. Manchmal wird eine Zangengeburt angewendet (z.B. bei Frühgeburten), um einer Gehirnschädigung vorzubeugen, denn der Kopf des Babys ist in der Zange geschützt und deshalb weniger Druck ausgesetzt.
Der Nachteil der Zangengeburt ist hauptsächlich, daß ein größerer Schnitt gemacht werden muß und die Mutter hinterher mehr wund ist, da ihre Scheide von metallenen Löffeln gedehnt wurde.

Manche Babys werden nach einer schweren Geburt auf die Intensivstation verlegt. Die meisten können jedoch, besonders wenn die Zangengeburt ihre Ursache *nur* in der ärztlichen Ungeduld (und Unerfahrenheit mit natürlichen Geburten) hat, genauso wie normal geborene Babys auf den Bauch der Mutter gelegt, gehalten und liebkost werden. Männer oder Freundinnen werden bei einer Zangengeburt meistens aus dem Raum geschickt. Vielleicht weil der Anblick zu beunruhigend ist (es sieht schlimmer aus, als es ist), oder weil der Arzt durch die Anwesenheit verunsichert ist. Wenn die Frau sie braucht, sollen sie einfach dableiben. Sie können sich ja so hinstellen, daß sie die Frau anschauen, sie halten und ermuntern, anstatt dem Arzt zuzuschauen.

Vakuum Extraktion

Dieselben Ursachen, die eine Zangengeburt notwendig machen, gelten auch für die Vakuum Extraktion. Manche Krankenhäuser ziehen das eine dem anderen vor. In England wird kaum noch eine Geburt mit Vakuum Extraktion beschleunigt und beendet. Denn der Saugnapf, der auf den Kopf des Babys gesetzt wird (um es wie ein Staubsauger herauszu„saugen"), kann zu Deformierungen des Schädels führen und ist für das Baby viel belastender als eine Zangengeburt.

Programmierte oder eingeleitete Geburt

Bei einer programmierten Geburt bestimmen Eltern und Arzt gemeinsam ein Datum für die Entbindung. Die Frau geht an einem bestimmten Tag morgens ins Krankenhaus, die Wehen werden künstlich eingeleitet, und das Baby wird noch am selben Tag geboren. Oft wird sogar eine bestimmte Stundenzahl progammiert. Intensität und Schmerzempfindung der Wehen werden mit Medikamenten kontrolliert.
Das Argument der meisten Mediziner ist, daß bei einer programmierten Geburt die Schwangerschaft zu einem für Mutter und Baby optimalen Zeitpunkt beendet ist.
Folgende Vorteile werden genannt:

- Die Mutter kann sich darauf einstellen, an welchem Tag sie ihr Kind gebären wird und notwendige Vorbereitungen treffen. Für manche Mütter ist das ein beruhigender Faktor.
- Das Kind wird geboren, solange die Plazenta noch vollständig funktioniert.
- Die Geburt findet zu einem Zeitpunkt statt, an dem Personal und Apparaturen optimal zur Verfügung stehen.

Wenn der Muttermund bereits flach, weich und geburtsbereit ist, wird die programmierte Geburt folgendermaßen durchgeführt:

Oxytocininfusion (Wehentropf)
Die Mutter bekommt eine Kanüle in eine Vene auf dem Handrücken, die mit einem Plastikbehälter verbunden ist, aus dem ein Glukose/Oxytocingemisch tropft. Diese Lösung wird direkt vom Blut absorbiert. Entsprechend der Ansprechbarkeit der Gebärmuttermuskeln kann die Geschwindigkeit der Infusion reguliert werden. Wenn die Kontraktionen schon bald stark sind, kann auf 8 Tropfen pro Minuten reduziert, wenn die Gebärmuttermuskeln kaum reagieren, kann auf bis zu 30 Tropfen pro Minute erhöht werden. Oft wird ein Infusionsautomat verwendet, d.h. der Wehentropf ist mit einem Wehenschreiber verbunden. Je nach dem, wie starke oder schwache Wehen der Wehenschreiber registriert, reguliert sich die Tropfenzahl. Oder die Mutter hat am anderen Arm eine Infusion mit einem wehenhemmenden Mittel und bekommt abwechselnd Tropfen von der einen und der anderen Seite.
Gleichzeitig mit dem Wehentropf wird meist eine *Peridural-* oder *Parazervikalanästhesie* gegeben. Damit werden die Schmerzempfindungen, die mit einer eingeleiteten Geburt einhergehen, unterbunden.
Da die Dosierung von Oxytocin selbst bei einem Infusionsapparat selten richtig klappt, werden bei einer eingeleiteten Geburt meist mehr Schmerzen empfunden. Außerdem werden die Wehen nicht allmählich intensiver, so daß frau sich daran gewöhnen kann, sondern sind plötzlich voll da. Die Mediziner sollten den Infusionsapparat so einstellen, daß die Kontraktionen in Stärke und Häufigkeit wie bei einer spontanen Geburt sind und damit die Anästhesie überflüssig wird. Oft wird die Anästhesie

dazu benutzt, die Oxytocinmenge ohne Schmerzen für die Frau zu erhöhen. Das ist meist nicht nur unnötig, sondern kann schädlich sein. Das Baby ist bei häufigen und starken Kontraktionen einer größeren Belastung ausgesetzt (auch wenn die Mutter nichts spürt). Außerdem werden von der Mutter während des Geburtsprozesses gewisse Hormone produziert, die den Reifungsprozeß der kindlichen Niere und Leber fördern! Manche Kinder brauchen eine längere, andere eine kürzere Geburt, um alle notwendigen Stoffe von der Mutter mitzubekommen. Wenn eine Geburt auf sieben Stunden programmiert wird, werden die individuellen Bedürfnisse des Babys nicht berücksichtigt.

Öffnen der Fruchtblase
In manchen Krankenhäusern öffnen sie die Fruchtblase als erstes, teilweise am Abend vor der Einleitung, da nach Abgang des Fruchtwassers oft spontan die Wehen beginnen. Wenn dir dann wirklich die Möglichkeit gelassen wird, ohne Wehentropf zu entbinden, ist das in Ordnung! Meist wird jedoch trotzdem der Wehentropf angelegt, um den Geburtsprozeß zu beschleunigen.
Gerade bei den verstärkten Wehen einer eingeleiteten Geburt wäre es besser, dem Baby das schützende Wasserkissen zu lassen.

Wenn der Muttermund noch nicht weich und geburtsbereit ist, wird manchmal eine *Östrogenvorbehandlung* gemacht. Die Mutter bekommt zwei bis fünf Tage lang Östrogen in Tablettenform oder mit Spritzen. Damit wird die Gebärmutter zu Vorwehen stimuliert. *(vgl. Vorbereitung der Gebärmutter auf die Geburt S. 56)*
Anstelle einer Oxytocinfusion (die zu starke Wehen hervorrufen würde, solange der Muttermund noch nicht weich genug ist, um sich zu öffnen) wird oft eine *Prostaglandineinfusion* angelegt oder werden Prostaglandine in Tablettenform gegeben. Die Prostaglandineinfusion, die nur Vorbereitungswehen hervorruft, ist oft unangenehm, denn meistens wird der Frau die Infusion morgens „angehängt", dann hat sie den ganzen Tag über leichte Wehen, und abends wird die Infusion wieder abgenommen, damit sie schlafen kann. Am nächsten Morgen das gleiche, und das mehrere Tage

lang, bis der Muttermund weich genug ist, um die Geburt mit einer Oxytocininfusion einzuleiten. Zu diesem Zeitpunkt sind viele Frauen jedoch schon so erschöpft und gelangweilt vom Liegen und Warten, daß sie keine Lust mehr haben, aktiv an der Geburt mitzuarbeiten.

In einem Londoner Krankenhaus wurde Frauen, deren Geburt am nächsten Morgen eingeleitet werden sollte, am Abend vorher eine geleeartige Masse an den Muttermund massiert. Dieses Gelee enthielt genausoviel Prostaglandine wie der männliche Samen. Bei 50 % der Frauen begannen in der Nacht spontane Wehen. Könnte es sein, daß Geschlechtsverkehr den Reifungsprozeß des Muttermundes unterstützt?

Das alles, Oxytocin, Prostaglandineinfusion, Öffnen der Fruchtblase etc. hat seinen Sinn und ist unentbehrlich, wenn die Geburt nach dem errechneten Termin überfällig ist oder wenn die Kontraktionen nicht stark genug sind. Es ist jedoch fragwürdig, ob es angewendet werden sollte, nur um möglichen Komplikationen (z.B. mangelhaft funktionierender Plazenta) vorzubeugen. Die programmierten Geburten werden oft „sicherheitshalber" 1 - 7 Tage vor dem errechneten Geburtstermin geplant, weswegen der Muttermund dann häufig noch nicht weich und geburtsbereit ist. Wenn du dich daran erinnerst, wieviele Faktoren normalerweise zusammenspielen, um eine Geburt auszulösen, ist es verständlich, daß eine Geburt, die nur durch ein einzelnes Hormon ausgelöst wird, weniger harmonisch verläuft. Z.B. können bei eingeleiteten Geburten Einrisse am Muttermund entstehen, da starke Wehen den Gebärmutterhals hochziehen, solange der Muttermund noch nicht geburtsbereit ist. Ein weiterer Nachteil der eingeleiteten Geburt: Nachgeburtsblutungen sind häufiger als bei normalen Geburten. Da bei einer eingeleiteten Geburt die Gebärmutter zu Kontraktionen ‚gezwungen' wird, kontrahiert sie oft nach der Geburt nicht mehr normal! Die Hormondosis, die normalerweise bei Nachgeburtsblutungen gegeben wird, um Kontraktionen zu stimulieren, spricht oft bei beendeter eingeleiteter Geburt nicht mehr an, da der Körper schon zu viel des künstlichen Hormons in sich hat. Aus diesen Gründen wurde in den USA Ende 1978 Oxytocin zur Einleitung und Beschleunigung des Geburtsprozesses ohne medizinischen Grund verboten.

Es gibt jedoch medizinische Gründe, aus denen eine Geburt eingeleitet oder sogar programmiert werden muß:
- Präeklampsie
- sehr hoher Blutdruck
- mangelhaft funktionierende Plazenta
- zu schmales Becken (das Baby soll geboren werden, bevor es zu groß ist).

Mögliche Komplikationen: Tips und Geburtsberichte

Hoher Geradstand

In den folgenden Abbildungen kannst du erkennen, wie bei einer normalen Geburt die ovale Form des Kopfes der ovalen Form des Beckens angepaßt ist. In Abb. B ist der Durchmesser des kindlichen Kopfes in dieser Lage größer als der Beckenausgang.

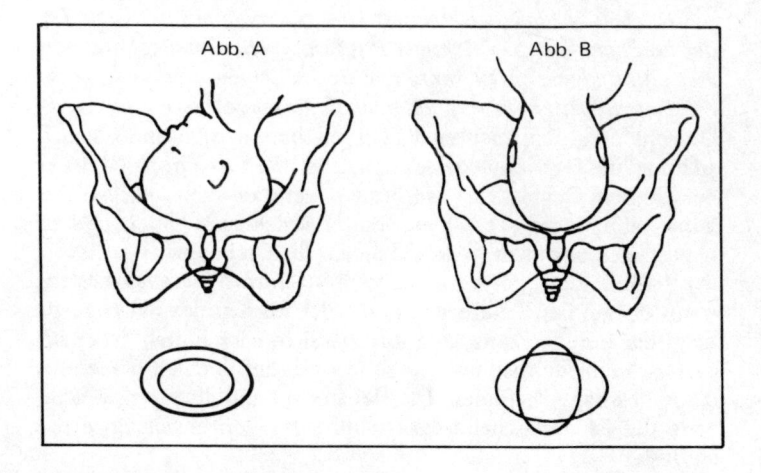

Abb. A   Abb. B

Wenn ein Baby im Bauch der Mutter nicht nach rechts oder links schaut, sondern nach vorn oder hinten, so nennt man das einen „hohen Geradstand".

Solange das Baby in dieser Richtung liegt, kann es nicht ins Becken sinken und die Mutter kann für einige Stunden Geburtswehen haben, ohne daß sich der kindliche Kopf ins Becken senkt. Auch die Eröffnung des Muttermundes erfolgt oft langsamer oder kommt zum Stillstand, da der kindliche Kopf zu hoch steht und nicht auf den Muttermund drückt. Ursachen für den hohen Geradstand können eine Beckenanomalie sein (z.B. querverengtes Becken) oder, daß der Kopf durch eine Nabelschnurumschlingung an der richtigen Drehung gehindert wird. Manchmal liegt es auch an der Form der Gebärmutter.

In den meisten deutschen Krankenhäusern wird bei kräftigen Wehen 2 Stunden gewartet. Wenn sich der Kopf in dieser Zeit nicht dreht, wird ein Kaiserschnitt gemacht (nach Martius, Lehrbuch der Geburtshilfe in 50 - 80% der Fälle). Nach unserer Erfahrung ist es jedoch möglich, daß sich der Kopf auch noch nach 12 - 24 Stunden drehen kann. Eine Hebamme sagte: *„Bei leichten Wehen gebe ich den Müttern ein Schmerz- und Schlafmittel, so daß sie noch eine ruhige Nacht haben, die Wehen auch mit 'einschlafen', und die Babys weniger starke Wehen durchzuhalten haben, solange es noch keinen Ausgang für sie gibt. Es geschieht häufig, daß bei erneuter Untersuchung am nächsten Tag der kindliche Kopf in richtiger Position im Becken liegt und normal entbunden werden kann. Die Babys denken sich wohl — 'so gehts nicht weiter, da muß ich mich halt drehen' "*.

Obwohl es in den meisten Fällen am besten ist, wenn du dich während des Geburtsprozesses möglichst viel aufrecht hältst, ist es bei „hohem Geradstand" am besten, wenn du dich hinlegst. Das Baby hat dann bei den Wehen weniger Druck auszuhalten, und du kannst dich ausruhen, während du auf die Drehung wartest. Zeigt der Befund „dorsoposterior" (Gesicht nach vorn), ist es am besten, wenn du auf der Seite liegst, in die der Rücken des Babys zeigt. Zeigt der Befund „dorsoanterior" (Gesicht nach hinten) ist es am besten, wenn du dich auf die Seite legst, auf der sich Beine und Arme des Babys befinden. Die Hebamme kann dir sagen, welche Seite das ist. Das scheint die Drehung des Kopfes günstig zu beeinflussen.

Erlaube dir selbst Schmerz- oder Schlafmittel, wenn die Wehen zu stark sind, um sie mit der Atmung in den Griff zu kriegen. Ruhe dich aus, versuche zu schlafen, du brauchst deine Kraft und Energie für die Zeit, wenn das Baby sich wirklich senkt und du

mit den Wehen mitarbeiten kannst. Sobald sich der kindliche Kopf gedreht hat und beginnt sich zu senken, ist es gut, wenn du aufstehst oder zumindest im Bett aufsitzt, falls du an Monitoren und Dextrose- oder Wehentropf angeschlossen bist.
Vor allem, wenn dein Baby nach vorn schaut und sein Hinterkopf und seine Wirbelsäule von jeder Kontraktion gegen deine Wirbelsäule gedrückt werden, ist es gut, wenn du viel massiert wirst, und Positionen einnimmst, die Rückenschmerzen lindern.

Steißlage

4 - 6% aller Babys werden in Steißlage geboren, die meisten davon mit dem Po zuerst, wenige mit den Füßen oder einem Fuß. Bis zum achten Schwangerschaftsmonat liegen die Babys in allen möglichen Positionen in der Gebärmutter, die meisten drehen sich in den letzten zwei Schwangerschaftsmonaten, so daß sie mit dem Kopf nach unten liegen. Einige Babys können sich dann nicht mehr drehen, weil sie schon zu groß sind oder die Gebärmutter zu straff ist. Manchmal ist die Gebärmutter so nachgiebig, daß sich Babys in den letzten Wochen noch drehen können und zum Zeitpunkt der Geburt eben mit dem Po nach unten liegen. Babys, die mit angezogenen Beinen in der Gebärmutter liegen, drehen sich eher in die normale Position. Babys mit gerade ausgestreckten Beinen können sich nicht mehr so gut drehen. Wenn sich das Baby in Steißlage befindet, kann es zwischen der 31. und 38. Woche durch eine kräftige Massage der Bauchdecke von der Hebamme oder dem Arzt gedreht werden. Manchmal drehen sich diese Babys jedoch bis zum nächsten Tag wieder in ihre „Lieblingsposition" zurück. Manche Babys wollen eben in Steißlage geboren werden. Eine Mutter erzählte mir, daß sie ihr Baby dazu überlistete, sich in die normale Position zu begeben, indem sie sich zweimal täglich 10 Minuten auf ein, am Fußende erhöhtes Bügelbrett legte.
Als sie merkte, daß sich ihr Baby gedreht hatte, ging sie auf einen langen Spaziergang, damit es sich nun, Kopf nach unten, ins Becken senken würde. Sobald sich der Kopf oder der Po einmal ins Becken gesenkt hat, können sich die Babys nicht mehr drehen. Doch eigentlich sind die Ängste der Mutter und Dreh-Versuche

der Hebamme meist unnötig. Nur weil Steißlagen sehr viel seltener vorkommen, sind sie in der Regel nicht viel komplizierter. Bei einer ansonsten normal verlaufenden Schwangerschaft ist die Steißlage allein kein Risiko.
Ich will damit nicht den Eindruck erwecken, als ob alle Geburten gar nicht so kompliziert und schmerzhaft wären, wie man immer hört. Jede Geburt hat ihre schmerzhaften Phasen. Es kommt auf die Toleranzgrenze der einzelnen Mutter an, wieviel Schmerz sie ertragen kann. Ich glaube jedoch, daß die starken Schmerzen bei einer „normalen" Steißlage hauptsächlich daher kommen, daß die Mütter viel mehr Angst haben und mehr Schmerzen erwarten.

Geburtsbericht: Steißlage, Geburt im Krankenhaus
Unser erstes Baby war in Steißlage im Krankenhaus unter vielen Medikamenten und mit der Zange geboren worden und kam für die ersten 48 Stunden auf die Intensivstation.
Als es sicher war, daß unser zweites Baby auch in Steißlage lag und wir deswegen im Krankenhaus entbinden mußten, waren wir sehr enttäuscht und entmutigt. Wir hatten uns auf eine natürliche, sanfte Hausgeburt gefreut. Doch dann unterhielten wir uns mit Freunden darüber, rappelten uns auf, stellten eine „Wunschliste" zusammen und sprachen mit unserem Krankenhausarzt darüber.
Wir forderten: keine Medikamente, außer, wenn wir darum bitten; keine Anwendung des Wehenschreibers; eine ruhige Atmosphäre; Unterstützung der Lamazemethode, nach der wir uns vorbereitet hatten; daß das Baby auf meinen Bauch gelegt wird, bevor es versorgt wird; daß mein Mann die ganze Zeit dabei sein kann, auch wenn Forzepszangen notwendig werden; daß ich mich frei bewegen kann und nicht zum Liegen gezwungen werde.
Der Arzt erklärte sich damit einverstanden, vorausgesetzt, alles verliefe normal. Aber das war selbstverständlich auch unser Wunsch. Ich war bereits in fortgeschrittener Eröffnungsphase, als wir im Krankenhaus ankamen und kam sofort ins Entbindungszimmer. Alles lief, wie wir es uns wünschten. Einmal boten sie mir an, ob ich nicht doch lieber eine Periduralanästhesie wollte. Es schien, als ob sie nicht begreifen konnten, daß jemand eine Steißlagengeburt ohne Schmerzmittel überstehen konnte. Ich lief viel herum, um mich abzulenken. Unser Baby wurde ohne Forzepszangen entbunden, und nur ein kleiner Dammschnitt war

nötig. Wir bekamen sie direkt auf meinen Bauch gelegt, es wurde Schleim abgesaugt und dann saugte sie an meiner Brust. Mein Mann durfte sie baden und alles in allem war es eine glückliche und natürliche Krankenhausentbindung.

Kaiserschnitt

Für einen Kaiserschnitt wird ein ungefähr 10 cm langer Schnitt knapp oberhalb des Schambeins gemacht. Diese tiefliegende Schnittnarbe in der Gebärmuttermuskulatur behindert bei der Geburt des nächsten Kindes die kontraktile Fähigkeit der oberen längslaufenden Muskelschicht nicht. Deshalb ist es nicht mehr unbedingt notwendig bei jeder, nach einem vorausgegangenen Kaiserschnitt folgenden Geburt, eine Schnittentbindung zu machen. Die Narbe muß allerdings während der Schwangerschaft und Geburt beobachtet werden, um festzustellen, ob Einrisse oder Verhärtungen an ihr entstehen.

Gründe für einen Kaiserschnitt:
- abnorme Lage des Kindes
- abnormes Größenverhältnis zwischen Kind und mütterlichem Becken
- abnorme Verengung des mütterlichen Beckens (aufgrund von Rachitis, Unfall etc.) Das Kind würde in diesen Fällen bei einer normalen Entbindung nicht durchs Becken passen.
- tiefliegende oder vorliegende Plazenta. Die Plazenta würde sich von der Gebärmutterwand lösen, wenn sich der Muttermund öffnet. Verblutungsgefahr für Mutter und Kind.
- die Gebärmutter kontrahiert trotz Wehenmittel ungenügend
- starke Vernarbungen am Muttermund. In diesen beiden Fällen öffnet sich der Muttermund nicht.
- Plazentainsuffizienz
- unregelmäßige kindliche Herztöne. In diesen Fällen ist die Versorgung des Kindes gefährdet.

Die große „Kaiserschnittwelle" scheint vorbei zu sein, trotzdem werden auch heute noch unnötige Kaiserschnitte durchgeführt. Zu oft ist ein Kaiserschnitt das Ende eines Kreislaufs, der mit Einleitung begonnen hat (Durch Wehenmittel wurden entweder zu starke Wehen ausgelöst, die zu Einrissen am Muttermund, zu Unregelmäßigkeiten in den kindlichen Herztönen führten, oder zu so starken Schmerzen, daß eine Periduralanästhesie erforderlich wird und die Wehentätigkeit nachläßt).

Zu oft wird auch ein Kaiserschnitt geplant, wenn die Frau ein enges Becken hat, anstatt ihr zu ermöglichen, in einer Position zu gebären, in der der Geburtsausgang erweitert ist *(vgl. Positionen für den Geburtsprozeß)*.

In einem westafrikanischen Völkerstamm haben fast alle Frauen ein so enges Becken, daß moderne westliche Ärzte in jedem Fall einen Kaiserschnitt durchführen würden. Doch alle diese Frauen haben eine natürliche Entbindung: im Stehen! (nach Richards/ Chard, *Benefits and Hazards of Presentday Obsletrics*).

Wenn du einen Kaiserschnitt brauchst, ist es zu überlegen, ob du den Eingriff unter Periduralanästhesie anstatt unter Vollnarkose durchführen läßt. Bei der herkömmlichen Methode der Vollnarkose verschläft die Frau die Geburt und auch die ersten Lebenstage ihres Kindes, und außer an den Wundschmerzen leidet sie unter den Nebenwirkungen der Vollnarkose. Das Kind hat Saug- und Atemschwierigkeiten. Bei einem Kaiserschnitt unter Periduralanästhesie kann sie zwar den Einschnitt und die Geburt des Kindes auch nicht sehen, weil ein ‚Vorhang' zwischen Gesicht und Bauch hängt, aber sie kann die ersten Töne ihres Kindes hören, es gleich darauf sehen und, wenn sie will, im Arm halten, während sie genäht wird. Das Neugeborene hat außerdem keine Atem- oder Saugschwierigkeiten.

In beiden Fällen braucht die Mutter noch einige Tage nach der Geburt Schmerzmittel (darauf achten, daß sie sich mit dem Stillen vertragen), doch sie ist nach einer Periduralanästhesie eher in der Lage, ihr Kind bei sich zu haben und zu stillen. Das Stillen beschleunigt die Rückbildung der Gebärmutter und damit den Heilungsprozeß. Die Mutter braucht zwar mehr Unterstützung durch das Pflegepersonal, aber gerade nach diesem Eingriff ist das Zusammensein von Mutter und Kind wichtig.

Wenn die Wehen nicht in Gang kommen

Wenn du schon einige Tage überfällig bist und nun gerne dein Baby heraus haben möchtest, oder bereits seit einem Tag leichte Wehen hast und es nun endlich „schaffen" willst, kannst du folgendes ausprobieren:
— 2 Teelöffel Rizinusöl einnehmen (eventuell mit konzentriertem Orangensaft zum besseren Geschmack)
— einen Einlauf.
Beides verursacht Durchfall und das stimuliert oft den Geburtsbeginn, wenn alles bereit ist und nur noch der letzte „Schubser" fehlt.
Solange die Fruchtblase noch nicht geöffnet ist, könnt ihr Geschlechtsverkehr haben, sowohl dein eigener Orgasmus als auch das Hormon Prostaglandine im männlichen Samen kann die Gebärmutter dazu bringen, zu kontrahieren und damit regelmäßige Geburtswehen auszulösen. Das hilft nur, wenn die anderen Hormone im mütterlichen und kindlichen System geburtsbereit sind.
— an den Brustwarzen saugen, zupfen, spielen. Jedesmal, wenn du deine Brustwarzen stimulierst, wird eine kleine Menge Oxytocin produziert. Um wirklich Geburtswehen zu verursachen, ist es am besten, einige Stunden mit einer Handpumpe (aus der Apotheke) die Brüste abzupumpen. (Du kannst das Kolostrum im Kühlschrank für dein Baby aufbewahren oder im Krankenhaus abgeben. Für Frühgeborene ist echtes Kolostrum die beste Nahrung.)
Wenn du das Kolostrum nicht verwerten willst, ist es besser, wenn du deine Brüste und die Handpumpe einpuderst oder mit Mehl bestäubst, so daß du vom stundenlangen „Saugkontakt" nicht wund wirst. 60 - 70% führt diese Methode zu geburtswirksamen Wehen. Mütter, die damit die Geburt auslösten, hatten keine Probleme mit dem Einschießen der Milch, da die Milchkanäle geöffnet waren, sie wurden weniger wund und produzierten viel Milch. Du brauchst auch keine Angst zu haben, daß du dem Baby Kolostrum wegpumpst. Je mehr du abpumpst, desto mehr wird produziert. Und es wechselt erst in richtige Milch über, nachdem die Hormone aus der Plazenta nicht mehr im Körper der Mutter zirkulieren, also zwei bis fünf Tage nach der Geburt.

Übertragung

Manche „übertragenen" Babys kommen nach 14 Tagen oder 3 Wochen zur Welt, eingeleitet oder mit spontanem Wehenbeginn, und haben oft keine Anzeichen, daß sie übertragen sind. Offensichtlich lag für sie der richtige Geburtstermin einfach später.
Die Zeichen für ein übertragenes Baby sind:
— fehlende Vernix (die Käseschmiere); sie ist bereits von der Haut absorbiert.
— Waschfrauenhände, die wir auch bekommen, wenn wir zu lange im Badewasser liegen
— trockene, faltige Haut
— Mekoniumhaltiges Fruchtwasser, vor allem, wenn die Plazenta nicht mehr richtig funktioniert. (Bei Babys, die unter Sauerstoffmangel leiden, öffnet sich der Afterschließmuskel unwillkürlich.)
— lange Fingernägel

Ärzte und Hebammen sind bei einer Übertragung hauptsächlich darüber besorgt, ob die Plazenta noch ausreichend funktioniert. Eine Urinuntersuchung kann darüber Aufschluß geben. Dafür mußt du allen Urin 24 Stunden lang sammeln und im Krankenhaus abgeben. Wenn in dem gesamten Urin bestimmte Hormone ausgeschieden wurden, ist eine Einleitung notwendig. Eine Fruchtwasserspiegelung kann aufzeigen, ob das Fruchtwasser mekoniumhaltig ist. (Dazu wird ein kleiner Spiegel in die Scheide eingeführt, in dem man die Farbe des Fruchtwassers feststellen kann). Ist dies der Fall, kann der Geburtsverlauf gefährdet sein, da durch die Kontraktionen die Durchblutung des Uterus zusätzlich eingeschränkt ist und das Baby dann noch mehr unter Sauerstoffmangel leidet. Es braucht dann eine besondere Überwachung während des Geburtsverlaufs. Wie die Geburt für ein übertragenes Baby eingeleitet wird, *siehe „Programmierte Geburt".*

Vorzeitiger Fruchtwasserabgang

Wenn sich der Kopf des Kindes noch nicht vollständig ins Becken gesenkt hat, kann es sein, daß die Eihäute reißen und eine große Menge von Fruchtwasser abgeht. Da der Kopf des Kindes nicht wie ein Pfropf den Abfluß blockiert, kann das ganze Wasser rings um das Baby abfließen.

Manchmal kann das Fruchtwasser im 7. Schwangerschaftsmonat abgehen und die Wehen beginnen erst nach einigen Wochen. Du mußt ins Krankenhaus gehen, bekommst Bettruhe und Beruhigungsmittel verordnet, um den Wehenbeginn hinauszuzögern.

Wenn das Fruchtwasser einige Tage vor dem errechneten Geburtstermin abgeht, bekommst du keine Beruhigungsmittel mehr, so daß die Wehen jederzeit beginnen können. Manchmal dauert das einige Stunden, manchmal jedoch auch einige Tage.

Leider werden jedoch die meisten Ärzte oder Hebammen ungeduldig, wenn das Fruchtwasser kurz vor oder am errechneten Geburtstermin abgeht. Plötzlich wird von Infektionsgefahr gesprochen, oder davon, daß das Baby austrocknet.

In manchen Krankenhäusern gilt die Regel, daß ein Baby nach spätestens 12 oder 24 Stunden geboren sein muß, nachdem das Fruchtwasser abgegangen ist. Eigentlich ist das unverständlich, nachdem wir wissen, daß dasselbe (Infektion und Austrocknen) nicht gilt, wenn das Fruchtwasser im 7. oder 8. Monat abgeht und der Geburtsbeginn aufgehalten werden soll.

In beiden Fällen, ob im 7. oder 9. Monat, ist es wichtig, daß auf Reinlichkeit geachtet wird. (oft ist das zu Hause noch eher möglich als im Krankenhaus, in dem viel mehr Krankheitserreger sind und übertragen werden können.) Außerdem kann mit Antibiotika behandelt werden, sollte es zu einer Infektion kommen.

Eine ,,trockene" Geburt gibt es nicht. Die Zellen der Eihäute absorbieren und produzieren bis zu 1 Liter Fruchtwasser pro Stunde, so daß das Baby trotzdem kontinuierlich von Fruchtwasser umspült ist.

Wenn das ganze Fruchtwasser und nicht nur das Vorwasser abgeht, ist es wichtig, flach zu liegen, weil die Nabelschnur mit dem abgehenden Wasser vor den Kopf des Babys gespült werden kann und zwischen Kopf und Becken eingeklemmt werden könnte. Arzt und Hebamme können nach einer Untersuchung sagen, was du in deinem Fall tun kannst. Wenn die Nabelschnur nicht vorgefallen ist, kannst du wieder aufstehen und umhergehen. Wenn das Fruchtwasser am errechneten Geburtstermin abgeht, ist es wichtig zu wissen, warum sich der Kopf des Kindes noch nicht tiefer ins Becken gesenkt hatte. Ist das Becken zu klein? Liegt das Baby im hohen Geradstand? Wenn das Fruchtwasser lange vor dem errechneten Geburtstermin abgeht, verschließt sich die Stelle manchmal wieder, an der die Häute gerissen sind. Nachdem sie völlig verheilt ist, kannst du wieder aufstehen und dich normal auf die Geburt vorbereiten.

Vorzeitiger Wehenbeginn

Manchmal beginnt die Gebärmutter bereits im 7. oder 8. Monat mit regelmäßigen Kontraktionen, die über einige Stunden oder Tage hinweg auftreten. Solange sich der Schleimpfropf noch nicht gelöst hat, und die Fruchtblase noch intakt ist, ist es sehr wahrscheinlich, daß du die Wehen noch einmal aufhalten kannst.
— Lege dich hin, damit das Gewicht des Babys nicht auf den Muttermund drückt.
— Versuche, dich so gut wie möglich zu entspannen.
— Wenn du Alkohol magst, betrinke dich. Alkohol wirkt über die Hirnanhangdrüse und entspannt alle Muskeln, auch die Gebärmutter und bringt somit die Kontraktionen zum Stillstand.
— Wenn du keinen Alkohol magst, laß dir vom Arzt eine Beruhigungsspritze geben. Viele Frauen, die mit Wehen im 7. - 8. Monat ins Krankenhaus kommen, bekommen Bettruhe und Dolantin verordnet. Manchmal wird auch Alkohol in die Venen injeziert, um die Gebärmuttermuskeln zu entspannen.
— Wenn du starke Kontraktionen spürst, komm nicht in Versuchung, deinen Bauch zu reiben oder mit kreisförmigen Bewegungen zu massieren, das stimuliert die Gebärmutter zu mehr Kontraktionen.

Frühgeburt

In der Forschung und Entwicklung neuer Geräte und Methoden, die frühgeborenen Kindern eine größere Lebenschance geben, hat die Medizin ungeheure Verdienste.
Es scheint jedoch, daß in manchen Krankenhäusern, in denen eine vollausgestattete Intensivstation existiert, Babys plötzlich als Frühgeborene oder Problemkinder behandelt werden, die eigentlich

gar keine Unterbringung auf der Intensivstation brauchen. Es ist verführerisch, ein Kind in den Brutkasten zu legen, wenn auf der anderen Seite des Korridors die Intensivstation nur halb belegt ist. Eine britische Untersuchung über Säuglingssterblichkeit (Heinemann 1975) zeigte: nur 16 % der Frühgeborenen, die zu Hause geboren waren, brauchten einen Brutkasten. Gerade zu kleine oder Problemkinder gedeihen besser, wenn sie zu Hause sind, wo sie mehr Liebe und Zärtlichkeit bekommen als in der zwar warmen und sterilen, aber lieblosen Krankenhauswelt.

Eine andere Untersuchung zeigte, daß Risikobabys (z.B. Babys mit Atemschwierigkeiten) mehr Reaktionen zeigten, wenn sie alle 15 Minuten gestreichelt wurden. Liebe stimuliert den Überlebenswillen. Wenn dein Baby jedoch tatsächlich auf die Intensivstation verlegt werden muß, dränge darauf, mitverlegt zu werden, wenn die Intensivstation in einem anderen Krankenhaus ist.

Geh so oft wie möglich auf die Intensivstation. Sprich mit den Ärzten und Schwestern dort, ob du dein Baby selbst füttern und wickeln kannst. Du bist nicht weniger steril als das medizinische Personal und das Baby braucht deine Nähe. Versuche deine Milch, auch Kolostrum abzupumpen, wenn das Baby zu schwach zum Saugen ist. Oft fließt die Milch besser, wenn du dein Kind beim Abpumpen anschaust.

Vertraue auch deinem Instinkt, ob das Baby nach wie vor noch Behandlung auf der Intensivstation braucht. Verlaß dich nicht nur auf das Urteil der Ärzte. Viele Mediziner glauben, daß Technik besser ist als Liebe. Außerdem können sie einen höheren Tagessatz von der Kasse beanspruchen, wenn das Baby auf der Intensivstation liegt.

Wenn das Baby stirbt

„Totgeburt? Mein Baby hat gelebt. Es hat sich in mir bewegt, es hat in mir geatmet, und ich habe es ernährt. Für euch alle ist mein Baby tot, hat nie gelebt – war nie gewesen . . . Doch für mich war es lebendig. Ein Mensch, der in mir wuchs."

Eltern, deren Baby bei der Geburt oder in den ersten Tagen danach stirbt, erhalten kaum Verständnis und Unterstützung.

Das Krankenhauspersonal verhält sich oft abweisend, kalt und ignorant. Es bietet Beruhigungstabletten an, aber kann sonst kaum damit umgehen. Der Arzt macht seine Visite besonders kurz, weil er nichts zu sagen weiß oder weil er Schuldgefühle hat.
Besucher kommen auch nicht — aus Scheu und Takt, um die Mutter in ihrer Trauer nicht zu stören und weil sie Angst haben, mit Trauer konfrontiert zu werden. („Was soll ich denn da sagen?")
So bleibt meist alles auf den Eltern liegen. Keine Freunde, kein verständnisvolles Personal, bei dem man „abladen" könnte.
9 Monate Warten auf ein Kind, das nun plötzlich nicht da ist. Babykleider und Bettchen — Vorbereitungen ... Und nun nichts. Ein dicker Bauch. Beschwerlichkeiten der Schwangerschaft. Geburtsarbeit ... und jetzt kein Baby, das reagiert, schaut, sucht, liebt und geliebt werden will. Milch, die die Brüste füllt und kein Baby, das saugen kann. Eine große Leere — Unglauben — Unverständnis — Schock. Wer von uns ist auf Tod vorbereitet? Dazu kommen Schuldgefühle: Hätten wir ... Wäre ich ... Ist das Baby zuhause geboren und gestorben, weil es während der Preßwehen zu wenig Sauerstoff erhielt, denken die Eltern, hätten wir im Krankenhaus entbunden, wären sofort alle Wiederbelebungsgeräte dagewesen. Ist das Baby im Krankenhaus geboren und gestorben, weil die Mutter kurz vor der Entbindung eine zu hohe Dosis Pethidine erhielt und das Baby deswegen nicht zu atmen beginnt, denken die Eltern, hätten wir doch das Baby zuhause entbunden, uns besser vorbereitet und versucht, ohne Medikamente auszukommen.
Mann und Frau, die ein Baby erwarten und dann nicht Mutter und Vater sein können, sind oft allein mit ihrer Trauer, der Leere und den Schuldgefühlen.

„Ich fühle mich wie eine Aussätzige, keiner kam mich besuchen oder wenn Freundinnen kamen, ließen sie ihre Kinder zuhause. Als ob ich eine ansteckende Krankheit hätte und kein Kind berühren sollte. Und gerade jetzt hatte ich ein solches Bedürfnis, ein weiches, kleines Wesen zu halten und zu streicheln. Alle versteckten ihre Kinder vor mir. Sie wollten mich „schonen". Doch diese Art von Schonung half nichts."

„Ich war wirklich traurig. Weil mein Kind gestorben war, fragte mich niemand, wie lange war deine Eröffnungsphase, wann ist dein Fruchtwasser abgegangen, welchen Namen habt ihr eurem Kind gegeben. Alle anderen Frauen redeten über die Einzelheiten ihrer Geburt, mich ignorierten sie. Sie dachten wohl, die Erinnerung würde mich belasten. Aber ich habe doch auch geboren. Ich kann mitreden. Nur weil ich kein Endprodukt aufzeigen kann, werde ich nicht in den Club der Mütter aufgenommen."

„Ich hatte keinen, mit dem ich reden konnte. Meinem Mann ging meine Heulerei auf die Nerven. Die Nachbarn, denen ich begegnete, schauten weg. Ich fühlte mich als Versager. Nicht nur, weil ich kein lebendiges Kind gebären kann, sondern weil ich hinterher auch nicht darüber hinwegkomme.

„Mein Arzt war erst ganz nett und tätschelte meine Hand und ließ mich in der Sprechstunde weinen. Als ich jedoch nach 3 Monaten zu einer Nachuntersuchung kam und wir darüber sprachen, wie groß die Unwahrscheinlichkeit ist, daß es beim nächsten Kind nochmal passiert – und mir die Tränen wieder hochkamen, da sagte er: ‚Ja weinen sie immer noch', und wollte mir Tranquilizer verschreiben. Ich war aber nicht depressiv – ich brauchte keine Medikamente, ich war einfach nur traurig bei dem Gedanken, daß es nochmal passieren könnte. Ist das denn nicht normal?"

„Alle sagten sie zu mir: ein Glück, daß ihr noch andere Kinder habt, es wäre ja noch schlimmer, wenn ihr das Einzige verloren hättet. Doch darum ging es gar nicht. Dieses Kind, dieses eine, war genauso wichtig. Es war doch in mir gewachsen, ich kannte und liebte es."

„Noch im Kreißsaal sagten sie zu mir: nächstes Jahr kommen sie wieder zu uns, und dann wird es ein gesundes Kind sein. – Ob sie wohl auch zu einer Frau sagen, deren Mann gerade stirbt: nächstes Jahr sind sie wieder verheiratet?"

Wenn du nahestehende Freunde hast, deren Baby gestorben ist, bedenke all diese Aussagen, ruf sie an und warte nicht, bis sie dich anrufen. Oft stimmt es nicht, daß sie erst Zeit brauchen, um selbst damit fertig zu werden. Sie brauchen vor allem, nicht allein-

gelassen zu sein. Laß sie weinen und weine mit ihnen – oder lenk sie ab und unternehmt etwas gemeinsam – wenn sie das wollen. Viele, die einen Todesfall in der Familie hatten, leiden zu dem Verlust der geliebten Person unter dem Verlust der üblichen Unternehmungen, keiner lädt sie ein zu Wochenendausflügen oder Festen ...
Sei einfach da für Eltern, die ein Kind verloren haben, so wie du sonst auch für sie da warst. Und sei bereit für ihre unterschiedlichen Gefühle. Meist lösen sich Unglaube, Schock, Trauer, Schuldgefühle, Ärger und Akzeptieren ab. Oft ist es noch leichter für uns, jemanden zu trösten, wenn er weint, als seine Wut und Aggression auch als eine Form von Trauer anzunehmen. Erwarte nicht, wenn sich deine Freunde beim letzten Mal scheinbar „damit" abgefunden haben, daß sie ein anderes Mal nicht doch wieder Trauer oder Schuldgefühle (mit)teilen wollen. Manchmal wollen sie auch einfach allein sein.
Wenn dein Baby stirbt oder gestorben ist – sei geduldig und gut zu dir. Überfordere dich nicht. Du mußt nicht den starken Mann oder die starke Frau spielen. Es ist normal, daß es lange dauert, bis du deinen normalen Rhythmus wieder gefunden hast. Du mußt erst lernen, ohne das Kind zu leben, auf das du dich monatelang, vielleicht jahrelang gefreut hast.
Versuche nicht zu früh, wieder schwanger zu werden, um dich mit einem anderen Kind zu trösten. Während der nächsten Schwangerschaft verhindern die Hormone (die natürlich Tranquilizer in deinem Körper), daß du um das verlorene Kind trauern kannst, und die Trauer kommt zurück, wenn das nächste Kind geboren ist.
Sprich mit Freunden oder such eine Beratungsstelle auf. Nicht weil mit dir etwas nicht stimmt, sondern weil du im intensiven Gespräch mit anderen neue Aspekte sehen kannst. Wenn das Kind behindert ist, gilt dasselbe. Die Eltern gehen durch einen großen Umstellungs- und Anpassungsprozeß, ihr Kind, das so gar nicht den Erwartungen und Hoffnungen entspricht, annehmen zu können, verlangt viel.

Lasses Geburt: programmierte Geburt, 2. Kind
Wo ist der Anfang?
Nicht-Akzeptieren, Übelkeit, Müdigkeit, Einsamkeit. Wie mit dem

allen fertig werden? Pläne – Diplomarbeit – vieles geht über meine Kraft – doch Leben in meinem Bauch. Lebendiges, Wärme, langsames sich durchkämpfen, sich freuen auf das neue Lebewesen, doch Mühen, Beschwerden – Schwere – sich einstellen auf die Geburt – Angst (doch nicht so viel), vor dem, was auf mich zukommt. Was steht bevor?
Der Koffer ist gepackt. Der Wecker klingelt, Aufstehen, Abschied nehmen vom Kind; der Mann geht mit. Glaswand, der Weg ist allein zu gehen, Schmerzen werden kommen, werden mich überfluten, doch dann wird Leben sein, – Geschrei, ein warmer Körper – ein Kind. Dafür die Mühe – es soll sein. Krankenhaus – Pforte – Formalien. Auf dem Flur Gesichter – Schauen –, noch ein Ehepaar – auch sie wollen ihr Kind „programmgemäß" kriegen. Technische, kalte Atmosphäre – hellblaue Kacheln, Bett mit Frau (müdes Gesicht) wird an mir vorbeigeschoben. Sie hat es hinter sich. Sie hat die Schmerzen hinter sich, doch sie zeichnen noch ihre Züge.
Der Mann bleibt draußen. Ausziehen, Rasieren, Einlauf – auf der Toilette sitzen – alles hinauslassen – Das Kind? – keine Zeit, auf das Kind zu achten – bewegt es sich? Ist es starr vor Angst? Keine Zeit, darauf zu achten. Die Hebamme ist jung – sie strahlt keine Wärme aus. Kein vertrautes Gesicht. Der Arzt kommt – Untersuchung – alles in Ordnung. Mein Mann darf hereinkommen. Es tut gut, ein vertrautes Gesicht. Spritze. Die Wehen wollen nicht recht kommen. Zögern, Gürtel um den Bauch – Monitor – bei mir will sich nicht das rechte Bild von erwünschten Wehen einstellen. Schmerzen, doch zu ertragen . . . Untersuchung. Das Kind hat die Lage verändert. Das Köpfchen liegt nicht mehr richtig im Geburtsgang. Warten – Warten – Warten – der Nachmittag verrinnt. Ab und zu schaut der Arzt herein. Besorgter Blick auf den Monitor. Das Kind – keine Verbindung zu ihm (in der Erinnerung). Untersuchung, das Kind liegt wieder richtig. Erleichterung auf den Gesichtern der Ärzte – Das Warten hat gelohnt. Wieder Spritze – die Wehen setzen ein – überfluten mich – dagegen anatmen, doch Schmerzen sind trotzdem da. Nicht noch einmal. Dann geht es sehr schnell. 2 - 3 Preßwehen – das Kind liegt zwischen meinen Beinen. Als erstes sehe ich den Po und das Geschlecht. Ein Junge. Merkwürdig – ich habe es die ganze Zeit gewußt. – Doch irgendetwas dämpft meine Freude, – alles in Ordnung? Ja, alles in Ordnung. Doch die Stimmung im Raum ist an-

ders. Die Hebamme ist schweigsam, mürrisch geschäftig, das Kind hat geschrien, doch nicht aus Leibeskräften. Absaugen, absaugen. Was ist? Wir freuen uns über unseren hübschen schwarzhaarigen Sohn. Er jedoch ist erschöpft, schlapp. Er öffnet die Augen nicht, hat ein müdes, uraltes Gesicht; doch er atmet – sieht etwas bläulich aus, doch so sah unser erstes Baby auch aus. Wir wagen nicht zu fragen. – Es ist auch eigentlich nichts zu fragen, sie sagen, es ist alles in Ordnung. Nur tief drinnen werde ich ein ungutes Gefühl nicht los, doch ich schiebe es weg, bin müde, erschöpft von dem langen Tag. Morgen, morgen werden wir – mein Sohn und ich – uns erholt haben. Wir nehmen Abschied von ihm – Ich halte ihn noch einmal im Arm. Er atmet schwer. Ist wohl sehr erschöpft. Er ist ja auch so zart. Knapp 5 Pfund, ein zartes Kind. Ich werde in mein Zimmer geschoben. – Müdigkeit – Schlaf – Vergessen.
Am Morgen erwachen. Kein Bauch mehr. Ich fühle mich gut, kräftiger als nach dem 1. Kind. Ich freue mich auf mein Kind. Die Zeit wird mir lang, bis das Kind gebracht wird . . . . Die Tür öffnet sich. Die Schwester bringt nur ein Kind. Ein rotblondes, kein schwarzhaariges. Was ist?? Was ist mit meinem Kind?? Wir bringen es ihnen gleich – wir müssen es verlegen. Es hat Schwierigkeiten mit der Atmung. Angst schnürt mir die Kehle zu. Angst – keine Luft – Druck auf der Brust. Was ist?? Er wird mir gebracht. Ein Bündel Mensch mit einem kleinen winzigen blauen Gesicht und schweren Atemtönen – mühsam die Luft in sich hineinsaugend. Ich sehe das Kind – ein Stück von mir – ringt mit – um Luft. Tun sie doch was . . . Ich behalte ihn nicht – ein Fünkchen Hoffnung: Andere können vielleicht noch das Fünkchen Leben retten, das noch in ihm ist. Ich gebe ihn weg, statt ihn bei mir zu behalten, statt aufzustehen und mitzufahren, statt ihn in meinen Armen zu behalten, das Stück Mensch, das Fünkchen Leben, das noch in ihm ist. Ich bleibe passiv – ich warte – auf was? Auf Hoffnung. Eine halbe Stunde vergeht – es ist eine Ewigkeit – die Tür geht auf – großer Aufmarsch. Gesichter, die mich anstarren oder wegschauen – ich weiß es nicht. – Leider . . . Frau . . . es fällt mir schwer . . . geben sie ihr eine Spritze – zur Beruhigung. – Erstes Aufbegehren. Ich brauche keine Spritze – ich bin leer, leer, leer. – Ich bin wie betäubt – starre aus dem Fenster. – Mann, Kind, Oma kommen mit Blumenstrauß – wunderschöne Blumen. Sie wissen noch nicht, daß unser Lasse tot ist. TOT.

Die Haltung der Mediziner

„Zu glauben, daß Technologie den natürlichen Geburtsprozeß verbessern könnte, ist die Philosophie der Leute, die beleidigt sind, daß Gott sie bei der Erschaffung von Eva nicht konsultiert hat, denn sie hätten es ja so viel besser gekonnt."

G.J. Kloostermann

Wir haben der medizinischen Wissenschaft viel zu verdanken. Die Mütter- und Säuglingssterblichkeit hat sich in den letzten Jahrhunderten und sogar noch in den letzten Jahrzehnten enorm gesenkt. Doch in den letzten Jahren verändern sich die Statistiken nicht mehr, obwohl mehr und mehr technische Geräte und Finessen angewendet werden.

Meine Erfahrung und die Erfahrung vieler Frauen ist, daß heutzutage genauso viele Komplikationen durch die Technisierung der natürlichen Geburt behoben als auch verursacht werden. Vielleicht sogar mehr verursacht als behoben, denn Kaiserschnittentbindungen, Zangengeburten usw. werden immer häufiger. Es scheint, als würden Geburten komplizierter. Mit den Kapiteln über die Krankenhausinterventionen will ich Denkanstöße geben. Vielleicht würde die Geburt weniger kompliziert verlaufen, wenn wir die eine oder andere „Geburtshilfe" weglißen.

Aber heutzutage sind Komplikationen anscheinend notwendig.

Ein Arzt braucht Komplikationen, denn sonst hat er bei der Geburt nichts zu tun. Er bekommt von der Krankenkasse mehr dafür bezahlt, wenn er seiner Patientin eine Spritze gibt, als wenn er sich mit ihr eine halbe Stunde unterhält, um herauszufinden, was wirklich „los" ist. Für eine Geburt mit Dammschnitt und -naht ist der Satz höher usw.

Der „National Health Service" führt zur Zeit ein Experiment in einem Londoner Bezirk durch. Frauen haben die Wahl zwischen Haus- oder Krankenhausgeburt. Erwünscht ist ein Verhältnis von 50% Hausgeburten zu 50% Krankenhausgeburten. Die Untersuchung soll erweisen, ob Hausgeburten tatsächlich genauso sicher sind wie Krankenhausgeburten. Dahinter steckt, daß der NHS erkannte, wieviel er sparen kann, wenn Frauen zu Hause entbinden. Jetzt, nachdem Frauen jahrelang um ihr Recht auf Hausgeburt gekämpft haben, geht es plötzlich – weil der Staat daran sparen kann. Dieser finanzielle Aspekt hat jedoch auch etwas Gutes. In der BRD bieten immer mehr Kliniken ihren Patientinnen alles, auch eine sanfte, natürliche Geburt, weil sie sie sonst verlieren. Selbst rooming - in wird in vielen Krankenhäusern eingeführt, um mit anderen Kliniken Stand zu halten – obwohl viele Ärzte im Grunde genommen nicht einsehen, weswegen es gut sein soll, wenn Mutter und Kind beieinander sind. Andere Mediziner wiederum hörten von wissenschaftlichen Untersuchungsergebnissen über die Wichtigkeit einer sanften Geburt und des Hautkontakts zwischen Eltern und Kind.

„Ein Arzt war bereit das Baby im Dämmerlicht zu entbinden, als jedoch die Familie nach der Geburt gemütlich zusammengekuschelt war, schaltete er das grelle Deckenlicht ein. Auf die empörten Ausrufe sagte er: ‚Leboyer schrieb, daß es nur für die Geburt wichtig ist‘."

„Bei einer anderen Geburt war der Mutter erlaubt, das Kind gleich zu halten und zu streicheln. Nach 5 Minuten kam jedoch die Hebamme an und nahm das Kind weg: ‚Das ist jetzt genug ‚bonding‘, 5 Minuten Blickkontakt reichen aus.‘"

Doch sicher beeinflussen nicht immer finanzielle oder wissenschaftliche Argumente. Wenn eine Frau ohne Medikamente, ohne Dammschnitt und Zangen ein Kind zur Welt bringt, dann weiß sie, daß sie es selbst geschafft hat. Kommt jedoch der Mediziner an mit komplizierten Geräten, Schnitt und Naht, dann weiß sie, daß sie es ohne seine Hilfe nie geschafft hätte.
Sie ist der „Macht" der Mediziner ausgeliefert, auch wenn sie bei einer programmierten Geburt gefragt wird: „Nun Frau X, an welchem Tag wollen sie denn ihr Baby kriegen?"
„Wenn ich eine Frau dazu zu überreden vermag, daß sie ohne meine Hilfe nicht gebären kann, bin ich der Held."
Viele Ärzte, Hebammen und Krankenschwestern haben aber einfach nichts anderes gelernt. Sie werden für kranke Menschen ausgebildet, bei denen Eingriffe notwendig sind. Sie lernen nur, wie

sie mit Komplikationen umgehen können. Das Baby wird im medizinischen Lehrbuch „intrauteriner Patient" genannt. Als ob allein die Tatsache, daß es im Krankenhaus geboren wird, es zum Patienten macht.
Für Mediziner muß es schwierig sein, daß sie Nicht-Kranke zu betreuen haben, denn erst wenn die Patientin Symptome zeigt, haben sie eine Funktion.
Von meiner eigenen Arbeit in einer Entbindungsklinik weiß ich, wie leicht es ist, in die Routine der Krankenhausbetreuung zu fallen. Ich selbst habe vor 10 Jahren Frauen verboten, ihre Babys anzufassen, bevor sie sich die Hände gewaschen hatten, und Männer aufgefordert, auf einem Stuhl und nicht auf dem Bett nah bei ihrer Frau zu sitzen. Ich weiß, wie schnell „abgeschaltet" wird, und die Patienten nicht mehr als Menschen gesehen werden, geschweige denn das Baby als Individuum, wenn täglich neue Patienten kommen und die Station überbelegt ist. Viele Schwestern und Ärzte sind überarbeitet und wehren sich so gegen ihre Überbelastung. Oft sind sie der natürlichen Geburtshilfe gegenüber aufgeschlossen, sehen aber keine Möglichkeit, sich im Krankenhausbetrieb durchzusetzen.
Wenn Eltern und Mediziner wirklich zusammenarbeiten würden und es kein hierarchisches System gäbe (Ärzte wissen alles, Hebammen ziemlich viel – Eltern wissen nichts), wenn mehr Hebammen eingestellt würden (die mehr von einer natürlichen Geburt verstehen), und Ärzte wirklich nur bei Risikogeburten dazu kämen, wäre allen geholfen.
Könnte es vielleicht auch sein, daß die ganze technische Apparatur und die hochkomplizierten Vorgänge, die eine ganz normale Geburt umrahmen, alte, spirituelle Rituale ersetzen? Gebären und geboren werden ist ein wichtiger Moment im Leben, vielleicht der wichtigste für Eltern und Kind. ‚Man' kann das nicht einfach unbemerkt laufen lassen. Könnte es sein, daß in unserer Gesellschaft damit ausgedrückt wird: Geburt ist so wichtig, daß wir alle Aufmerksamkeit, Geräte und Medikamente zur Verfügung stellen? So wie in anderen Kulturen an Rituale, Gebete oder Astrologie geglaubt wird, die den Geburtsvorgang positiv beeinflussen, so glaubt ‚man' bei uns an Technologie.

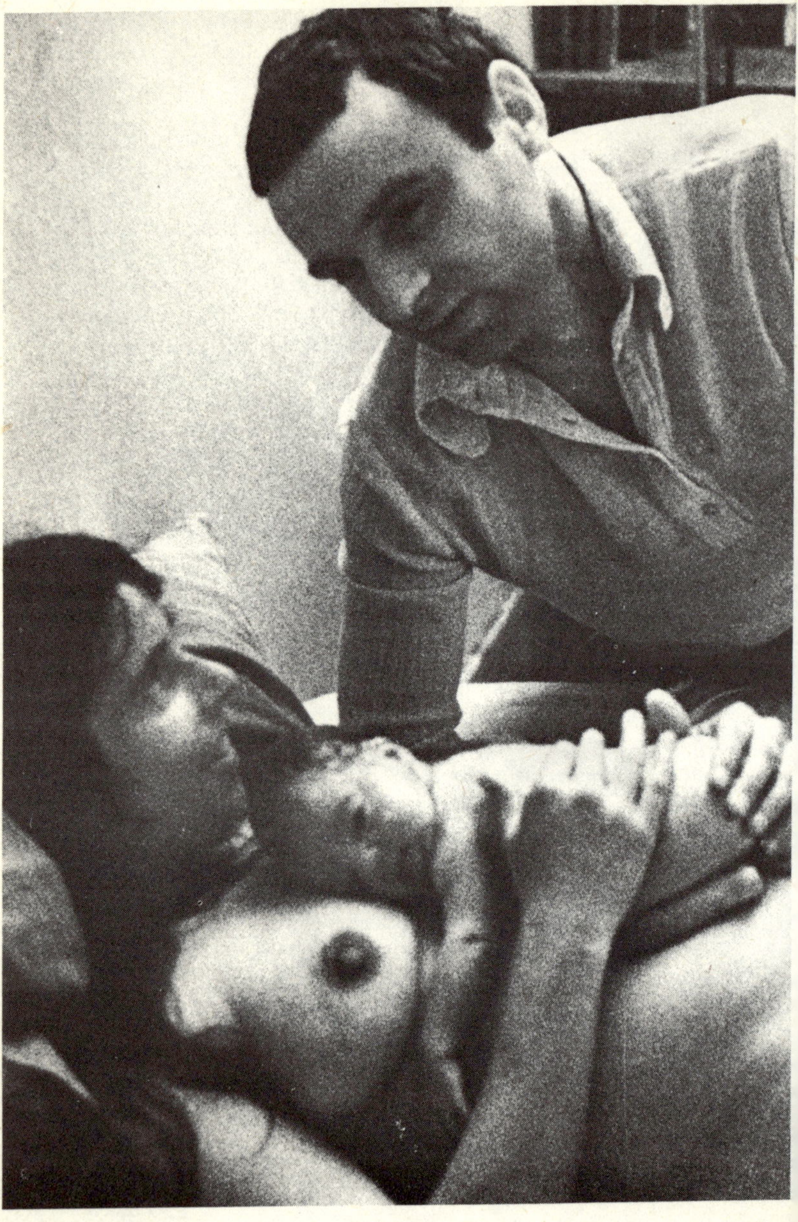

Nach der Geburt

Erste Begegnung mit deinem Kind

> *„Wenn ich du wäre, ich würde nicht warten, bis die Psychologen sich entschieden haben, wie menschlich ein Baby bei der Geburt ist – ich würde einfach mal damit anfangen, die kleine Person kennenzulernen und ihn oder sie dich kennenlernen zu lassen."*
>
> D.W. Winnicott

Sobald der Kopf des Kindes geboren ist, wird der Körper oft richtig herausgezerrt. Am Kopf wird gedreht und gezogen. Warum nicht warten, bis die nächste Kontraktion den Körper des Kindes hinausschiebt?
Von manchen Ärzten und Hebammen wird es noch immer an den Beinen nach oben gehalten, damit evtl. geschlucktes Fruchtwasser nicht in die Lunge läuft.
Es wird abgesaugt mit einem Plastikröhrchen, das in die Nase und Rachen des Kindes geschoben wird.
Dann wird die Nabelschnur durchgetrennt, warum nicht warten bis sie von selbst zu pulsieren aufhört?
Fruchtwasser, Blut und Käseschmiere werden mit einem Tuch abgerieben. Warum nicht dranlassen, oder, wenn schon, lieber mit Wasser vorsichtig abspülen, so daß die Käseschmiere bleibt, die Wasser beständig ist?
Dann wird es in ein frisches Tuch gewickelt und der Mutter gegeben. Warum nicht nackt, und überhaupt, warum nicht gleich?
Die meisten Babys liegen nicht gerne auf dem Rücken, denn da-

durch wird die Wirbelsäule gestreckt, die bisher nur an runde Haltung gewöhnt ist. Und doch legt ‚man' Babys auf den Rücken, zum Absaugen, zum Abnabeln, in den Arm der Mutter, obwohl man das alles auch in Seitenlage machen könnte. Oft wird der Mutter das Baby auch nur für ein paar Sekunden unter die Nase gehalten, wenn sie Glück hat, bekommt sie es für ein paar Minuten in den Arm, dann wird es ihr wieder weggenommen. Gewogen, gemessen. Was ist eigentlich so wichtig daran, wieviel Gramm es wiegt, wie groß der Kopf- oder Brustumfang ist — wenn zu sehen ist, daß es ein normales gesundes Baby ist. Und wenn es schon gemacht werden muß, warum nicht ein paar Stunden später, nachdem sich das Baby an die Welt gewöhnt hat?

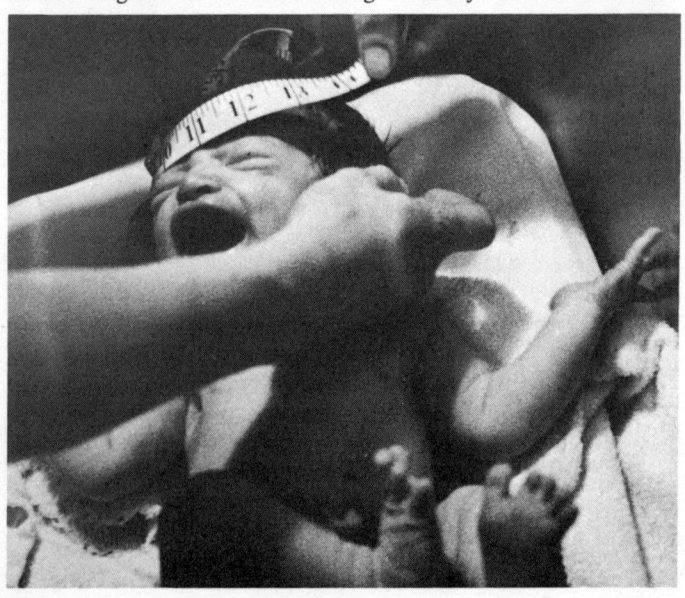

Alle neugeborenen Babys bekommen eine Lösung in die Augen geträufelt, zur Vorbeugung, falls die Mutter Gonorrhöe (Tripper) hat und sich das Kind auf dem Weg durch den Geburtskanal ansteckt. Diese Ansteckung wird Conjunktivitis genannt und kann ohne Behandlung zur Blindheit des Säuglings führen. Warum wird nicht jede Mutter vor der Geburt untersucht, ob sie Gonorrhöe hat? Dann könnte man dem Baby die „beißende" Lösung ersparen. In England ist die Behandlung des Babys mit Silbernitratlö-

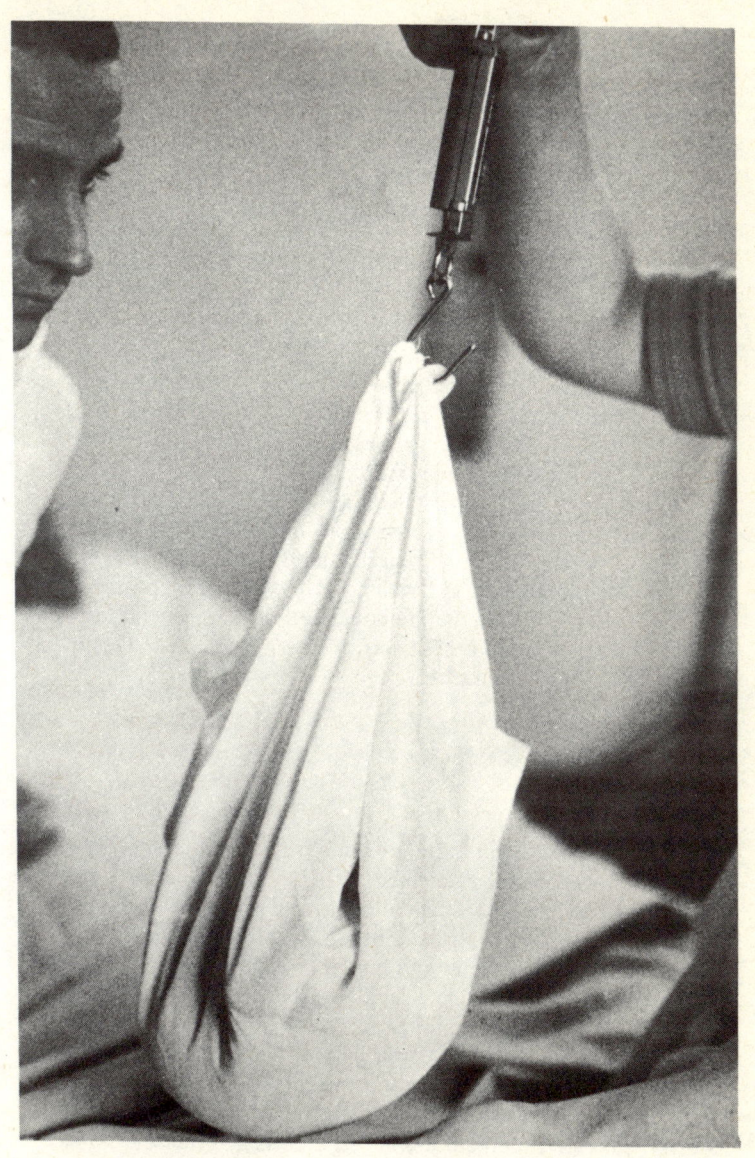

wiegen ohne Wärmeverlust und in der für das Baby gewohnten Lage

sung nicht mehr gesetzlich vorgeschrieben und die Statistiken weisen nicht mehr Fälle von Conjunktivitis auf.

Viele Neugeborene bekommen unmittelbar nach der Geburt Vitamin K in den Oberschenkel gespritzt, um Blutverlust und Schwellungen „gutzumachen". Warum läßt man ihnen nicht das Restblut aus der Plazenta? Warum werden sie erst mit Wehenmitteln durch den Geburtskanal gejagt, so daß Schwellungen entstehen? Frédérik Leboyer hat in „Der sanfte Weg ins Leben" all diese Eindrücke für ein Neugeborenes einfühlsam beschrieben und Anregungen gegeben, wie wir es anders machen können. Das Wichtigste ist, Babys als Persönlichkeiten zu sehen, die von Anfang an intensiv empfinden. Worauf es ihm hauptsächlich ankommt — gedämpftes Licht und Geräusche, Abnabeln erst nachdem die Nabelschnur aufgehört hat zu pulsieren, Massage auf dem Bauch der Mutter und ein warmes Bad nach der Geburt — sollte nicht als Direktive verstanden werden.

Im Londoner Birth Centre haben wir erlebt, daß viele Eltern Leboyer mißverstehen und meinen, sie müßten eine/n Hebamme oder Arzt finden, die/der genau die fünf Punkte a la Leboyer einhält und damit sei alles in Ordnung. Babys sind jedoch Individualisten. Nicht alle finden die „Leboyermethode" angenehm. In den letzten Jahren haben wir bei Leboyer- bzw. „normalen" Geburten einige Erfahrungen gemacht:

Dämmerlicht

Viele Hebammen oder Ärzte lehnen ab, im Dämmerlicht zu entbinden, entweder weil sie meinen, Helligkeit zu brauchen, um den Geburtsprozeß zu überwachen oder weil es keine Dämmerbeleuchtung im Krankenhaus gibt. Eine Möglichkeit, trotzdem sanftes Licht zu haben: es gibt immer eine Stehlampe oder starke Taschenlampe, die nur die Scheidengegend beleuchtet, während das Deckenlicht ausgeschaltet ist.

Fast alle Babys haben die Augen bei der Geburt geschlossen und kneifen sie noch für einige Zeit zu, wenn das Licht im Raum hell ist. Liegen sie jedoch gleich nach der Geburt auf dem Bauch der Mutter, sind sie außerhalb des hellen Lichtkegels (der die Scheide beleuchtet, wo die Hebamme oder Arzt noch mit Nachgeburt oder Dammnaht beschäftigt sind). Die Familie ist in sanftem Dämmerlicht. Das Baby öffnet bald eins – dann beide Augen und schaut seine Eltern an. Die meisten Eltern sind erstaunt über diesen intensiven Blickkontakt, den das Baby sucht und sind manchmal erschreckt über das Wissen und Verstehen in diesem Blick. Ist das Licht im Raum zu hell, blinzelt das Baby oft nur.

Gedämpfte Geräusche

Es muß nicht „Grabesstille" herrschen, wenn ein neuer Mensch geboren wird. Leboyer verwahrt sich nur gegen hektisches, aufgeregtes Reden. Warum nicht ein paar Minuten Besinnung, Staunen, Schweigen. Eine Geburt ist ein großer Schritt. Doch deshalb brauchst du deine Freude oder dein Temperament nicht zurückzuhalten. Wenn es für euch richtig ist zu lachen, singen, Musik zu hören spürt das Baby, daß die Geräusche mit ihm zu tun haben, Willkommens- und Liebesgrüße sind. Es kennt feine Unterschiede und du spürst und siehst ja, wie dein Kind reagiert. Nach unserer Erfahrung scheint es Babys weniger auszumachen, wie laut die Geräusche sind, sondern viel mehr der Ton und die Atmosphäre, in der sie stattfinden.

Durchtrennen der Nabelschnur

Bei den meisten Ärzten und Hebammen stößt man in diesem Punkt auf Widerstand. Unverständlicherweise, denn selbst in medizinischen Fachbüchern, z.B. Martius, Lehrbuch der Geburtshilfe, steht: „Bei der Wahl des Zeitpunktes ist zu beachten, daß durch die plazentare Transfusion, d.h. den Übertritt des plazentaren Restblutes zum Kind, ein Volumenzuwachs bis zu 60 % der zirkulierenden Blutmenge erreicht wird, was für den postnatalen Zustand des Kindes keineswegs gleichgültig sein kann . . . Bei reifen Kindern wird *nach* dem Erlöschen der Nabelschnurpulsation und *nach* dem Einsetzen der Atmung ohne Ausstreichen der Nabelschnur abgenabelt."
In dem 1978 erschienenen Buch „Breast is Best" ist zu lesen:

„Wenn wir die neugeborenen Babys an die Brust legen, bevor die Nabelschnur durchtrennt ist (vorausgesetzt sie ist lang genug, Anm. d. Verf.), wird durch das Saugen mehr Oxytocin produziert und dadurch eine Nachwehe hervorgerufen. Durch das Zusammenziehen der Gebärmutter wird nochmal Blut aus der Plazenta in das Baby „gepumpt". Dieses „Restblut" in der Plazenta ist sehr eisenhaltig und hilft dadurch, einem Eisenmangel (Anämie) beim Baby vorzubeugen."

Bei Notgeburten zuhause oder in der Ambulanz beim Transport ins Krankenhaus hört man immer wieder die Empfehlung „nicht abnabeln".

Warum muß es dann im Krankenhaus meist sofort geschehen? Vielleicht weil Ärzte und Hebammen den „Fall" abschließen wollen? Wenn die Mutter Pethidine erhalten hat, wollen sie sehen, ob das Kind Atemschwierigkeiten hat, denn dann müssen sie sofort das Gegenmittel spritzen. Also wird das Baby zum Atmen gezwungen und um ein paar Kubikzentimeter Blut beraubt. Wofür?

Babys, die ansonsten liebevoll empfangen werden, schadet nach meiner Erfahrung nicht, wenn ihre Nabelschnur gleich nach der Geburt durchtrennt wird. Außer ein paar erschreckten Atemzügen tut ihnen das Abnabeln nicht weh. Trotzdem ist das vorzeitige Abnabeln bei gesunden Kindern ein unnötiges und unnatürliches medizinisches Vorgehen. Bei kranken Kindern oder Frühgeburten kann es dagegen nötig sein.

Neue Untersuchungen (Charde/Richards) zeigen jedoch, daß ein Baby auch zuviel Blut bekommen kann, wenn die Nabelschnur nicht gleich abgenabelt wird. Im Normalfall hört die Gebärmutter für eine Weile auf zu kontrahieren — und in dieser Ruhezeit kann die Nabelschnur ungehindert pulsieren. Wenn das Baby dann an die Brust gelegt wird, stimuliert das zu neuen Wehen und die Plazenta wird ausgestoßen. Inzwischen ist es oft Routine geworden, bei Durchtritt des kindlichen Kopfes *Ergometrine* zu spritzen, ein Medikament, das die Gebärmutter zu weiteren Wehen anregt, so daß keine Ruhepause eintritt und die Plazenta bald nach der Geburt des Kindes ausgestoßen wird. Dasselbe findet statt, wenn die Mutter am Wehentropf hängt. Diese künstlich angeregten Wehen können so stark sein, daß alles Restblut aus der Plazenta gedrückt und in das Baby hineingepumpt wird. Das kann eine Überforderung für das kindliche System bedeuten; Herz, Blutgefäße, Leber und Niere verkraften die zusätzliche Blutmenge nicht. Wenn du willst, daß die Nabelschnur erst durchtrennt wird, wenn sie aufgehört hat zu pulsieren, laß dir keine Ergometrine geben, (das ist meist sowieso nicht nötig) oder leg das Baby hoch, so daß der Höhenunterschied zwischen Baby und Plazenta den Druck ausgleicht.

Absaugen

Es sieht nicht nur grausam aus, wenn kleine Plastikschläuche in Nase und Rachen eines neugeborenen Babys gesteckt werden, „unendlich" tief, es tut auch weh. Sicherlich ist das Absaugen von Schleim nicht immer und vor allem nicht immer so tief notwendig. Doch manchen Babys erleichtert es das Atmen. Warum soll es röcheln und sich quälen, um Luft zu bekommen? Natürlichkeit braucht nicht übertrieben zu werden. Aber es ist wichtig, sich gegen Routine zu wehren. Ein leichtes, oberflächliches Absaugen aus Nasenlöchern und Mund vor dem ersten Atemzug hilft oft, daß erst gar nichts in die Luftröhre gelangt.

Hautkontakt

Für Mütter ist es manchmal eine Überwindung, das nasse, klebrige Wesen auf ihrem Bauch zu mögen. Zwinge dich nicht. Wenn du es lieber hast, wenn eine Decke zwischen dir und dem Baby ist, dann ist das Liebhaben wichtiger als der Hautkontakt.
Entsprechend der Raumtemperatur sollten Mutter und Baby mit einer Decke zugedeckt werden. Deshalb können die Frau und der Mann trotzdem das Baby berühren, streicheln, massieren. Nicht alle Babys mögen massiert werden, aber alle mögen es, berührt zu werden. Und ihre Glieder entfalten sich langsam. Sobald die Nabelschnur durchtrennt ist (denn oft ist sie nicht lang genug), kannst du dein Baby weiter hoch nehmen in den Arm, an die Brust. Manche Babys suchen sofort mit aufgesperrtem Mäulchen nach der Brust, andere sind völlig zufrieden, wenn sie einfach so daliegen.
Wieder andere ziehen es tatsächlich vor, in Ruhe in ihrem Bett-

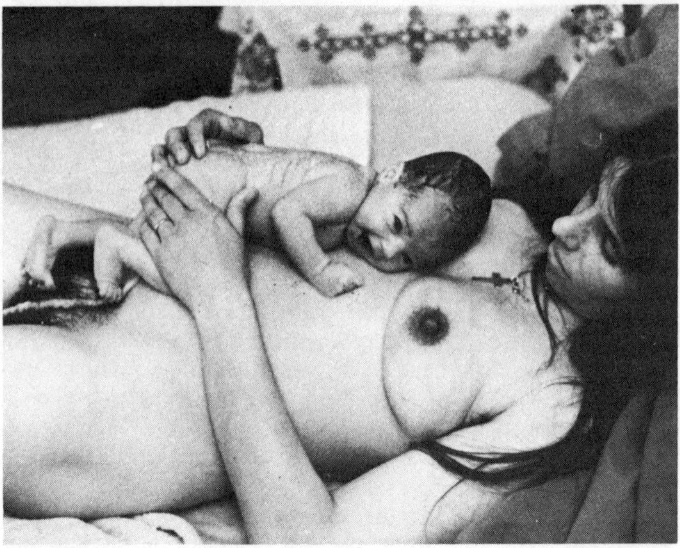

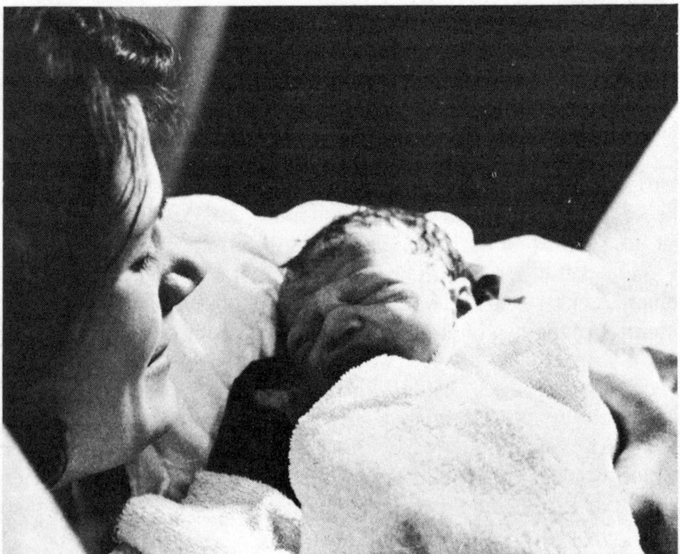

chen zu liegen und schauen dich ruhig und mit großen Augen an oder schlafen und wachen erst in einigen Tagen richtig auf.

Baden

Leboyers Badeidee klingt gut, erstaunlicherweise mögen viele Babys das Bad jedoch nicht. Vielleicht haben sie erst mal genug von neuen Eindrücken und wollen nicht gleich wieder was Neues oder sie assoziieren das Badewasser mit dem Fruchtwasser in der Gebärmutter und denken „es geht wieder von vorne los". Viele Babys beginnen zu weinen, wenn sie ins Wasser gelegt werden. Manche Babys lieben es, zu planschen, zu spielen, entspannen sich, lächeln.
Wenn ihr das Baby baden wollt: badet es nicht zu lange und wascht es nicht. Jedes Baby hat bei der Geburt einen fettigen Schutzfilm auf der Haut (Käseschmiere), der es vor dem Fruchtwasser schützt. Käseschmiere pflegt die Haut besser als jedes Babyöl und es ist gut, sie so lange wie möglich dranzulassen.

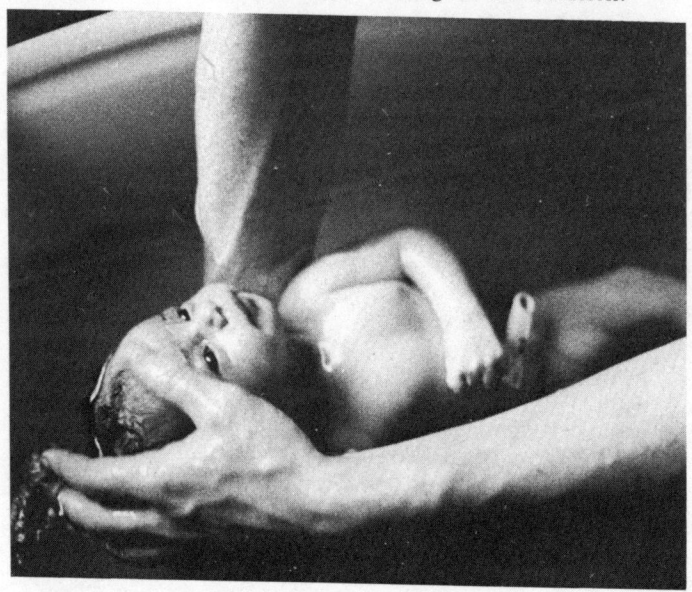

Bericht einer Nachfolgeuntersuchung von Babys, die nach der Leboyer-Methode entbunden wurden.

Die Psychologin Daniele Rapoport führte folgende Untersuchung durch: von 1000 Kindern, die mit Leboyer's Hilfe entbunden wurden, wählte sie 120 Kinder aus, die sie in drei Gruppen zu je 40 Kindern einteilte: ein-, zwei- und dreijährige.
Keine der 120 Mütter hatte Leboyer persönlich gekannt. Sie waren zufällig von Leboyer entbunden worden, der jede zweite Woche in der Klinik Dienst hatte, in der diese Babys geboren wurden. Die Klinik liegt im 18. Bezirk von Paris, die meisten Mütter kommen dort aus der unteren Mittelschicht, u.a. viele spanische und portugiesische Gastarbeiterinnen.
Durch Interviews mit den Müttern und psychologische Tests mit den Kindern fand Frau Rapoport heraus:
— Überdurchschnittlicher IQ von 106 (normalerweise 100)
— aufgeweckte, kluge und (mit beiden (!) Händen) kreative Kinder
— begannen früher als gewöhnlich zu laufen
— 112 der 120 Kinder wurden problemlos sauber
— Keine Schlaf- oder Eßprobleme

Grund für dieses problemlose Aufwachsen sieht Daniele Rapoport in der frühen Mutter — Kind-, bzw. Eltern — Kind-Bindung.
Es zeigt sich allerdings bei älteren Kindern, daß Umwelteinflüsse auch bei Leboyer-entbundenen Kindern Schäden verursachen, durch die ihr Vorsprung verlorengeht. Trotzdem gibt es keinen Zweifel, daß diese Kinder einen besseren Start im Leben haben.
(Nach einem Artikel von Marie Thérèse Guichard in „Le Point" Nr. 158 vom 29.9.1975.)

Rooming-in

Rooming-in kann Verschiedenes bedeuten:
In manchen Krankenhäusern heißt das, das Kind ist tagsüber bei der Mutter und kommt zu Besuchszeiten und nachts ins Säuglingszimmer. In anderen Krankenhäusern sind die Kinder die ersten 2 Nächte im Säuglingszimmer, damit sich die Mutter erholen kann.

Wieder andere lassen Mutter und Kind immer zusammen. In manchen Krankenhäusern kann die Mutter trotz Rooming-in ihr Kind nicht füttern, wenn sie und das Kind möchten. Die Schwestern schimpfen, wenn sie sich nicht an die Stillzeiten hält, oder es ist ihr gar nicht erlaubt, das Kind selbst aus dem Bett zu nehmen. Wenn das Kind weint, drückt sie die Klingel, die Schwester kommt und gibt ihr das Kind zum Stillen. Es ist gut, vorher zu wissen, welche Art von Rooming-in in deinem Krankenhaus praktiziert wird.

Manche Mütter wollen Rooming-in gar nicht, weil
- sie sonst nachts nicht schlafen können. Wenn nicht das eigene Baby weint, weint ein anderes.
- sie Schuldgefühle haben, wenn ihr Baby weint, obwohl es bei ihnen ist.
- sie Angst haben, sie könnten es nicht richtig machen beim Stillen oder Wickeln, vor allem, wenn andere „bessere" Mütter mit im Zimmer sind.
- sie sich erst mal erholen wollen und das Wickeln gern den Schwestern im Säuglingszimmer überlassen.

Wenn das für dich so ist, dann ist das auch die richtige Entscheidung.

Doch wenn du siehst, daß dein Baby völlig erschöpft vom vielen Schreien zu dir kommt und du dich nach einigen Tagen erholt hast, kannst du darauf bestehen, daß dein Baby bei dir bleibt.

Wenn das Pflegepersonal einwendet, daß dein Kind die anderen Frauen mit seinem Geschrei stört, kannst du ihnen antworten, daß du es in diesem Fall hochnehmen kannst, trösten und stillen. Es ist erwiesen, daß Kinder im Rooming-in-System viel weniger weinen als im Säuglingszimmer. Die Nähe der Mutter beruhigt. Wenn sie dich damit unter Druck setzen, daß es unhygienisch und gefährlich ist für das Kind, kannst du dafür mit gutem Gewissen die Verantwortung übernehmen. (Manchmal mußt du in diesem Fall eine Unterschrift leisten.) Das Kind ist gegen deine eigenen Krankheitskeime widerstandsfähig. Man hört viel öfter von Infektionen, die sich im Säuglingszimmer ausbreiten. Wenn eine Schwester 12 Kinder nacheinander wickelt, findet mehr Übertragung statt, als wenn dieselbe Mutter immer dasselbe Kind wickelt.

„Ich bin immer noch verärgert und traurig über die ersten Stunden nach der Geburt, in denen wir getrennt waren. Ebenso über die ersten 2 Nächte. Am dritten Abend bestand ich darauf, ihn

bei mir zu behalten und durfte es dann auch. Ich hätte schon vorher darauf bestehen sollen.
Aber wenigstens – so sagten die Schwestern – schlief er die ganze Zeit im Kinderzimmer und kein anderer holte ihn aus seinem Bettchen.
Ich hatte Daniel viel bei mir im Bett, besonders nachts, wenn keiner nachschaute. Es gefiel ihm viel besser bei mir als in seinem Bettchen."

Eine Frau drohte damit, sofort heimzugehen, als die Schwester nach der Geburt das Kind ins Säuglingszimmer legen wollte. Erst lag sie für zwei Stunden im Krankenhausflur – aber sie hatte ihr Baby im Arm. Als sie dann immer noch fest bei ihrer Entscheidung blieb, gab es plötzlich ein Einzelzimmer für sie (weil sonst alle anderen Frauen auch ihre Babys bei sich haben wollten). Ihr Mann ging erst heim, als sie und das Baby dort sicher beieinander lagen. Wenn du dich nicht stark genug fühlst, einen solchen Kampf unmittelbar nach der Geburt durchzufechten, ist es besser, eine Entfernung in Kauf zu nehmen und in ein Krankenhaus zu gehen, in dem Rooming-in praktiziert wird.

Noch einige Tips

— Frage nach Hilfe beim Wickeln oder Stillen oder wenn du nicht sicher bist, warum das Baby weint. Das Pflegepersonal ist dazu da, dir zu helfen.
— dein Baby wird in den ersten Tagen nach der Geburt viel schlafen. Auch wenn es schwierig ist im Krankenhausbetrieb mit Putzfrauen, Besuch, Visiten etc. tagsüber zu schlafen, versuch es.
— wenn es trotz Rooming-in mit dir und dem Baby nicht klappt, sei nicht verzweifelt. Meistens klappt es zuhause viel besser, wo du füttern kannst, ohne beobachtet zu werden und wo du dir, wenn das Kind weint, entspannt überlegen und erfühlen kannst, was ihm fehlt – ohne Angst, was die anderen über dich denken.
— nimm dein Kind zu dir ins Bett, es ist ruhiger, wenn es nahe an deinem Körper liegt und das Stillen ist soviel einfacher, du brauchst nur das Hemd aufknöpfen und dem Kind die Brust geben und kannst wieder einschlafen.

- Viele Frauen sind erstaunt, wieviel das Baby niest, röchelt und Schluckauf hat in den ersten Tagen und Nächten. Das ist normal, seine Atemwege müssen sich erst an die Umstellung gewöhnen.

Was braucht ein Kind?

„Manche Leute denken, ein Kind sei wie Ton in der Hand eines Töpfers. Sie beginnen, das Kleinkind zu formen und fühlen sich für das Ergebnis verantwortlich ...
Wenn du so denkst, nimmst du unnötige Verantwortung auf dich. Die Entwicklung deines Babys ist nicht von dir abhängig. In jedem Baby ist ein Lebensfunke und mit diesem Streben nach Leben und Wachstum und Entwicklung wird jedes Kind geboren ...
Wenn du z.B. eine Tulpenzwiebel pflanzt, weißt du sehr wohl, daß nicht du die Zwiebel in eine Tulpe verwandelst. Du gibst die richtige Erde und gerade so viel Wasser wie nötig, der Rest tut sich von selbst, denn die Zwiebel hat Leben in sich. ... Wenn du das akzeptieren kannst, ... kannst du dich an der Entwicklung deines Babys freuen und es macht dir Spaß, auf seine oder ihre Bedürfnisse zu reagieren."

(D.W. Winnicott)

Was ist die richtige „Erde", wieviel „Wasser" ist nötig, damit sich die Persönlichkeit des Babys entwickeln kann? Es braucht Luft, Wärme und Nahrung, um zu überleben, Zuwendung, Anregung und Geborgenheit, um sich zu entfalten. Neun Monate hat das Kind im Körper der Mutter gelebt und an allem teilgenommen, was dieser Körper tat. Viele schwangere Frauen bestätigten, daß das Kind sich bewegt – als eine direkte Antwort darauf, was sie selbst macht. Wenn sie sich z.B. abends hinlegt, fängt das Kind an, sich zu bewegen. Es muß eine neue Position finden, die zu der liegenden Stellung der Mutter paßt. Deshalb fühlt es sich am wohlsten, wenn es wieder nahe am Körper herumgetragen wird. Es ist meist nicht genug, mit dem Kind im Arm zu liegen oder zu sitzen. Das Kind ist daran gewöhnt, daß sich der Körper auch bewegt. Deshalb braucht es beides: Körpernähe und Bewegung. Wieviele Eltern machten die Erfahrung, daß sich das Kind nicht beruhigt, wenn sie es aus seinem Bettchen holen, sondern daß sie auch noch mit ihm herumlaufen müssen! Eine Freundin von mir, die auch ein Baby hatte, das nachts herumgetragen werden wollte, ließ tagsüber ihre Hausarbeit liegen und schlief, wenn das Baby auch schlief oder von anderen betreut wurde und machte nachts den Aufwasch usw. mit dem Baby in einem Tuch auf dem Rücken, so daß sie beide Hände frei hatte. So war das Baby zufrieden und sie bekam genügend Schlaf, ohne daß sich Geschirr und Wäsche ansammelten.

Ein Baby ist in den ersten sechs bis acht Monaten völlig von der Intuition und Hilfe der Erwachsenen abhängig, wenn es sich fortbewegen will. Doch das Bedürfnis sich fortzubewegen, sich umzudrehen oder aufrecht zu gehen, hat das Kind lange, bevor es die Fähigkeit dazu hat. Es versucht, dieses Bedürfnis zu befriedigen, indem es mit den Armen kreist und mit den Beinen strampelt. Und es kann sich lange damit beschäftigen, seinen eigenen Körper zu entdecken.

Von dem beruhigenden Platz an Vaters oder Mutters Brust bekommt es Eindrücke und Einsichten, die die Entwicklung seiner Persönlichkeit beeinflussen. Und während es in den Armen seiner Eltern sitzt, hilft es den Eltern, die Welt mit Kinderaugen zu sehen und das wiederum erleichtert ihnen, ihr Kind kennenzulernen und es zu verstehen.

Wenn ich mit meinem Baby im Arm einkaufen gehe, ist es für mich ein ganz anderes Erlebnis, als wenn ich allein einkaufen gehe. Das Kind reagiert auf jedes Geräusch und schaut mit großen Augen. Es scheint die Welt in sich aufzusaugen. Und ich selbst nehme auch wahr, was das Kind wahrnimmt. Eine rote Haustür, eine Hecke, die klappernden Schuhe einer Passantin. Die Welt ist voll neuer Eindrücke ...

Wir tun Kindern einen schlechten Dienst, auch wenn wir sie vor Gefahren schützen wollen, wenn wir sie von Realitäten fernhalten und in einer stimulationslosen Umgebung erziehen.

Warum weint ein Baby?

- Manche Kinder weinen aus Langeweile — sie wollen nicht nur liegen. Im Bauch der Mutter waren sie in konstanter Bewegung und von Geräuschen umgeben. (Die Stille, die sie jetzt umgibt, ist beängstigend.)
- Andere weinen, weil sie müde und durch Licht oder Geräusche „überstimuliert" sind. Sie wollen in einem abgedunkelten Raum allein sein und zur Ruhe kommen. Manche Kinder weinen tatsächlich, weil sie liegen wollen. Sie können nicht einschlafen, solange sie herumgetragen werden.
- Hunger ist wohl der häufigste Grund, weswegen ein Baby weint. Hunger ist ein beißendes Gefühl im Magen. Wenn du Hunger hast, kannst du dir etwas zu Essen machen. Ein Baby weiß zunächst nicht, was der beißende Schmerz in seinem Magen ist, erst allmählich lernt es, daß dieser Schmerz „gestillt" werden kann. Ein Baby, das Hunger hat, fühlt sich einfach unwohl und hat vielleicht Angst vor dem Unwohlsein. Hunger ist unbekannt, im Bauch der Mutter hatte es immer Nahrung.
- Wenn Babys etwas älter sind, weinen sie auch, wenn sie nasse Windeln haben. Manche Erwachsene glauben jedoch, daß sie nicht weinen, *weil* sie nasse Windeln haben und sich deshalb unwohl fühlen, sondern weil sie wissen, auf nasse Windeln folgt ausziehen und das bedeutet Wärmeverlust. Ich glaube auch, daß Babys sich eigentlich ganz wohl fühlen in ihren warmen nassen Windeln, solange sie nicht wund sind. Um das zu vermeiden, mußt du sie eben öfter mal wickeln. Sorge dafür, daß es schön warm ist und du alles bereit hast, wenn du sie „auspackst", damit sie nicht zu lange ausgezogen sind.
- Zu warm oder zu kalt angezogen oder zugedeckt sein ist ein weiterer Grund, aus dem Babys weinen.

Wenn all diese Punkte jedoch geklärt sind und ein Baby trotzdem noch weint, bleibt nur noch ein Grund: Magenschmerzen. Viele Kleinkinder leiden unter Koliken oder Blähungen. Das ganze Verdauungssystem beginnt gerade erst zu funktionieren, da kann es leicht zu Schwierigkeiten kommen.

Deshalb ist es für ein Kind auch besser, wenn es gestillt wird. Muttermilch ist dem individuellen Bedürfnis des Kindes angepaßt. Aber auch Kinder, die gestillt werden, leiden manchmal unter Blähungen. Sie weinen, ziehen ihre Beine dabei an und der kleine

Körper krümmt sich nach vorn. Wenn dein Baby unter Blähungen leidet, ist es wichtig, es beim Füttern zwischendurch hochzunehmen, aufrecht an oder über die Schulter zu lehnen, um ihm Gelegenheit zu geben, zwischendurch aufzustoßen und die geschluckte Luft rauszulassen.

Von psychologischen Untersuchungen über die Bedürfnisse von Kleinkindern wissen wir jedoch auch, daß es Babys gibt, die weinen, obwohl ihnen körperlich nichts fehlt.

Weinen ist das einzige Mittel des Babys, um etwas mitzuteilen. Und oft weint ein Kind darüber, daß es nichts zu sagen hat. Deshalb nimm dir Zeit, wenn dein Baby weint, nimm wahr, was es dir mitteilen will.

Doch manchen Kindern fehlt auch gar nichts, wenn sie weinen, es macht ihnen einfach Spaß. Schreienkönnen ist etwas sehr Eindrucksvolles für ein Baby (und für einen Erwachsenen). Es bringt den Körper in Bewegung (schreien wärmt) und es bringt in der Regel auch eine Reaktion der Umwelt. Wenn dir bewußt ist, wie schwer es für uns Erwachsene ist, Gefühle unmittelbar zu zeigen, weil sie uns aberzogen wurden – dann kannst du dich vielleicht darüber freuen und zulassen, daß dein Kind das Vertrauen hat, sich auszudrücken.

Stillen

Besonders in den ersten Wochen ist für ein Baby gefüttert werden die wichtigste Erfahrung, das Zentrum seines Lebens. *Wir* haben die Möglichkeit, uns selbst zu versorgen und es uns so gemütlich zu machen, wie wir wollen. Das Baby ist völlig auf dich angewiesen, ob du stillst oder mit der Flasche fütterst. Das Ernähren sollte sich nicht nur auf körperliche Gesundheit und Wachstum beziehen. Beim Füttern hast du die Gelegenheit, Wärme und Liebe zu vermitteln. Das Baby kann dich berühren und riechen (der Geruchsinn ist sehr ausgeprägt, es erkennt seine Eltern auch am Geruch). Wenn ein Baby beim Füttern zärtlich umarmt ist, wird sein Bedürfnis nach Anerkennung und Liebe gestillt. Es spürt, daß es angenommen wird, daß es gut ist zu leben. Und dieses Selbstwertgefühl ist die Basis, auf der sich sein Charakter und seine Persönlichkeit entwickeln können.

Ich gehe in diesem Buch nur auf das Stillen ein, weil es darüber so viele Fehlinformationen gibt und Mütter mit Informationen über Flaschennahrung überhäuft werden. Doch auch hier gilt: wenn eine Mutter glücklicher ist und ihr Baby mehr lieben kann, wenn sie es nicht stillt, ist das richtig. Ein Baby braucht in erster Linie eine glückliche, entspannte Mutter, um sich wohlzufühlen.

Vorbereitung aufs Stillen während der Schwangerschaft

Die Brüste bereiten sich seit Beginn der Schwangerschaft selbst vor. Sie sind größer geworden und an der Warze haben sich kleine Drüsen gebildet, die ein öliges Sekret abgeben und die Brustwarze geschmeidig machen.
Es ist gut, sich daran zu gewöhnen, mit seinen Brüsten umzugehen, sie anzufassen, an den Brustwarzen zu zupfen oder auch öfter im 8. oder 9. Schwangerschaftsmonat ein bißchen zu drücken: Die Brust in die Hand nehmen s. Abb. und mit dem Daumen zur Brustwarze hin streichen. Die Hand kreisförmig drehen, so daß der Daumen von allen Seiten zur Brustwarze hin streicht und alle Milchkanäle eröffnet werden.
Anfangs kommt wahrscheinlich noch nichts. Aber wenn du es

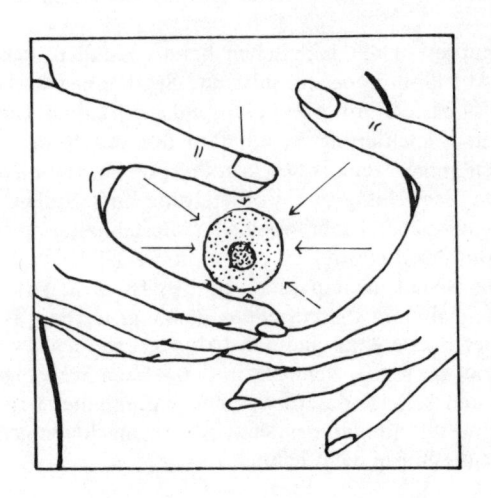

einige Tage später wieder versuchst, siehst du kleine gelbliche Tropfen herauskommen, das ist Vormilch (Kolostrum).
Das ganze Waschen, Bürsten und Frottieren ist unnötig. Im Gegenteil, zumindest mit Seife sollten die Brüste in den letzten Schwangerschaftswochen nicht mehr gewaschen werden, da sonst der natürliche Schutzfilm zerstört wird.
Massieren mit Mandelöl, Weizenkeimöl oder normalen Babyöl tut gut und hilft Schwangerschaftsstreifen vorzubeugen. Die Brüste werden am wenigsten wund, wenn sie möglichst viel frischer Luft und Sonne ausgesetzt sind. Dem ganzen Körper tun Sonnenlicht und Sauerstoff gut. Die Sonne scheint immer irgendwo in ein Zimmer, in dem du dich bei geöffnetem Fenster ungesehen in die Sonne legen kannst.
Im letzten Schwangerschaftsdrittel bildet das Hormon Prolaktin die erste Milch, die jedoch noch durch Progesteron und Östrogene (Hormone, die in der Plazenta gebildet werden) zurückgehalten wird. Mit dem Ausstoßen der Plazenta wird Prolaktin und damit Milch freigesetzt. Auch wenn das Baby zu früh auf die Welt kommt, hast du deshalb Milch, selbst wenn es noch zu schwach zum Saugen ist. Versuche in diesem Fall abzupumpen und gib dem Baby deine Milch. Viele Frauen finden, daß ihre Milch leichter fließt, wenn sie in der Intensivstation sitzen und ihr Baby beim Abpumpen anschauen. Stirbt ein Baby bei der Geburt, so ist trotzdem Milch vorhanden. Der Körper stellt sich nur langsam um.
Wissenschaftler haben inzwischen herausgefunden, daß es nicht gut ist, Abstillhormone zu spritzen. Sie können krebserregend sein. Es ist besser, mit Alkoholumschlägen, kalten Tüchern und Abpumpen Erleichterung zu schaffen und durch immer weniger Abpumpen immer weniger Milchproduktion zu stimulieren.
Noch eine Bemerkung zur Vorbereitung aufs Stillen. Es kann auch ausschlaggebend sein, welche Art Büstenhalter du trägst. Die meisten Büstenhalter sind zu eng. Und die Winkel stehen falsch. Die Brüste stehen nicht parallel, und es ist nicht gut, wenn sie vom Büstenhalter in diese Stellung gedrängt werden. Die Durchblutung der Brüste kann dadurch behindert werden. Es ist jedoch besser für deine Figur, wenn du in den letzten Schwangerschaftsmonaten und solange du stillst, einen Büstenhalter trägst, da die Brüste schwerer und größer sind. Stillen macht entgegen vieler Vorurteile die Brüste nicht häßlich.

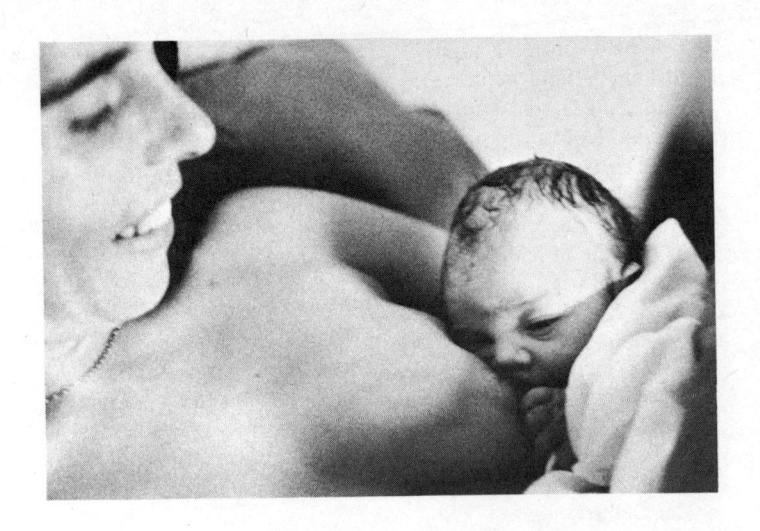

Tips für den Anfang

- Am besten ist, wenn du dein Kind gleich nach der Geburt anlegst. Oft ist der Saugreflex dann am größten.
- In den ersten Tagen brauchen die Babys nicht viel Nahrung. Sie schlafen viel und trinken nur wenige Gramm. Leg dein Kind an, wann immer es will. Wenn es schläft, laß es schlafen. Ist es unruhig, laß es trinken. Das Kolostrum, die Vormilch ist sehr gehaltvoll an Vitaminen und Mineralien, auch in kleinen Mengen. Außerdem enthält die Vormilch wertvolle Antikörper (ähnlich wie in Impfstoffen).
- Wenn dein Baby im Säuglingszimmer liegt und du stillen möchtest, hefte einen Zettel an das Bettchen deines Kindes: „Nicht zufüttern, bringen sie das Kind zu mir, wenn es weint."
- Es ist besser, gar nicht mit Zufüttern anzufangen. Sonst saugt das Baby bei der nächsten Stillmahlzeit nicht kräftig genug, weil es keinen Hunger hat. Dadurch wird die Milchproduktion weniger stimuliert, so daß wieder zugefüttert werden muß.
- Wenn Zuckerwasser oder Tee mit einer Flasche zugefüttert wird, gewöhnt sich das Baby daran, aus Flaschen zu trinken und will nicht mehr gestillt werden, weil das Saugen an der Brust sehr viel anstrengender ist.

- Ein paar Löffel Kamillentee zwischendurch oder nach dem Stillen helfen, wenn es in den ersten Tagen — oft bevor es Stuhlgang hatte — unruhig ist. Doch die Vormilch ist auch dafür gut. Kolostrum hat eine leichte abführende Wirkung, so daß der Darm des Kindes gereinigt wird. Das wirkt heilend auf die Neugeborenengelbsucht.
- Auch für die Mutter ist es gut, wenn das Baby frühzeitig saugt: es regt die Milchbildung an, öffnet die Milchgänge, setzt Oxytocin frei, das das Kontrahieren der Gebärmutter bewirkt und so die Rückbildung beschleunigt.
- Sei nicht zu enttäuscht und entmutigt, wenn es in den ersten Tagen nicht klappt. Ich kenne viele Mütter, die durch falsche Ratschläge im Krankenhaus zu Flaschennahrung überredet wurden und erst nachdem sie zu Hause waren, richtig mit dem Stillen begannen. Wenn du das Baby saugen läßt, wird Milch produziert. Egal ob am 2. oder 10. Tag oder einen Monat nach der Geburt.
- Irgendwann zwischen dem 2. und dem 5. Tag schießt die Milch ein. Es ist oft nötig, etwas abzupumpen, ehe das Baby saugen kann, da die Brust zu prall gefüllt ist. Alkoholpackungen und Medikamente sind meist unnötig und sogar schädlich. Kalte Umschläge helfen.
- Die meisten Babys wollen am Anfang ungefähr dreimal gestillt werden. Am 4. und 5. Tag nach der Geburt steigert sich das bis zu neunmal und pendelt sich dann bis zum 8. Tag nach der Geburt auf sechs-siebenmal Stillen (in 24 Stunden) ein. Manchmal mit einer fünfstündigen, manchmal mit einer zweistündigen Pause.
- Die meiste Nahrung (75%) bekommt das Baby in den ersten 3 Minuten, nachdem die Milch fließt. Wenn also dein Baby nur 5 Minuten saugt, brauchst du keine Angst zu haben „meine Brust ist schon leer, es kriegt nicht genug." Dein Baby bekommt genug. Wenn es 15 Minuten saugt, brauchst du auch keine Angst zu haben „es ist noch hungrig, es versucht, den letzten Tropfen zu bekommen." Das Baby saugt einfach gern. Und wenn es dir gefällt, laß es nuckeln. Doch mehr Milch wird durch dieses Nuckeln nicht angeregt. Nur die ersten Minuten intensiven Saugens stimulieren die Milchproduktion.
- Wenn du mehr Milch produzieren möchtest, leg das Baby häufiger an.

„Das Krankenhaus erlaubte zwar, daß ich mich nicht an feste Stillzeiten hielt, sondern fütterte, wann ich wollte. Aber ich mußte trotzdem viel an der Stillkarte schummeln, da das Personal erwartete, daß nicht öfter als alle 3 Stunden gestillt wird. Sie dachten, sonst sei die Milch oder Stilltechnik nicht gut genug."

— Bei schwacher Stillfunktion gibt es auch ein Nasenspray mit künstlichem Oxytocin. Es gelangt über die Nasenschleimhäute direkt in die Blutbahn und stimuliert die Milchproduktion. Es ist jedoch nicht erwiesen, ob dieses künstliche Oxytocin schädliche Nebenwirkungen hervorruft. Milchbildungstee gibt es in der Apotheke. Je entspannter du bist, desto eher fließt die Milch.
— Wenn es mit dem Stillen nicht klappt, kann das mehrere Gründe haben: Falsche Anweisung und Hilfestellung des Pflegepersonals. Wenn eine Mutter nicht sicher ist, läßt sie ihr Kind weniger häufig saugen, das bedeutet weniger Stimulation und weniger Milchproduktion. Oder sie bietet die Brust in einer so verkrampften und unbequemen Haltung an (für sie selbst und das Kind), daß das Kind nicht lustvoll trinkt oder gar die Brust ablehnt.
— Schmerz, Angst und Ärger verhindern den Let-Down-Reflex. Intensive Gefühle führen nicht nur zur Verkrampfung der Blutgefäße, sondern auch der Milchkanäle. Aus übergroßer Angst vor wunden Brustwarzen ist die Frau oft überfürsorglich mit Waschen, Eincremen oder Benutzen eines Warzenschoners und macht dadurch das Stillen zu einer hochkomplizierten Angelegenheit.
— Ungefähr am 10. Tag nach der Geburt sind die Brüste nicht mehr prall voll und manche Mütter denken, sie hätten keine Milch mehr. Doch die Brüste haben sich nur auf den Normalzustand eingestellt.
— In der 6. oder 7. Woche nach der Geburt ändert sich die Milch. Ihre Zusammenstellung paßt sich den Bedürfnissen des Babys an. Wenn es also scheint, als bekäme dein Baby nicht genug, kannst du darauf vertrauen, daß der nächste Schub mit der neuen Zusammensetzung bald kommt.
— Wenn dein Baby lange über die nächste Stillzeit hinaus schläft

und deine Brüste voll und schwer sind, kannst du es ruhig wecken. Zum Stillen gehören zwei. Und du bist genauso wichtig wie das Baby.

- Wenn das Baby zu saugen beginnt, bekommt es bei jedem einzelnen Stillvorgang für einige Sekunden oder Minuten noch nicht viel, je nachdem wie schnell der Let-Down-Reflex funktioniert.
- Bei manchen Müttern schießt die Milch ein und tröpfelt heraus (Let-Down-Reflex), wenn sie das Baby nur anschauen. Bei anderen Müttern fließt die Milch erst, nachdem das Baby eine Weile kräftig gesaugt hat.
- Oft sind diese ersten Minuten oder Sekunden sehr schmerzhaft. Da das Baby noch nichts bekommt, saugt es besonders kräftig.
- Wenn du dich vor und während des Stillens entspannst, fließt die Milch leichter und schneller.
- Ein warmes Bad (du kannst auch beim Bad stillen) oder warme Tücher an die Brüste legen, oder warmes Wasser über die Brüste laufen lassen, kann dir helfen, daß der Let-Down-Reflex schneller wirkt.
- Gib dem Baby soviel wie möglich vom Warzenhof mit in den Mund und nicht nur die Brustwarze. Wenn es nur an der Brustwarze saugt, ist der Zug zu stark und macht schnell wund.
- Wenn dein Baby unter Blähungen leidet, laß es zwischendurch aufstoßen. Nimm es aufrecht in deinen Arm oder leg es über deine Schulter.
- Wenn du es zwischendurch aufstoßen lassen oder zur anderen Brust überwechseln willst, ziehe es nicht von der Brustwarze weg, sonst „beißt es sich fest", weil es noch Hunger hat. Stecke einen Finger seitlich von der Brustwarze zwischen die Kiefer des Babys, so daß es die Brustwarze losläßt.
- Wenn deine Brustwarze wund und verschorft ist:
Versuche nicht, den Schorf von der Brustwarze zu lösen oder aufzuweichen. Schorf ist ein Teil des natürlichen Heilungsprozesses, du kannst auch mit verschorfter Brust stillen.
- Fast alle Mütter werden in der ersten Woche wund oder bekommen kleine Risse in den Brustwarzen, da die Brüste sich erst ans Stillen gewöhnen müssen. Die meisten Hebammen, Krankenschwestern, Ärzte empfehlen, vorrübergehend mit Stillen aufzuhören, bis die Brüste geheilt sind. Gerade dann

entwickeln sich jedoch leichter Brustentzündungen, da die Brüste voll Milch sind — oder sie werden durchs Abpumpen erst recht wund. Die Brüste heilen auch während du stillst. Und sie gewöhnen sich leichter ans Stillen, als wenn du immer wieder aufhörst und neu anfängst.

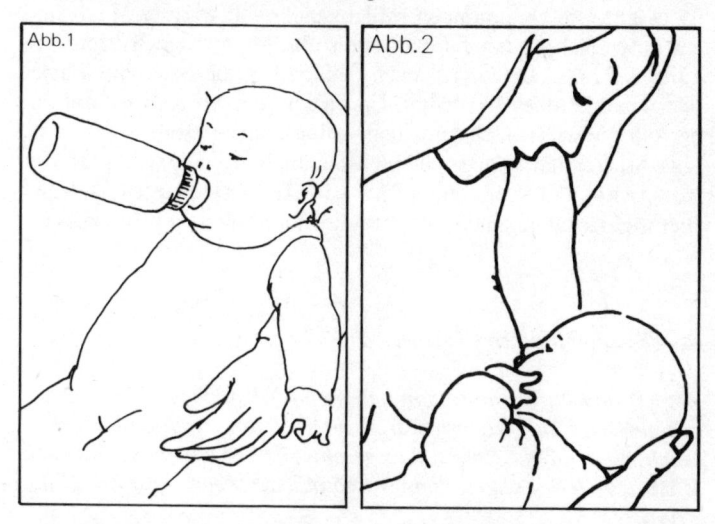

Abb. 1

Abb. 2

— Die meisten kennen Photos und Anzeigen, auf denen Babys mit der Flasche gefüttert werden und wie in Abb. 1 im Arm der Mütter liegen. Viele Mütter versuchen, beim Stillen ihr Baby genauso im Arm zu halten und wundern sich, daß es nicht richtig an die Brustwarze will. Kein Wunder, du ißt ja auch nicht mit zur Seite gedrehtem Kopf. Deshalb dreh den ganzen Körper deines Babys zu dir hin, nicht nur den Kopf (Abb. 2), so daß ihr Bauch an Bauch liegt. Noch eins, wenn du mit den Fingern die Wange des Babys berührst, um es zur Brustwarze hinzudirigieren, wird es sich automatisch in die verkehrte Richtung drehen. Es hat den Reflex, mit dem Mund nach dem zu suchen, was es berührt. Nimm deshalb deine Brustwarze und streichel damit die Wange des Babys.

Pflege der Brustwarzen

Es ist nicht nötig, die Brüste mit antibakteriellen Mitteln oder Seife zu reinigen, sie zerstören nur den natürlichen Säuremantel auf der Haut. Wenn die Brüste nach dem Stillen noch sehr voll sind, ist es gut, sie abzupumpen. Milchkanäle voll warmer Milch sind ein guter Nährboden für Bakterien und können zu Brustentzündungen führen. Du kannst nach dem Stillen die Brust mit Wasser oder Kamillentee abwaschen. Und nach dem Abtrocknen mit Puder oder Maizena (feingemahlenes Maismehl) bestreuen.
Jede Mutter hat genügend Milch für ihr Baby. Sogar Mütter von Adoptivkindern konnten stillen, durch konsequentes Anlegen über mehrere Wochen hinweg begannen sie Milch zu produzieren.

Bericht einer Mutter, die vorhatte, nicht zu stillen:

Als ich erwachte, wußte ich, daß meine Milch da war. Was für ein seltsames Gefühl. Gestern war da noch nichts – heute plötzlich – Milch; und meine Brüste sind geschwollen. Nein, nicht wirklich Milch, sondern ekliges, dünnes, bräunliches Zeug – ist das Kolostrum?
So, dachte ich ein bißchen verzweifelt: jetzt ist es da, warum soll ich's nicht benützen. Ich werde mir später Vorwürfe machen, wenn ich's nicht wenigstens versucht habe . . . Ich konnte mir nicht vorstellen, daß ein natürlicher Prozeß so schmerzhaft sein kann. Als ob blendendes Licht meine Augen überfließen oder ein betäubender Lärm meine Ohren füllen würde. Ein Organ, an eine gewisse Stimulation gewöhnt (in diesem Fall Berührung), bekommt dieselbe Art von Stimulation verabreicht, aber viel zu stark. Die Kinderschwester sagte liebevoll: „ein guter, kleiner Sauger," sie meinte damit wahrscheinlich die Art, wie mein Baby wie ein hungriger Hecht nach mir schnappte. Nach dem ersten Biß war es jedoch nicht mehr so schlimm. Eigentlich sogar angenehm. Ich konnte fühlen, wie sich meine Gebärmutter zusammenzog und warmes Blut aus mir herauslief. Mit dieser körperlichen Reaktion hatte ich gerechnet, doch die seelische Reaktion, die Wärme, die mich irgendwo noch viel tiefer durchlief, hatte ich nicht erwartet.

Glückliche Mutterschaft?

Oh diese Wut, die mich manchmal packt, besonders in der Nacht! Dieses Kind hat Nerven, unverschämt. Saugt mich aus ohne Einladung. Wer hat es zu diesem Festschmaus eingeladen? Merkt es nicht, wann es unwillkommen ist? Ob das Adrenalin, das durch meine Wut erzeugt wird, durch die Milch auf das Baby übergeht? Kann zuviel Adrenalin tödlich sein? Die einzige Möglichkeit, in der Wut töten könnte? (Abigail Lewis)

Auch nach einer sogenannten „leichten" Geburt ist die Mutter erschöpft. In ihrem Körper vollzieht sich ein intensiver und ermüdender Umstellungsprozeß.

Die „neugeborene" Mutter hat das Bedürfnis und das Recht, es erholsam und schön zu haben, sich selbst nach den Anstrengungen von Schwangerschaft und Geburt zu verwöhnen. Sie braucht nicht die Rolle der glücklichen Mutter zu spielen. Dieses Bild war schon immer und ist eine echte Belastung für die meisten Mütter. Sie fürchten, daß etwas mit ihnen nicht stimmt oder sie fühlen sich von diesem schreienden Baby betrogen, das nicht in das Bild der glücklichen Mutter paßt, das in Zeitschriften und im Werbefernsehen postuliert wird.

Kleine Alltäglichkeiten

In den ersten Tagen nach der Geburt findet im Körper der Frau eine Riesenumstellung statt. Gebärmutter und Bauchdeckenmuskulatur bilden sich zurück. Herz und Kreislauf stellen sich auf eine kleinere Blutmenge um. Die Milchdrüsen arbeiten, die Brüste schwellen an. Die Därme haben plötzlich so viel mehr Platz. Die Blase hat zwar auch mehr Platz, aber Mütter spüren oft keinen Drang zu pinkeln, da alles noch betäubt ist. Einige Tage nach der Geburt blutet es noch aus der Gebärmutter: Die ersten zwei Tage meist noch frisches, hellrotes Blut, danach ist es einige Tage (bei langsamer Rückbildung einige Wochen – auch das ist normal) ein bräunlich, rosa Ausfluß. Manche Mütter spüren besonders beim Stillen, daß es herausläuft. Andere haben beim Stillen auch noch schmerzhafte Nachwehen.

Tips
Nachwehen: Eine Wärmflasche auf dem Bauch kann helfen. Entspanne dich, atme tief und regelmäßig, wie bei den Wehen bei Geburtsbeginn und versuche, die positive Seite zu sehen. Jede dieser Nachwehen unterstützt die Rückbildung der Gebärmutter. Bei besonderem Schmerz oder dunkelroten Blutklümpchen informiere Arzt oder Hebamme, es könnte sein, daß Reste von der Plazenta noch in der Gebärmutter sind.
Pinkeln: Vielen Frauen gelingt es nicht, im Liegen zu pinkeln. Außerdem fließt der Urin in dieser Stellung über die Dammnaht und brennt. Wenn im Krankenhaus von dir routinemäßig verlangt wird, den Bettopf zu benutzen, bitte darum, aufstehen zu dürfen. Frauen können nach der Geburt selbst auf die Toilette gehen, (wenn sie nicht von Medikamenten benebelt sind) und dort geht es meist leichter. Setz dich soweit wie möglich auf dem Klositz zurück, und lehn dich mit dem Oberkörper vorwärts, dann läuft der Urin am wenigsten über die Dammnaht.
Denk daran, regelmäßig zu pinkeln. Auch wenn du nicht so oft den Drang verspürst. Die Blase hat jetzt sehr viel Platz, wird oft übervoll und drückt von unten auf die Gebärmutter. Das behindert den Rückbildungsprozeß. In den ersten Tagen nach der Geburt ist es oft mehr Urin, da der Körper das Wasser abgibt, das sich während der Schwangerschaft im Gewebe angesammelt hat.
Mach nach jedem Pinkeln eine Spülung oder tupfe die Naht mit (in Kamillelösung getauchter) Watte ab. Ein Sitzbad (möglichst mit Salz) pro Tag ist genug, sonst weicht das Gewebe zu sehr auf und heilt langsamer.
Stuhlgang: Die Krankenschwester oder Hebamme möchte meist spätestens am 3. Tag nach der Geburt, daß du Stuhlgang hast. Es ist jedoch völlig normal, 4 - 5 Tage nach der Geburt keinen Stuhlgang zu haben. Die meisten Frauen bekamen vor der Geburt einen Einlauf oder Zäpfchen und haben deshalb einen leeren Darm. Außerdem haben die Därme jetzt viel mehr Platz. Die Scheidengegend, besonders mit einer Dammnaht, ist wund und möchte geschont sein. Aber es ist wichtig, durch richtige Ernährung den Stuhlgang weich zu halten, so daß er — wenn er kommt — nicht mit großer Anstrengung herausgepreßt werden muß. Wenn du eine Dammnaht hast, hilft es, wenn du beim Pressen ein gefaltetes Gazetüchlein oder weiches Toilettenpapier gegen die Naht hältst.

Soviel zu den körperlichen „Nebensächlichkeiten", die sich für die neugeborene Mutter abspielen. Und was kommt noch dazu? Die nächtlichen Störungen von einem Baby, das nicht durchschläft. Viel Besuch, sei es im Krankenhaus oder zu Hause. Ein sexuell frustrierter Mann. Deine Enttäuschung, daß der Bauch zwar weg, aber die alte Figur noch nicht wiedergewonnen ist. Ältere Geschwister, die eifersüchtig reagieren. Eine Krankenschwester oder Ärztin, die kein Verständnis hat, eine Tante, die dreinredet. Und dann schreit dieses Baby auch noch, um das sich alles dreht und wegen dem alles wehtut.
Glückliche Mutterschaft?
So viel wird geredet und geschrieben über Wochenbettdepression. Ich erlebe oft Frauen, die zur Geburtsvorbereitung kommen und Angst haben. Werde ich depressiv? Werde ich verrückt? Es kann völlig normal sein, wenn du in den ersten Tagen nach der Geburt (meistens beginnt es mit dem Einschießen der Milch) wegen jeder Kleinigkeit weinst, verzweifelt bist und Angst hast, daß du es nie schaffst, ein Baby zu versorgen und es auch überhaupt nicht mehr willst...
Zu diesen Realitäten des Alltags, die mehr oder weniger schnell vorbeigehen (die gestörte Nachtruhe und die viele Wäsche bleiben auf jeden Fall für eine Weile) können noch psychologische oder hormonelle Faktoren kommen.

Hormonumstellung

Während der Schwangerschaft bildet sich in der Plazenta ein Hormon „Progesteron", das dazu beiträgt, daß du dich mit allen Unbequemlichkeiten trotzdem wohlfühlst. Es ist ein Beruhigungsmittel, das die Natur produziert. Viele Frauen machen die Erfahrung, daß sie sich während der Schwangerschaft besser fühlten als je zuvor. Untersuchungen haben auch gezeigt, daß während der Schwangerschaft keine Psychose ausbrechen kann. (vgl. Breen, D., The Birth of a first child) Progesteron scheint das zu verhindern.
Untersuchungen zeigen auch, daß speziell für die Geburt noch mehr Progesteron produziert wird, um der Frau über diese zusätzliche Belastung wegzuhelfen (Dalton, 1971).

Manche Frauen haben mehr, andere weniger Progesteron. Zu welcher Gruppe du gehörst, kannst du daran feststellen, ob du in deinem Periodenzyklus mehr oder weniger starken Gemütsbewegungen unterworfen bist.
Nach der Geburt fehlt die Plazenta samt Progesteron, und die Mutter ist den Problemen des Alltags ohne natürliche Tranquillizer ausgeliefert. Es ist möglich, eine Hormonbehandlung mit Progesteron zu erhalten. Nur ist dabei nicht möglich zu stillen, so daß dieser angenehme Teil der Säuglingspflege auch noch wegfällt. Unterstützung und Hilfe sind die besten „Tranquilizer".
Es kann sein, daß dir dieses Kapitel vermittelt, daß alles nur schrecklich und kompliziert ist. Ich schreibe hier aber nur über die eine Seite, die weniger schöne, des Lebens einer „neugeborenen" Mutter, für die du vielleicht Verständnis und Hilfe brauchst. Die andere Seite, das Glück, ist aber auch da. Das kannst du einfach genießen, dazu brauchst du keine Information.

Mutter sein und Beruf

Wahrscheinlich machst du dir bereits viele Gedanken über dieses Thema, wenn du im 8. Monat aufhörst zu arbeiten. Es scheint, daß Frauen, die einen intellektuellen Beruf hatten, größere Schwierigkeiten haben, mit der Realität der Mutterschaft klarzukommen.
Plötzlich sind Wärme, Liebe und Instinkt das Wichtigste. Deshalb ist es wichtig, Freiräume zu behalten, in denen du andere Fähigkeiten weiterhin ausleben kannst. Nur wenn du selbst ausgefüllt und zufrieden bist, wirst du Liebe und Wärme freizügig geben können.
Wenn du nach dem Mutterschutz wieder arbeiten willst, weil dir dein Beruf Spaß macht, mußt du nach einer befriedigenden Lösung für dich und das Kind suchen.
Wenn es für dich finanziell notwendig ist zu arbeiten, dann solltest du kein schlechtes Gewissen haben. Denn wenn du zwar mit dem Kind zu Hause bleibst, aber Probleme und Sorgen hast, wird das Kind diese Spannung spüren. Versuche keine im voraus festgelegten Pläne zu haben, was du hinterher tun wirst (auch wenn alle dich fragen: wirst du wieder arbeiten und wann?). Laß

dich von deinen Gefühlen leiten, wenn es soweit ist.
Du weißt selbst, was für dich und das Baby am Besten ist, laß dich davon leiten und nicht von den Idealen der Gesellschaft und deiner Freunde.

Umstellung im Arbeits- und Schlafrhythmus

Mit dem ersten Kind kommt eine totale Umstellung in dein Leben. Zuvor hattest du bestimmte Zeiten für Arbeit, für Freizeit mit Freunden oder allein, für Schlaf. Nun ist alles durcheinandergewürfelt, kommt in kleinen Portionen, ein bißchen Arbeit hier, ein unterbrochenes Gespräch da, eine gestörte Nachtruhe dort . . .
Es fällt den meisten schwer, sich einem ungeordneten Tagesablauf zu überlassen. Wir verlieren den Überblick, was wir eigentlich tun und sind frustriert, daß wir nicht wie früher etwas an einem Stück durcharbeiten können. Und dazu kommt noch die Müdigkeit.
Es ist wichtig, daß du dir von Anfang an eine Freizeit organisierst sei es nur eine Stunde täglich, in der du ziemlich sicher bist, daß dein Kind schläft und eine Nachbarin nach ihm schauen kann. Oder ein Abend pro Woche, an dem du dich ohne Baby mit Freunden triffst und dein Mann zuhause bleibt oder ihr einen Babysitter habt und gemeinsam ausgeht. Das soll nicht heißen, daß ihr nicht auch mit Baby weggehen könnt. Viele Eltern nehmen ihr Baby mit ins Kino oder ins Restaurant, eingekuschelt in einer Tragetasche oder einem Tragetuch. Es ist wichtig, andere Lebensbereiche beizubehalten und nicht nur Mutter oder Vater zu sein.

Konfrontation mit der Realität

In der Werbung wird uns Mutterschaft rosig und ewig lächelnd vorgeführt. Die Gesellschaft scheint Kinder zu mögen.
Und dann . . . wohnt frau mit Baby und Kinderwagen im Hochhaus, in dem der Lift nicht funktioniert . . . schaut der Busfahrer weg, wenn die Frau sich mit Einkaufstüten samt Kinder-

wagen und Baby aufs Trittbrett quält . . . schauen die anderen Cafébesucher ärgerlich, wenn das Baby weint (wie kann die Frau nur mit einem Kind im Cafe herumsitzen) . . . im Hausflur dürfen keine Kinderwagen stehen . . . der Rasen darf nicht betreten werden . . . die Leute schauen, wenn ein Baby einen verspuckten Strampelanzug anhat. (In der Werbung sind sie immer sauber). (Es gibt natürlich auch ganz gegenteilige, freudige Erfahrungen). Wen wundert es da, daß manche Frauen lieber zuhause bleiben und nicht mehr rausgehen wollen, ja schon gar nicht mehr Türklingel oder Telefon beantworten, besonders wenn das Baby die Unsicherheit der Mutter spürt und viel weint?
Andere Frauen wiederum können es nicht zuhause aushalten, sie fühlen sich eingesperrt oder haben Angst, sie könnten dem Baby etwas antun, wenn es noch einmal schreit. *„Ich wollte immer, daß mein Mann dabei ist, wenn ich unser Kind bade, ich hatte Angst, daß ich das Baby ertrinken lasse."*
„Ich saß vor dem Bettchen unseres Kindes, und es schluchzte im Schlaf. Ich war so traurig, daß ich es nicht trösten konnte, ich war voller Liebe in dem Augenblick, aber ich wußte, wenn ich es jetzt in den Arm nehme, wacht es auf und beginnt zu heulen, und dann schlage ich es wieder, denn ich kann es nicht ertragen, wenn es heult."
Für viele Frauen ist es schwierig, mit den Schuldgefühlen umzugehen, die hochkommen, wenn das Baby nicht immer rosig lächelt, wie die Werbung es uns vormacht. Andere Frauen reagieren mit körperlichen Symptomen. Kopfschmerzen, Zittern, Augenflimmern. Sie können den Haushalt und das Baby nicht mehr versorgen, und der Mann muß daheim bleiben.
Es mag sein, daß die Frau eifersüchtig ist auf das Baby, das scheinbar nur nimmt. Sie will selbst versorgt werden. Oder sie ist eifersüchtig auf den Mann, der weiterhin seinen Beruf oder ein interessantes Studium hat, vor allem, wenn sie selbst ihre Berufstätigkeit wegen des Babys aufgegeben hat.
Du bist nicht krank oder neurotisch, wenn du so reagierst. Du gehst durch einen ungeheuren Lernprozeß in dieser Zeit. Sei lieb zu dir. Sprich mit deinem Mann über deine Gefühle. Schon das Aussprechen und Verstandenwerden hilft etwas. Triff dich mit anderen Frauen. Nur andere Mütter wissen, wie sich deine Müdigkeit anfühlt. Wenn es noch keine Müttergruppe in deiner Stadt gibt, setze ein Inserat in die Zeitung und organisiere ein Treffen.

Umstellung in der Identität

Es ist schwierig, plötzlich Mutter zu sein. Mit allem, was an Erwartungen damit verbunden ist.

Woher soll eine Frau, die nie zuvor ein Baby versorgt hat, (wieviele von uns sind mit neugeborenen Babys umgegangen, ehe wir selbst Kinder hatten?) wissen, was man tut, wenn das Baby mitten in der Nacht spuckt? Aber weil Frauen 9 Monate lang das Kind in sich trugen, wird automatisch erwartet, daß sie instinktiv wissen, was eine Mutter tut.

„Mutterschaft kam für mich nicht einfach so. Ich brauchte vier Monate, ehe ich mein Kind nicht nur als ‚das Baby' sah. Und nur durch den alltäglichen Umgang mit ihm lernte ich, was es brauchte und meine Liebe wuchs. Genauso wäre sie für einen Mann in derselben Situation auch gewachsen."

Eine Frau, die vorher gut in ihrem Beruf war, hat es sehr schwer, hilflos in diesem neuen Beruf zu sein. Und was wir nicht können, beginnen wir zu hassen.

Dazu kommt noch die Umstellung in der Familie. Vorher hattet ihr Zeit für euch, für lange Gespräche, zum Schmusen, zum Ausgehen. Jetzt bist du viel zu müde, hast den Kopf nur beim Kind. Überall tut es weh, wo man dich anfaßt und was du anziehen willst, paßt dir immer noch nicht. Es ist zum Heulen!

Daß die Mutter nach der Geburt Umstellungsschwierigkeiten hat, ist so alt wie die Welt. Hippokrates entwickelte die Theorie, daß Wochenbettdepressionen ihre Ursache darin haben, daß die Mütter ihre Kinder zu wenig saugen lassen und die überschüssige Milch ins Gehirn der Mutter dringt und dort eine Störung verursacht. Es leiden also nicht nur die Frauen von heute (zwischen Beruf und Mutterschaft hin- und hergerissen) darunter. Mütter haben schon damals mit Verzweiflung und Traurigkeit reagiert und geglaubt, „sie würden nie mehr die Alte". Und doch geht es vorüber. Für manche mit Hilfe von Hormonen oder Tranquilizern. Für andere mit Geduld, Liebe und Aktivitäten außerhalb der Mutter-Kind-Beziehung. Ich glaube, das Wichtigste ist (auch zur Vorbeugung bereits in der Schwangerschaft), zu akzeptieren, daß es harte Arbeit ist, ein Kind zu haben. Daß dabei auch negative Gefühle entstehen können. Laß sie zu, sie ändern nichts an einem liebevollen Grundgefühl.

Geburt einer Familie

Bei der Geburt eines Kindes wird gleichzeitig eine neue Familie geboren. Vorher ein Paar: Mann und Frau. Nun eine neue Identität: Vater und Mutter. Vorher war es eine Zweierbeziehung, jetzt ist es eine Dreierbeziehung.
In einer Dreierbeziehung gibt es für beide Partner eine Beziehung in zwei Richtungen. Und jeder hat nicht nur Gefühle über seine eigene Beziehung zu seinem Partner und zu seinem Kind, sondern auch Gefühle über die Beziehung zwischen Partner und Kind. Ebenso empfindet das Kind, auch der ganz kleine Säugling, seine Beziehung zu jedem Elternteil und die Beziehung, die die Eltern zueinander haben.
Wie oft hört man von Babys, die weinen, wenn die Eltern Streit haben, obwohl diese sich nicht einmal lautstark auseinandersetzen – gerade dann – das Kind spürt die „geladene" Atmosphäre. Wird das zweite Kind geboren, wird die Familienstruktur noch komplizierter.
Oft sieht eine neue Familienstruktur auch so aus: Zwischen Mutter und Kind gibt es eine Beziehung. Beide haben eigene Gefühle über diese Beziehung. Weder zwischen Mann und Frau, noch zwischen Kind und Vater gibt es eine Beziehung. Entweder ist kein Vater da oder er ist nicht an einer Beziehung interessiert. Beide, Kind und Mutter haben jedoch Gefühle über die nicht existierende Beziehung. Viele Frauen entscheiden sich heute bewußt für ein Kind ohne Mann. Manchmal ist der „Dritte" dann eine Freundin oder es ist eben wirklich ein unbesetzter Platz.
Wichtig ist nicht so sehr, *ob* da eine Beziehung ist, sondern *wie* Mutter und Kind darüber empfinden. Wenn es für die Mutter eine gute und befriedigende Entscheidung ist, ohne Mann mit ihrem Kind zu leben, dann wird sich auch das Kind wohlfühlen.

Gegenseitige Entwicklungshilfe

Das Kind ist auf deine Nähe angewiesen.
Dich zu fühlen. Deine Stimme. Deinen Herzschlag. Dein Atmen zu hören. Denn diese Geräusche sind ihm vertraut von der Zeit in der Gebärmutter. Das Kind braucht seine Versorgung von Vater und Mutter.

Aber es ist nicht nur einseitiges Geben.
Jedesmal, wenn du mit dem Kind umgehst, lernst du auch etwas von ihm. Dein Kind läßt dich fühlen, was es braucht. Es bringt dir bei, es zu lieben. Und lieben lernen ist ein langsamer Prozeß.
Sich vertraut machen mit einem anderen Menschen geht schrittweise. Und nur durch den Umgang mit ihm gewöhnen wir uns aneinander. Einander nahesein. Einander anschauen. Einander begreifen.
Liebe wächst langsam. Wie viele haben Liebe auf den ersten Blick erlebt? Wie viele mochten sich zuerst gar nicht? Wie viele haben erst allmählich mit dem Kennenlernen auch zu lieben begonnen? Das ist mit dem Kind nichts anderes.
Es ist zwar körperlich, biologisch Teil von uns und doch zunächst ein fremdes Wesen.
Wir wissen nicht, wie und wer unser Kind sein wird. Es mag körperlich dem Vater oder der Mutter oder beiden ähnlich sein. Aber es ist doch ein neues, eigenes Wesen. Ein Individuum. Es ist eine Persönlichkeit bereits bei der Geburt. Deshalb gilt es auch nicht, zehn goldene Regeln zu befolgen „wie behandle ich einen Säugling." Es gilt zu schauen. Zu spüren: Was will dieses Kind von mir?

Glückliche Vaterschaft?

Ein Vater kann sein Kind nicht in seinem Körper herumtragen. Er fühlt es zum ersten Mal wirklich, wenn er das neugeborene Baby im Arm hält.
Deshalb ist es so schön, wenn Väter an der Geburt teilnehmen können. Je mehr ein Vater über Schwangerschaft/Geburt weiß, desto mehr kann er verstehen, daß die „neugeborene" Mutter oft müde ist und viel Liebe, Ermunterung und Hilfe braucht. Er wird die wichtigste Person, denn er kann ihr auf so vielerlei Weise helfen.
— Und auch hier: es ist nicht einseitiges Geben. Dafür, daß der Mann seiner Frau in der Pflege des Babys hilft, bekommt er die Möglichkeit in den allerersten Tagen im Leben seines Kindes den intimen, körperlichen und seelischen Kontakt zu gründen. Das war bisher immer das Vorrecht der Mutter. Es ist verständlich, daß dieser frühe Kontakt mit dem Kind den Zusammen-

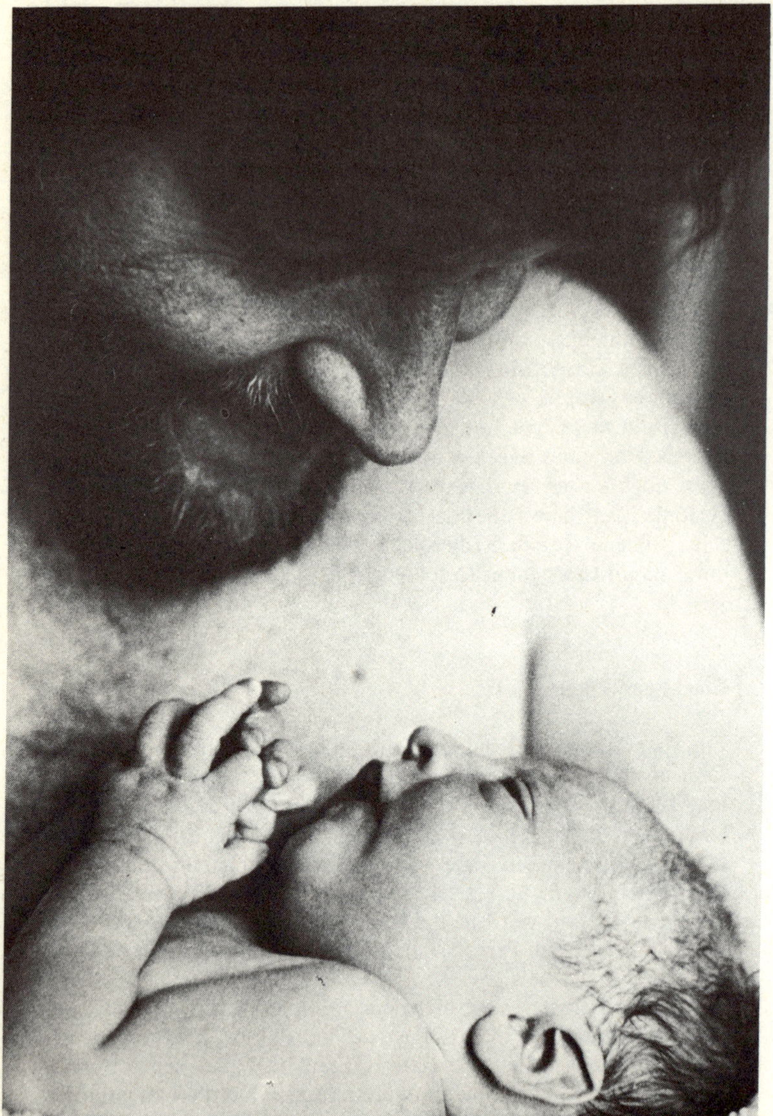

halt der Familie stärkt und die Beziehung untereinander intensiviert.
— Vom Kind her gesehen: das Baby — Mädchen oder Junge — braucht den Kontakt zu seinem Vater oder einer anderen männlichen Person. Ein Vater geht mit einem Kind anders um als die Mutter, sei es beim Wickeln oder Spielen, und das ist für das Kind eine wichtige Stimulation.
Die Entwicklung der Individualität des Kindes wird gefördert. Männliche und weibliche Elemente in dem Kind werden angeregt.
Seit einiger Zeit ist es bekannt, daß die Grundlage für eine Mutter-Kind-Beziehung in den ersten Stunden nach der Geburt stattfindet. Die Fähigkeit, sich als Mutter dieses Kindes zu fühlen ist davon abhängig, daß Mutter und Kind unmittelbar nach der Geburt nicht getrennt werden.
Gilt das nicht in der gleichen Weise für den Vater?
Umso mehr, nach allem was wir über die mangelnde Vorbereitung zur Vaterschaft bisher wissen.
Wenn ein Vater nicht den frühen und ununterbrochenen Kontakt mit seinem neugeborenen Kind hat, erlebt er dieselben Schwierigkeiten, wenn nicht sogar größere.
Es sind also mehrere Aspekte, warum es so wichtig für den Vater ist, mit dem Baby umzugehen:
— um die Beziehung zwischen dir und deinem Kind zu gründen
— um die erschöpfte Mutter zu entlasten
— um dem Kind deine ganz persönliche Anregung zu geben
Das Wichtigste ist jedoch, daß du von deinem Kind lernen kannst. Es bringt dir bei, was Zärtlichkeit, Liebe und Vertrauen ist. Erwachsene haben das oft verlernt. Ich bin immer wieder beschämt, wenn ich feststelle, wie leicht Kinder vergeben, selbst wenn wir sie für eine schmerzhaft lange Zeit verlassen oder sie ungerecht behandeln. Sie lieben und vertrauen uns trotzdem. Je kleiner sie sind, desto mehr.
In dem Film „Stroszek" (Werner Herzog) experimentiert ein Arzt mit einem Frühgeborenen in grausamer Weise. Das Baby schreit verzweifelt. Einige Sekunden später beendet der Arzt seine Experimente und das Baby kauert sich vertrauensvoll an diese Hand, die es soeben noch gequält hat.
Ein Säugling lebt total im Hier und Jetzt. Wenn er sich wohlfühlt, ist der Kummer von vorher vergessen, fühlt er sich jedoch unwohl, hat Hunger oder einen wunden Po — hat er keine Vorstellung, daß

sich das zum Guten ändern kann. Je älter Kinder werden, schon nach einigen Monaten, lernen sie, daß es Vergangenheit und Zukunft gibt. Sie können auch mal eine Weile auf eine Mahlzeit warten, denn sie wissen, sie kommt, aber sie können sich auch erinnern, daß sie gerade eben noch einsam und unglücklich waren.
Mit 2 - 3 Jahren allerdings kann alles Vertrauen schon zerstört sein.

Geburtsbericht eines Vaters

geschrieben im Wartezimmer des Krankenhauses kurz nach der Ankunft, während Lisa untersucht wurde.

5. September, 10 Uhr 30.
Das Fruchtwasser ging ab um 5 Uhr morgens.
Regelmäßige, milde Wehen. Eine Minute Dauer alle 6 Minuten.
„Nein, noch nicht. Ich will noch schlafen.
Laß es morgen kommen". – „Nein. Heute."
„Schau auf die Uhr". – „Ja, sie sind regelmäßig" –
„Ruf das Krankenhaus an" – „Alles ist bereit".
Lisa muß oft pinkeln.
Wir frühstücken.
Lisa entscheidet, daß sie noch ihre Haare waschen will.
Unter der Dusche kommt auch der Schleimpfropf.
Ich räume auf. Packe alles zusammen.
Lisa will noch Geschirrspülen.
Um Himmelswillen beeil dich Liss, du bekommst ein Baby.

Im Auto. 7 Uhr.
80 Kilometer vom Krankenhaus entfernt. Ruhig bleiben.
Ein wunderschöner Morgen. Die Sonne kommt hervor.
Ich liebe dich.
Ist es wirklich wahr? Heute kommt unser Baby.
Zufrieden. Alles ist in Ordnung.
Lisa atmet tief und entspannt auf dem Rücksitz des Autos.
Die Wehen kommen inzwischen alle 3 - 4 Minuten.
Einige stärker. Andere mild.
Lisa sagt, ich solle langsamer fahren.

Aber es sind immer noch 40 Kilometer.
Ich phantasiere schon, daß ich das Kind entbinde.

9 Uhr 15 im Krankenhaus.
„Warten Sie bitte draußen. Wir rufen sie, wenn's soweit ist."
Ich bin wütend. Es ist meine Lisa. Mein Baby.
Warum kann ich nicht dabei sein, wenn sie untersucht wird.
Was ist daran so Besonderes, daß ich es nicht sehen soll.
Ich kenne sie besser als ihr.
Nicht mal ein menschliches Lächeln gebt ihr mir. Keine von euch.
Ihr kennt mich nicht. Ich bin nur der Nächste in der Reihe.
Noch ein ängstlicher Vater.
Helft mir. Das Baby ist vielleicht schon geboren.
Ich hasse es, nicht zu wissen, was passiert.
Ich bin wütend, daß sie mich ausschließen.
Es gibt keinen Grund.
Es ist Platz genug dadrin.
Schwestern. Hebammen. Lauter Frauen beieinander.
Mich schließen sie aus.

Ich war so glücklich im Auto.
So glücklich, mit Lisa zusammen zu sein.
Lisa war ein bißchen traurig, daß das Baby jetzt bald nicht mehr in ihrem Bauch sein würde.
Ich war glücklich bei dem Gedanken, unser Baby kommen zu sehhen.
Zu sehen. Nicht nur zu spüren durch die Bauchdecke hindurch.

Was machen die solange dadrin?
Es ist nicht fair. Ich möchte reingehen. Dabeisein.
Vielleicht geben sie Medikamente.
Ich wünsche, ich könnte ihnen mehr vertrauen, könnte ihnen Lisa wirklich überlassen.
(Kurz danach konnte ich hineingehen und die ganze Zeit dabei sein und sah, wie meine Tochter geboren wurde.)

Es ist immer noch schwierig, das Wunder der Geburt zu begreifen.
Der Geburt, die wir miteinander erlebten.
Das Wunder, das ich kaum ertragen konnte mitanzuschauen.
Es kamen so viele Gefühle hoch.

Ich hielt Lisas Hand.
Und spürte, daß sie Schmerzen hatte und spürte doch die Schmerzen nicht.
Die Spritzen.
Eine – Zwei – Drei Nadeln.
In ihre Scheide.
Harte Frauenärztin.
Hartes Gesicht.
Du mußt wohl hart sein in diesem Beruf.
Was fühlt sie bloß in ihrem eigenen Körper?
Kann sie jemals Sex genießen?
Diese Metzgerin.
Der Schnitt.
Große Scheren.
Schnipp. Schnipp. Schnipp.
Jetzt reicht es aber.
Nein.
Noch mehr.
Schnipp. Schnipp.
Lisas kostbare Scheide,
die ich so gern anfasse.
Forzepszangen hinein.
Erst eine Zange.
Dann eine Wehe.
Zu dumm, wir müssen mit der anderen Zange auf die Wehenpause warten.
Presse. Lisa, presse.
Aber wofür?
Dann der andere Zangenteil.
Sitzt noch nicht richtig.
Jetzt haben wir's.
Und nun warten wir auf die nächste Wehe.
Blut überall.
Wie kann sie sehen, was sie macht?
Ich kann nicht hinschauen.
Preß Lisa.
Lisa preßt.
Verzweiflung und Unfähigkeit in ihrem Gesicht.
Und ich kann ihr nicht helfen.
Die Ärztin zieht.

Und da ist der Kopf.
Der Kopf ist da.
Mein Kopf ist weg.
Verwirrt. Leere.
Ich weiß nicht mehr, wie sie den Körper herausbekamen.
Sie saugen Schleim aus ihrer Nase.
Lisa, der Kopf ist da.
Und dann war sie ganz da.
Es ist ein Mädchen, riefen sie.
Das ist mir egal. Schreit doch nicht so. Sie ist mein Baby.
Und ich weinte.
Sie legten sie auf Lisas Bauch.
Und ich legte meinen kleinen Finger an ihre Lippen.
Und sie saugte sofort.
Wir sind für dich da,
sagte ich.
Wir sind hier für dich, Karla.
Sei ruhig.
Wir werden die Forzeps,
die Geburt,
die harte Zeit,
hinter uns lassen
und neu beginnen
gemeinsam.

12 Tage nach der Geburt

Vater sein

Wenn die Leute nur merken würden
wie schwer es ist für einen Mann
Vater zu sein.
Es ist so schwierig am Anfang,
sie als ein Stück von mir zu akzeptieren
(Nicht im Sinne von Besitz,
sondern in dem Sinn, daß ich dabei war,
daß mein Körper daran beteiligt war).
Jahre und Monate habe ich dagegen angekämpft,
daß jemand von mir abhängig sein sollte.

Für so lange Zeit.
Sie würde mich von meiner Arbeit abhalten,
vom Geldverdienen, meine kostbare Freizeit zerstören.
Keine anderen Frauen mehr.
Ich hatte Angst davor,
zu brauchen
und gebraucht zu werden.
Wenn die Leute nur merken würden,
daß es den Vater verletzt, wenn sie in den Raum kommen
und die Mutter beglückwünschen als ob
sie die einzige wäre,
die ein Kind bekommen hat.
Ich fühle mich ausgeschlossen,
aber will es nicht zeigen,
dann gehe ich weg und bin wirklich ausgeschlossen.
So viele Besucher für Lisa.
So wenig für mich.
Meine Freunde,
die selbst keine Kinder haben,
getrauen sich nicht zu kommen.
Ich wünschte, ich könnte gebären
oder wenigstens stillen.
Diese verdammte Rolle des Ernährers – Brotverdieners
hängt mir zum Halse heraus.
So viele Jahre Konditionierung.
Sie sagen:
Liebe sie nicht zu sehr.
Babys sind nicht wichtig.
Du und deine Arbeit sind wichtig.
Geh hinaus arbeite.
Schaff dir eine Freundin an.
Werde kein Familienvater.
Und doch – ich bin's.

Aus Briefen von Vätern:

„Ich sehe, wie meine Frau stillt und bin eifersüchtig. Nicht darauf, daß unser Sohn etwas bekommt, das ich nicht bekomme, sondern, daß sie ihm etwas geben kann, daß ich ihm nicht geben kann.

Ich fühle mich so hilflos, wenn er weint und ich ihm nicht geben kann, was er braucht."

"Ich habe Angst, daß er mich nicht erkennt, wenn ich von der Arbeit heimkomme. Meine Frau ist mit ihm zusammen, den ganzen Tag. Wird er mich noch mögen?"

"Als wir sie am Anfang nach Hause brachten, war sie eigentlich noch gar kein richtiger Mensch. Ich konnte nicht viel mir ihr anfangen. Erst jetzt allmählich, seit sie einige Monate alt ist, lächelt und reagiert sie, wenn ich mit ihr rede, fühle ich mich als Vater und weiß, daß sie mich auch braucht."

Und wie glücklich sind die Geschwister?

Ich selbst habe erst kapiert, wie es sich für ältere Geschwister anfühlen muß, wenn sie ein Brüderchen oder Schwesterchen bekommen, als mir jemand folgenden Tip gegeben hat:
Nimm mal alle Sätze, die du deinem Kind sagst, um ihm zu erklären, daß „es ein Geschwisterchen bekommt, aber nicht eifersüchtig zu sein braucht" und übersetze diese Sätze in eine Situation, in der dir dein Mann/deine Frau erklärt, daß er/sie einen Freund/Freundin hat, du aber nicht eifersüchtig zu sein brauchst:
— ich hab dich doch trotzdem noch lieb.
— du warst doch der/die erste.
— du hast mich doch jetzt solange allein gehabt.
— eines Tages wird er/sie noch dein bester Freund, dann kannst du mit ihm/ihr spielen etc.
Was du auch sagst, das Kind wird empfinden, wie jeder von uns empfindet, wenn die Frau einen Freund, der Mann eine Freundin hat: warum braucht er sie/sie ihn denn, er/sie hat doch mich, bin ich denn nicht gut genug?
Vielleicht hilft dies euch auch, eure Kinder besser zu verstehen, wenn sie nach der Geburt des Brüderchens oder Schwesterchens wieder ins Bett machen, zu stottern anfangen, trotzig reagieren, alle möglichen „Unarten" entwickeln, so daß es euch wirklich schwerfällt, ihnen zu zeigen, daß ihr sie trotzdem noch liebt.
Was ihr auch macht, ihr könnt es nicht ganz vermeiden, daß Ei-

fersucht entsteht. Versteht sie, macht keine großen Szenen. Widmet ihnen Zeit, in der ihr etwas ganze speziell mit ihnen macht, ohne Baby (das schläft oder beim anderen Elternteil ist), schließt sie jedoch nicht aus, laßt sie am Stillen, Wickeln und Baden teilnehmen.
Laßt sie ruhig auch nuckeln, sie trinken dem Baby nichts weg. Mütter von Zwillingen stillen auch zwei Kinder. Denkt daran: Bedarf stimuliert die Produktion. Meist kommen sie sowieso nur für ein paar Züge. Wichtiger als das Trinken ist, daß es erlaubt ist.
Erzählt ihnen, daß ihr das alles auch mit ihnen gemacht habt, als sie klein waren, erzählt ihnen Eigenheiten, die sie als Babys hatten.
Schaut, daß ihr genügend Schlaf und Zeit für euch selbst habt, das kommt letztlich den Kindern zugute.
Lieber eine Mutter, die den halben Nachmittag schläft und die andere Hälfte lieb und geduldig ist, als eine, die den ganzen Nachmittag müde und ungeduldig ist.

Anhang

Heilkräuter und Tips

Schwangerschaft

gegen Erbrechen:
- Tee aus Melisse, Zimt, Pfefferminz oder Dill. (1 Teelöffel pro Tasse in kaltem Wasser aufsetzen zum Sieden bringen 5 Minuten ziehen lassen.)
- Viele Vitamin C-Früchte.
- Schwarze Johannisbeeren, roh oder als Saft.
- Kandierter Ingwer.

Vorbereitung für die Geburt

Stärkung der Gebärmutter:
- Tee aus Himbeerblättern, Kamille, Jasmin oder Frauenmantel (Zubereitung s.o.) Frauenmanteltee führt leicht zu Verstopfung, deshalb nicht zu viel trinken. Himbeerblättertee soviel wie möglich trinken, evtl. mit Pfefferminze, Zimt, Ingwer, Jasmin gemischt und mit Honig gesüßt, um den Geschmack zu variieren.

Vorbereitung des Dammes:
- Massiere täglich in den letzten Wochen die ganze Vulva mit Vitamin E-Creme oder Weizenkeimöl. Massage und Vitamin E machen das Gewebe elastischer und die Wahrscheinlichkeit, daß du keinen Dammschnitt brauchst, ist größer.

Während der Geburt

- Zimttee (2 - 3 Stangen in 1 1/4 l Wasser aufkochen, den Sud mit Honig süßen). Beruhigt und entspannt.
- Glühwein: Rotwein mit Nelken, Zimt und Ingwer zum Kochen bringen, entspannt und stärkt.
- Frauenmanteltee und Himbeerblättertee mit Honig stärkt die Gebärmutter.
- Kalte Kompressen mit Lavendel, Pfefferminz, Lindenblüten oder Rosmarintee (oder Kölnisch Wasser – jeder Geruch, der

dir angenehm ist) Essenzen aus Rosen-, Orangen- oder Veilchenöl etc. mit kaltem Wasser gemischt auf die Schläfen gelegt, erfrischen und stimulieren.
- Traubenzucker oder Honig (löffelweise) stärkt, da es direkt vom Blut absorbiert wird und nicht vom Magen verdaut werden muß.

Beschleunigung der Loslösung der Plazenta:
- Tee aus Angelika, Melisse, Hopfen, Salbei, Thymian.

Heilungsprozeß nach der Geburt

- Tee aus Arnika und Schwarzwurz sind heilend.
- Frauenmantel, Himbeerblättertee helfen bei der Rückbildung der Gebärmutter.
- Beinwurz als Kompresse für Dammnaht. (2 Tassen Wasser zum Kochen bringen, 2 Teelöffel Beinwurz hinzufügen, 20 Minuten ziehen lassen). Beinwurz enthält Cholin, das die Durchblutung anregt, zu einer Vermehrung der roten Blutkörperchen beiträgt (wichtig bei Blutverlust) und die Neubildung der Zellen fördert.

Heilung der Dammnaht:
- Schwarzwurzsalbe.
- Bärlappuder.
- Sitzbäder mit Meersalz (1 Teel. pro Liter).
- Sitzbäder mit Kamille oder Kalendula (15 Tropfen der Tinktur auf 1 Liter Wasser).
- Vitamin E-Creme, Weizenkeimöl einmassieren, wenn die Dammnaht etwas geheilt ist. Das fördert die Neubildung der Zellen und macht dadurch wieder das Gewebe am Scheideneingang elastischer, tägliche Massage mit Vit. E ist vor allem gut, wenn du noch Schmerzen beim Geschlechtsverkehr hast. Bei einer Dammnaht dauert es manchmal bis zu einem Jahr, bevor das Gewebe wieder seine normale Elastizität erreicht hat.
- Trainiere die Scheidenmuskulatur. Das fördert die Durchblutung und damit die Elastizität.
- Frische Luft heilt. Wenn du Schlüpfer oder Strumpfhosen aus synthetischem Material trägst, kann die Haut nicht atmen, schwitzt und heilt langsamer. Zieh im Sommer gar keinen Schlüpfer an oder trag Baumwollunterwäsche, in der sich keine Feuchtigkeit stauen kann.

Stillen

Vorbereitung aufs Stillen:
- Sonne, frische Luft. Nicht zu enge Büstenhalter tragen.
Wenn du willst mit Mandelöl oder Rosmarinöl einmassieren

(100 gr. Olivenöl und 10 Tropfen ätherisches Rosmarinöl). Nicht zu häufig, sonst machst du die Brustwarzen zu weich. Außerdem geben Drüsen rings um die Brustwarze ein öliges Sekret ab.

Nahrungsmittel, die Milchbildung fördern:
- Hafer und Gerstenflocken, frische Maiskolben, Zwiebel, Lauch, Hülsenfrüchte, Karotten, Chicoree, Kresse, Hefe, Kopfsalat, Weizenkeime, Äpfel, Birnen, Trauben, Pfirsiche, Bananen, Hagebutten, schwarze Johannisbeeren, Leinsamen, Sonnenblumenkerne, Sesam, Walnüsse, Mandeln, Pistazien.
- Tee aus Fenchelsamen, Anis, Kümmel, Basilikum, Dill, Melisse, Majoran.

Verringern des Milchflusses:
- Salbei, Hopfen, Walnußblätter, Petersilie.
- wenig trinken.
- warme Kompressen mit Minze.

Vorbeugung gegen Brustentzündung:
- Bärlappuder (90 % Talkumpuder, 10 % Bärlappuder) aus der Apotheke.

Vermeidung wunder Brustwarzen:
- Honig oder Buttermilch aufstreichen.
- nach dem Stillen die feuchten Brustwarzen erst an der Sonne oder frischen Luft trocknen lassen oder bei Regenwetter mit einer Lampe oder mit einem Föhn trocknen.
- feingemahlenes Maismehl, Maizena.
- Reinige die Brüste nicht mit einem Desinfektionstuch, du zerstörst sonst den natürlichen Säuremantel der Haut und machst sie anfälliger für Schrunden und Risse.

Schmerzende Brüste beim Einschießen der Milch:
- Umschläge aus Buttermilch, gekochtem Weizenschrotbrei oder aus rohen Gurken auftragen.

Wunde Brustwarzen, Risse, Schrunden:
- Kalendulatinktur oder Schwarzwurzsalbe oder Hamamelissalbe.
- Umschläge und Waschen mit Tees aus Schafgarbe, Hamamelis, Kamille. (Nicht zu oft waschen, sonst wird die Brustwarze noch weicher.)
- Bärlappuder, Kalendulapuder oder Maizena.

Pflege des Babys

Magenschmerzen, Blähungen:
- Einige Löffel leichten Tee aus Kamille, Fenchel, Dillsamen oder Kümmel.

Wunder Po:
- Schwarzwurzsalbe, Bärlappuder.

Heilung des Nabels:
- Kalendulatinktur oder Puder.

Fremdwörterverzeichnis

Abdomen = Bauch.
Abortus = Schwangerschaftsabbruch.
Amnioskopie = Fruchtwasserspiegelung. Durch die Scheide wird ein kleines Röhrchen in den Zervicalkanal (siehe Cervix) eingeführt, um das Fruchtwasser durch die intakten Eihäute hindurch anzuschauen und zu beurteilen.
Ist das Fruchtwasser klar oder milchig, ist der augenblickliche Zustand des Kindes gut.
Ist das Fruchtwasser grünlich oder gelblich, muß man von einer Gefährdung des Kindes ausgehen.
Bei Übertragung kann man am Fruchtwasser erkennen, ob die Plazenta noch ausreichend funktioniert. Wenn eine Placentainsuffizienz (unzureichende Funktion der Plazenta) vorliegt, ist das Fruchtwasser meist mekoniumhaltig (grünlich verfärbt), da sich bei Sauerstoffmangel die unwillkürlichen Muskeln entspannen, also auch der After, und deshalb Mekonium abgeht.
Amniozentese = Untersuchung des Fruchtwassers.
Analgetika = Schmerzmittel.
Apgar - Score = Ein Mann namens Apgar hat ein Schema erstellt, um objektive Richtlinien für die Beurteilung des Neugeborenenzustandes zu bekommen. Genau eine Minute nach der Geburt sollen folgende Zeichen registriert und klassifiziert werden, wobei die Punktzahl 2 einen normalen, die Zahl 0 den schlechtesten Zustand wiedergibt.

	2	1	0
Herztätigkeit	regelmäßig über 100	unregelmäßig unter 100	fehlend
Atmung	gut (kräftiger Schrei)	flach unregelmäßig	fehlend
Muskeltonus	aktive Bewegung	vereinzelte Bewegung	fehlend schlaff
Reflexerregbarkeit	Schrei	Grimasse	fehlende Reaktion
Hautfarbe	überall rosig	Körper rosig Extremitäten blau	Gesamtkörper blau oder weiß

Bei einer Gesamtpunktzahl von 8 bis 10 wird der Zustand des Neugeborenen als gut bezeichnet. Liegt die Punktzahl unter 4, sind intensive Wiederbelebungsmaßnahmen erforderlich.

Viele Kinder, die sanft zur Welt gebracht werden, schreien nicht, bewegen sich nur wenig und reagieren kaum auf ein Kratzen an der Fußsohle, das ihre Reflexerregbarkeit testen soll und bekommen deshalb eine schlechtere Punktzahl, obwohl jeder „gesunde Menschenverstand" erkennt, daß sich dieses Baby einfach wohlfühlt.

Areola oder Areola mammae = Warzenhof der Brust.
Asphyxie = Erstickungszustand.
Atonie = Fehlende Kontraktionsfähigkeit der Gebärmuttermuskulatur.
Auskultation = Abhören der kindlichen Herztöne mit einem Stethoskop. (Zwischen 100 und 160 kindliche Herztöne pro Minute sind normal, wenn der Rhythmus regelmäßig bleibt.)
Bandl'sche Furche = Bei Frauen mit dünneren Bauchdecken kann man manchmal einen Querstreifen auf der Gebärmutter erkennen. Das ist die Grenze zwischen den längslaufenden Gebärmuttermuskeln und der Ringmuskulatur am Muttermund.

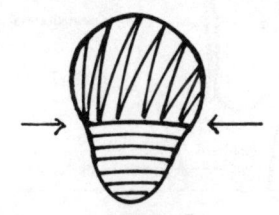

Beckenbodenmuskulatur = umschließt After und Scheide in der Form einer 8.

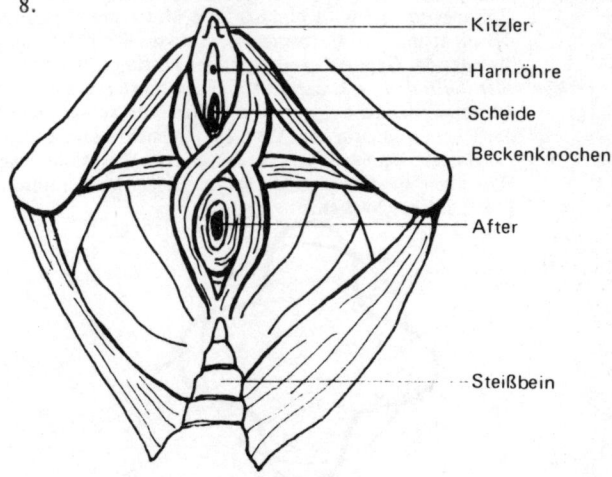

Blasensprung = Die Eihäute = Fruchtblase, in der sich das ungeborene Kind und Fruchtwasser befinden, platzen „normalerweise", in 60 % aller Fälle, am Ende der Eröffnungsphase, wenn der Muttermund geöffnet ist und die Preßwehen beginnen.

Frühzeitiger Blasensprung = Das Fruchtwasser geht ab, bevor der Muttermund völlig eröffnet ist.

Vorzeitiger Blasensprung = Das Fruchtwasser geht ab, bevor der Muttermund mit der Eröffnung begonnen hat (vor Wehenbeginn!).

Caput oder Caput succedaneum = Geburtsgeschwulst. Teigige, weiche Schwellung, die an dem vorliegenden Körperteil (also meist dem Hinterhaupt) des Kindes durch den Druck bei der Geburt entsteht.

Cervix oder Cervix uteri = der untere Teil der Gebärmutter.

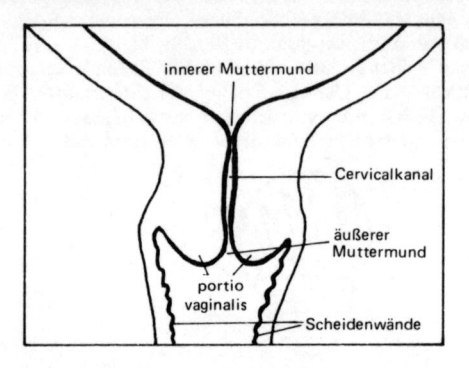

Portio vaginalis = der Teil des Cervix, der in die Scheide hineinragt. In der Umgangssprache wird einfach vom Muttermund gesprochen, in der medizinischen Fachsprache wird von der Eröffnung des Cervix oder der Geburtsbereitschaft der Portio gesprochen.

Cerclage oder Shirodka = Umschlingung des Muttermundes mit einem schmalen Bändchen, um eine Frühgeburt zu verhindern, wenn die Ringmuskulatur am Muttermund nicht stark genug ist, die Frucht zu halten. (Anlagebedingt oder bei Mehrgebärenden.) Manchmal entstehen dadurch Narben am Muttermund, die die Eröffnung erschweren.

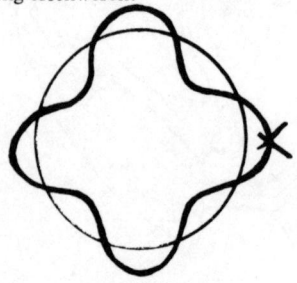

Corpus uteri oder Uterus = Gebärmutterkörper = Gebärmutter
Durchschneiden = in der medizinischen Fachsprache der Durchtritt (Geburt) des vorangehenden Körperteils des Kindes (Kopf, Po, Schulter, Fuß etc.).
Einschneiden = vom Einschneiden spricht man in der Austreibungsphase, wenn Kopf oder Po des Kindes in der Scheide sichtbar wird und mit jeder Wehe tiefer tritt (und zwischen den Wehen durch die Anspannung der Beckenbodenmuskulatur wieder zurückgedrängt wird).
Elektrokardiographie (EKG) = Elektronische Messung der Herztöne und des Blutdruckes.
Endometrium = Schleimhautgewebe an der Innenwand der Gebärmutter.
Embryo = med. Name für das ungeborene Kind von der Zeugung bis zum 3. Schwangerschaftsmonat.
Episiotomie = Dammschnitt.
Foetus = med. Name für das ungeborene Kind vom 4. Schwangerschaftsmonat bis zur Geburt.
Fontanellen = Knochenlücken im Schädel des Kindes, die durch das Zusammentreffen der Knochennähte entstehen. Bei den inneren Untersuchungen können Arzt oder Hebamme an den Fontanellen erkennen, in welcher Lage sich das Kind befindet.
Fundus uteri = Obere Grenze der Gebärmutter, s. Zeichnung.
Fundus-Stand = siehe Zeichnung.

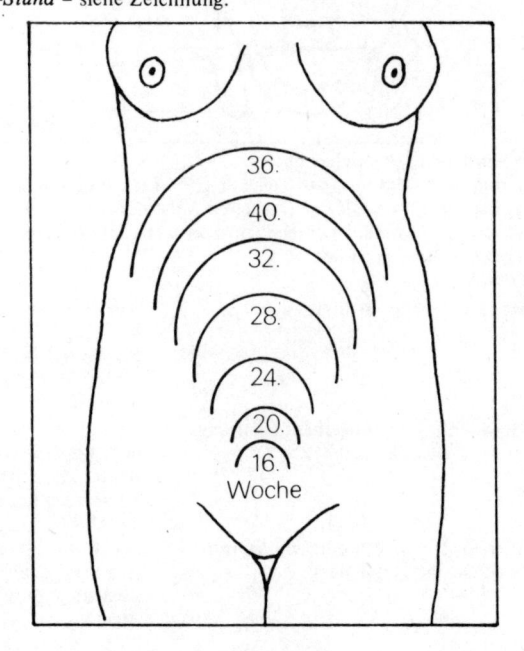

Gravidität = Schwangerschaft.
Herpes = Virus. Kleine Bläschen, die häufig am Mund und an Geschlechtsorganen vorkommen. Wenn die Mütter in der letzten Woche vor der Geburt noch Herpes in der Scheide haben, muß ein Kaiserschnitt gemacht werden, da bei normalem Geburtsverlauf Krankheitserreger über die Augenschleimhäute ins Gehirn des Kindes eindringen könnten.
Herpes kann jedoch während der Schwangerschaft behandelt werden, wenn sie rechtzeitig erkannt wird.
Hypertonie = hoher Blutdruck.
Hypotonie = niederer Blutdruck.
Interspinallinie (ISpL) = hat der kindliche Kopf die ISpL (schmaler Durchgangspunkt des Beckens) überschritten, so ist im Normalfall von Seiten des knöchernen Beckens mit keinen Schwierigkeiten für den Geburtsverlauf zu rechnen.

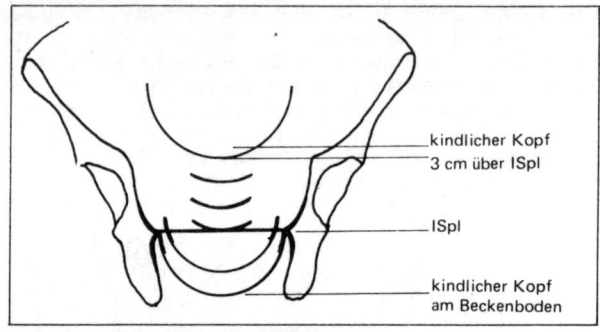

kindlicher Kopf
3 cm über ISpl

ISpl

kindlicher Kopf
am Beckenboden

Intrauterin = innerhalb der Gebärmutter.
Kardiotokographie = Methode zur gleichzeitigen Erfassung der kindlichen Herztätigkeit und der mütterlichen Wehentätigkeit.
Klitoris = Kitzler, Schwellkörper ähnlich dem männlichen Glied, zentrale erogene Zone der Frau.

Lage des Kindes

Mentoposteriore Hinterhauptslage	maximale Beugung des Kopfes, Kinn an Brust, Gesicht nach hinten zum Steißbein der Mutter.
Mentoanteriore Hinterhauptshaltung (0,25 % aller Geburten)	maximale Beugung des Kopfes, Kinn an Brust, Gesicht nach vorne zum Schambein der Mutter.
Mentoanteriore Vorderhauptshaltung (0,25 % aller Geburten)	der Kopf des Kindes ist kaum gebeugt, Gesicht zeigt nach vorne.

Mentoposteriore Vorderhauptshaltung	der Kopf des Kindes ist kaum gebeugt, Gesicht zeigt nach hinten.
Mentoanteriore Stirnhaltung (0,25 % aller Geburten)	der Kopf des Kindes ist leicht nach hinten gestreckt, Gesicht zeigt nach vorne.
Mentoposteriore Stirnhaltung (0,25 % aller Geburten)	der Kopf des Kindes ist leicht nach hinten gestreckt, Gesicht zeigt nach hinten.
Mentoanteriore Gesichtshaltung (0,25 % aller Geburten)	der Kopf des Kindes ist stark nach hinten gestreckt, Gesicht zeigt nach vorne.
Mentoposteriore Gesichtshaltung (0,25 % aller Geburten) Kaiserschnitt ist notwendig. Das Kind kann in dieser Lage nicht vaginal geboren werden.	der Kopf des Kindes ist stark nach hinten gestreckt, Gesicht zeigt nach hinten.
Querlage oder Schräglage (1 % aller Geburten) muß entweder gedreht werden für eine normale Geburt oder mit Kaiserschnitt entbunden werden.	das Kind liegt quer oder schräg im Bauch der Mutter.
Beckenendlage oder Steißlage (3 % aller Geburten)	Einfache Beckenendlage: das Kind kommt mit dem Steiß(bein) = Po zuerst. Vollkommene oder unvollkommene Fußlage: ein oder beide Füße kommen zuerst. Vollkommene oder unvollkommene Steißfußlage: neben dem Steiß sind beide Füße oder nur einer zu tasten. Vollkommene oder unvollkommene Knielage: Beide oder nur ein Knie sind führend. Kniefußlage: Ein Knie und ein Fuß sind zu tasten.

Laktation = Milchproduktion.

Let-down Reflex = aus dem Englischen = Loslaß-Reflex.
Bei jedem Stillvorgang dauert es mehr oder weniger lange (3 Sekunden bis 3 Minuten), bis die Milch von selbst läuft. Die Frau spürt dann oft ein warmes Kribbeln in der Brust.

Mamma = Brust.

Mekonium = Erster Stuhlgang des neugeborenen Kindes. Zäh, klebrig, grünlich-schwarz; Ausscheidung des getrunkenen Fruchtwassers.

Multipara = Mehrgebärende, Zweites und jedes weitere Kind.

Myometrium = dreischichtige Muskulatur der Gebärmutter.

Nidation = Einnisten der Frucht (Embryo und Planzenta) in der Gebärmutterschleimhaut.

Obstipation = Verstopfung. Vor allem während des Stillens mit Weizenschrot, Leinsamen beheben. Abführmittel führen zu Durchfall beim Säugling).

Oss coccygis. Ossa coxae. Os Sacrum = Bestandteile des knöchernen Beckens. Ihr Verhältnis zueinander, Größe und Durchmesser sind wichtig, um festzustellen, ob das Kind bei der Geburt durch das Becken paßt.

Placenta, Plazenta = Nachgeburt oder Mutterkuchen.

Placenta praevia = vorliegende Plazenta. Kommt eher bei Mehrgebärenden vor, da die Gebärmutterwände schon „verbraucht" sind, und sich die Plazenta nicht mehr so gut einnisten kann.

Jede Blutung in der 2. Schwangerschaftshälfte oder zu Geburtsbeginn ist Placenta praevia verdächtig. Die Blutung entsteht dadurch, daß sich der Muttermund öffnet und dadurch der „Boden" unter der Plazenta weggezogen wird.

Gefahr: Blutverlust für die Mutter, mangelnde Versorgung für das ungeborene Kind.

Placenta praevia marginalis = der untere Rand der Plazenta ist am Muttermund gerade fühlbar.

Placenta praevia partialis = der Muttermund ist teilweise von der Plazenta bedeckt.

Placenta praevia totalis (centralis) = der Muttermund ist vollständig von der Plazenta bedeckt.

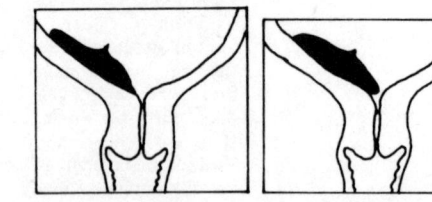

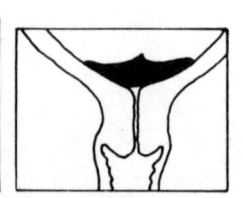

Portio = siehe Cervix.
Mediziner sprechen von einer geburtsbereiten Portio, wenn der Muttermund weich und dünn ist.

Primipara = Erstgebärende. Bei Erstgebärenden öffnet sich erst der innere, dann der äußere Muttermund.

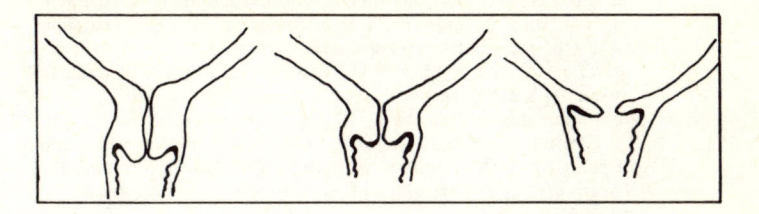

Bei Mehrgebärenden öffnen sich innerer und äußerer Muttermund gleichzeitig, daher meist kürzere Eröffnungsphase.

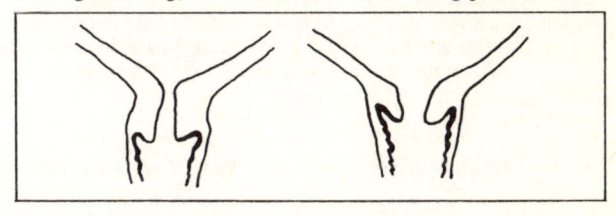

Prophylaxe = Vorbeugung.
Psychoprophylaxe = Seelische Vorbeugung.
Protrahierte Geburt = Verzögerter Geburtsverlauf.
Rektale Untersuchung = Innere Untersuchung durch den After.
 Da das Gewebe zwischen Scheide und Enddarm verhältnismäßig dünn ist, kann die Lage des Kindes oder die Muttermundseröffnung auch bei einer rektalen Untersuchung erfühlt werden. Vorteil: Weniger Krankheitserreger kommen in die Scheide. Nachteil: Manchmal schmerzhafter, da der Schließmuskel am After willkürlich angespannt werden kann.
Sectio = Kaiserschnitt.
Self demand feeding oder feeding on demand = aus dem Englischen = Füttern auf Verlangen. Untersuchungen haben erwiesen, daß Kinder, gerade auch Neugeborene besser gedeihen, wenn sie selbst bestimmen können, wann und wieviel sie essen, bzw. trinken wollen.
Striae = Schwangerschaftsstreifen.
Uterus = Gebärmutter.
Uterusruptur = Einrisse in der Gebärmutter. Bei Querlagen, Tumoren, narbigen Veränderungen der Gebärmutter (z.B. nach vorangegangener Kaiserschnittentbindung) oder des Muttermundes (z.B. nach Cerclage), Gebärmuttermißbildungen oder bei falscher Verabreichung von Wehenmitteln (Überdosis) können Einrisse in der Gebärmutter vorkommen.

Übergangsmilch = manche Mediziner sprechen davon, daß sich nach dem Kolostrum eine Übergangsmilch bildet und erst ab dem 15. Tag nach der Geburt die „eigentliche, reife Frauenmilch" vorhanden ist. Laß dich dadurch nicht vom Stillen abhalten, Kolostrum oder Übergangsmilch sind genauso wertvoll wie die Milch, die später produziert wird. Die Milch ist jeweils genau den Bedürfnissen des Kindes angepaßt.

Übertragung = wenn das Kind später als 10 Tage nach dem errechneten Geburtstermin noch nicht geboren ist. Geburten finden selten am errechneten Geburtstermin statt, bis zu 10 Tagen vor und 10 Tagen nach dem errechneten Geburtstermin gelten noch als normal.

Vagina = Scheide.

vaginal = durch die Scheide (z.B. vaginale Untersuchung = innere Untersuchung durch die Scheide).

Vulva = äußere Geschlechtsteile der Frau.

Zeichen = leicht blutig, schleimiger Ausfluß während der Eröffnungsphase. Zeichen, daß die Eröffnungsphase beginnt. Das Bluten entsteht durch harmlose, kleine Risse am Muttermund.

Liste mit angenehmen Extras für Haus- oder Krankenhausgeburt

- ein großes Plastiktuch, das du unter das Leintuch spannst, falls das Fruchtwasser nachts abgeht.
- warme Socken. Da sich die Blutzirkulation auf die Gebärmutter konzentriert, werden die Füße leicht kalt.
- Haarband, um lange Haare nach hinten zu binden. Du wirst schwitzen und findest es vielleicht unangenehm, wenn dir das Haar ins Gesicht hängt.
- Handspiegel, um selbst sehen zu können, welche Fortschritte du in der Austreibungsphase machst.
- Traubenzucker, Honig, um dich zwischendurch zu stärken.
- Eiswürfel in einer Thermosflasche, die du zwischen den Wehen lutschen kannst. Manche Frauen frieren Orangensaft oder geben einen Schuß Kognac ins Wasser.
- Kamillen- oder Himbeerblättertee in einer Thermosflasche, gesüßt mit Honig.
- Traubensaft. Tauche ein Naturschwämmchen in Saft oder Tee, damit du es aussaugen kannst, wenn du dich nicht aufsetzen und deshalb nicht aus einer Tasse trinken kannst.
- Kleiner Naturschwamm oder Waschlappen zum Aussaugen. Koche den Naturschwamm vorher aus, sonst hat er einen komischen Geschmack.
- Erfrischungstüchlein in einem Geruch, den du magst.
- Sprühflasche, die du mit Wasser füllen kannst, um besprüht und erfrischt zu werden.

- Puder oder Öl zum Massieren. Puder wird leicht krümelig, da du wahrscheinlich schwitzt, aber Öl kann auf die Dauer unangenehm sein. Halte beides bereit. Du brauchst es fürs Baby sowieso.
- zwei besonders gute Picknick Pakete. Eins für deinen Partner, damit er/sie sich zwischendurch stärken kann. Das andere für hinterher, falls du mitten in der Nacht entbindest und einen Bärenhunger hast, das Frühstück aber erst am nächsten Morgen auf der Station serviert wird.
- Fettstift für deine Lippen, da sie vom vielen Atmen austrocknen.

Für hinterher:

- Münzen für den Fernsprechapparat.
- Briefpapier und Briefmarken.
- Photoapparat für erste Aufnahmen.
- Papierschlüpfer, am besten von der Herrenabteilung, da die Damengrößen wahrscheinlich noch zu klein sind. Du sparst dir Wäsche, da du in den ersten Tagen noch blutest.
- Salz für die Sitzbäder, falls du eine Dammnaht hast.
- Weiches Toilettenpapier, leider haben die meisten Krankenhäuser nur ziemlich hartes.
- Schlafanzugsjacken oder Blusen (Herrenhemden) anstelle von Nachthemden für die ersten Tage, wenn du hauptsächlich liegst. Nachthemden rutschen hoch und drücken im Rücken oder bekommen Flecken vom Ausfluß.

Auch wenn du alles für eine Hausgeburt vorbereitest, pack eine kleine Tasche mit Erfrischungstüchern, Schwamm, Spiegel etc. falls plötzlich Komplikationen entstehen und du ins Krankenhaus mußt.

Fragenliste an Ärzte und Krankenhäuser

Bevor du dich für eine Haus- oder Krankenhausgeburt entscheidest, ist es gut, so bald wie möglich herauszufinden, welche Einstellung die Hebamme/Arzt/Ärztin hat und welche Geburtshilfe im Krankenhaus routinemäßig angewendet wird. Frag herum, sprich mit anderen Müttern, laß dir den Kreißsaal zeigen. Denk daran, Krankenhaus, Ärzte und Hebammen sind dazu da, dir zu helfen, nicht umgekehrt.

Es ist wahrscheinlich nicht besonders sinnvoll, wenn du mit dem folgenden Fragenkatalog losziehst und ihn deiner Hebamme oder Ärztin unter die Nase hältst. Frag bei jeder Vorsorgeuntersuchung etwas. Vieles beantwortet sich im Gespräch mit anderen Müttern, mit Frauen, die in dem Krankenhaus waren, in das du auch gehen willst, oder die die gleiche Hebamme hatten.

- Sind sie daran interessiert, daß die Geburt so natürlich wie möglich verläuft?
- Kann dein Mann und/oder eine Freundin dabeisein?
- Werden Vorbereitungskurse für Paare angeboten? Filme? Abende für Väter?
- Arbeiten sie mit dir zusammen, wenn du nach einer bestimmten Methode vorbereitet bist?
- Wie lange dauert der normale Krankenhausaufenthalt?
  (Denke daran, du hast jederzeit das Recht, nach Hause zu gehen.)
- Werden sie routinemäßig rasieren und einen Einlauf geben?
- Kannst du dich frei bewegen, umherlaufen, knien, hocken etc.? Oder mußt du im Bett liegen, selbst wenn alles normal verläuft?
- Wird ein Monitor routinemäßig angewendet? Welche Art von Monitor haben sie in deinem Krankenhaus? Laß ihn dir zeigen und erklären.
- Wird ein Glukose-(Dextrose) Tropf routinemäßig gegeben?
- Welche Medikamente werden routinemäßig gegeben?
- Wie ist die Einstellung zur Einleitung (programmierte Geburt)? Wann wird eingeleitet? Wieviele Tage nach dem errechneten Geburtstermin? Wird die Fruchtblase geöffnet? Benützen sie Prostaglandine? Welche Faktoren sind ausschlaggebend für eine Einleitung? Wie lange dauert eine eingeleitete Geburt normalerweise?
- Wie lange Zeit lassen sie dir für die Austreibungsphase, ehe sie Dammschnitt, Forzepszangen oder Vakuum-Extraktion anwenden?
- Wie lange Zeit lassen sie dir für die Austreibungsphase, ehe sie Dammschnitt, Forzepszangen oder Vakuum-Extraktion anwenden?
- Wie häufig wird ein Dammschnitt gemacht?
- Wie häufig werden Forzepszangen angewendet?
- Hast du eine Wahl zwischen Forzepszangen und Vakuum-Extraktion?
- Wer wird dich wahrscheinlich entbinden, eine Hebamme, eine Ärztin (Arzt), Hebammenschülerin, ein Medizinstudent?
- Wer wird im Kreißsaal anwesend sein? Schülerinnen, Studenten, die zuschauen? (Du hast das Recht abzulehnen!)
- Kannst du für die Austreibungsphase in Hockstellung sein, auf allen Vieren knien oder zumindest aufgerichtet sitzen?
- Wirst du dein Baby sofort im Arm halten können?
  Wird es dir unmittelbar auf den Bauch gelegt?
  Kannst du es eventuell selbst herausheben?
- Werden sie das grelle Neonlicht ausschalten oder den Raum abdunkeln? Zur oder nach der Geburt des Babys?
- Wann wird routinemäßig die Nabelschnur durchtrennt?
- Kannst du das Baby nackt halten oder wird es dir eingewickelt gegeben?
- Kannst du das Baby gleich an die Brust legen?
- Saugen sie routinemäßig Schleim aus Hals und Nase des Babys?
- Lassen Sie die Käseschmiere dran oder wird sie abgewaschen, abgerieben?
- Wann wird das Baby gewaschen und gewogen?
- Können Vater, Mutter und Kind ungestört eine Zeit nach der Geburt miteinander verbringen. Wann und wie lange?

- Geben sie routinemäßig eine Spritze, um der Loslösung der Plazenta nachzuhelfen?
- Wie lange Zeit lassen sie dir für diese Nachgeburtsphase?
- Kannst du eventuell die Plazenta in Hockstellung herauspressen, falls sie nicht leicht kommt?
- Wer wird nähen, falls es nötig ist? Arzt oder Medizinstudent?
- Gibt es rooming-in? Wie wird es gehandhabt?
- Werden Mütter, die stillen wollen, unterstützt? Gibt es geregelte Stillzeiten?
- Wie sind die Besuchszeiten?
- Können ältere Geschwister bei der Geburt dabeisein und die Mutter im Krankenhaus besuchen?
- Wenn das Baby in die Intensivstation muß, kannst du mit dorthin verlegt werden? Kannst du deine Milch abpumpen und bekommt dein Kind diese Milch? Welche Faktoren sind ausschlaggebend, ob das Baby auf die Intensivstation muß?
- Wird zugefüttert? Welche Faktoren sind dafür ausschlaggebend? Wird dir das Kind gebracht, wenn es nachts im Säuglingszimmer weint, oder wird ihm zugefüttert?

Rechte und Ansprüche auf soziale Leistungen während der Schwangerschaft, bei der Geburt und in der Zeit danach

Das Mutterschutzgesetz

Dieses Gesetz sollte jede werdende Mutter kennen. Es gilt für Arbeitnehmerinnen, die in einem Arbeitsverhältnis stehen, auch als Hausgehilfin und Heimarbeiterin. Es gilt nicht für Hausfrauen und Selbständige. Für Beamtinnen gelten besondere Regelungen, die im Beamtenrecht festgelegt sind.

Kündigungsschutz

Die werdende Mutter steht unter Kündigungsschutz. Er gilt von Beginn der Schwangerschaft bis vier Monate nach der Geburt des Kindes (zur Neuregelung siehe S. 209) Sobald die Frau weiß, daß sie schwanger ist, soll sie ihren Arbeitgeber informieren, auch über den voraussichtlichen Tag der Entbindung. Wenn es dem Arbeitgeber nicht genügt, nur mündlich unterrichtet zu werden, wenn er ausdrücklich eine ärztliche Bescheinigung verlangt, muß er selbst die Kosten für diese Bescheinigung übernehmen.
Der Arbeitgeber ist verpflichtet (gesetzlich), dem Gewerbeaufsichtsamt die Schwangerschaft mitzuteilen. Anderen Personen darf er nichts darüber sagen, auch nicht den Kollegen der schwangeren Frau.
Erhält eine schwangere Frau trotz vorheriger Meldung ihrer Schwanger-

schaft eine Kündigung, muß sie innerhalb von zwei Wochen den Arbeitgeber noch einmal, am besten mit Attest, auf ihre Schwangerschaft hinweisen und sich – möglichst schriftlich und per Einschreiben – gegen eine Kündigung wehren. Auf keinen Fall sollte sie eine Kündigung annehmen, es sei denn, die für den Arbeitsschutz zuständige oberste Landesbehörde – oder eine von ihr bestimmte Stelle – hat die Kündigung vorher für zulässig erklärt. Die werdende Mutter erhält dann von der zuständigen Behörde eine entsprechende Nachricht. Wenn hiernach die Kündigung vor Ablauf der Kündigungsschutzfrist zulässig war, bekommt die Arbeitnehmerin Arbeitslosenunterstützung vom Arbeitsamt. Bei einer nicht genehmigten Kündigung durch den Arbeitgeber empfiehlt es sich, das zuständige Gewerbeaufsichtsamt zu verständigen, und sich dort Rat zu holen. Sollte die Vermittlung des Gewerbeaufsichtsamtes erfolglos bleiben, kann eine sogenannte „Feststellungsklage" beim Arbeitsgericht erhoben werden. Zu beachten ist, daß einer Hausgehilfin nach Ablauf des fünften Monats ihrer Schwangerschaft fristgerecht gekündigt werden darf. Wer als Hausgehilfin anzusehen ist und welche besonderen Bestimmungen bestehen – auch was die staatlichen Sonderunterstützungen anbelangt – erfährt die werdende Mutter bei den staatlichen Gewerbeaufsichtsämtern. Der Arbeitgeber ist auch verpflichtet, das Gewerbeaufsichtsamt zu verständigen, wenn eine schwangere Frau von sich aus kündigt.

Maßnahmen am Arbeitsplatz

Jeder Arbeitgeber muß zum Schutz der werdenden Mutter besondere Maßnahmen treffen. Auch der Arbeitsplatz selbst muß entsprechend eingerichtet sein – das gilt vor allem für Werkzeuge und Maschinen. Wenn eine werdende Mutter bei der Arbeit ständig sitzen muß, hat der Arbeitgeber ihr Gelegenheit zu kurzen Unterbrechungen zu geben. Wenn sie ständig gehen oder stehen muß, ist für Sitzgelegenheit zu sorgen.
Nach Ablauf des fünften Monats darf eine werdende Mutter nicht länger als vier Stunden stehend beschäftigt werden. Im Gesetz heißt es sogar, daß ein Arbeitgeber verpflichtet werden kann, Liegeräume einzurichten.
Werdende Mütter dürfen nicht mit schweren körperlichen Arbeiten und nicht mit Arbeiten beschäftigt werden, bei denen sie schädliche Einwirkungen von gesundheitsgefährdenden Stoffen oder Strahlen, Staub, Gasen oder Dämpfen, Hitze, Kälte oder Nässe, Erschütterungen oder Lärm ausgesetzt sind.
Verboten sind alle Arbeiten im Akkord, am Fließband mit vorgeschriebenem Zeitmaß oder im Quantitäts-Prämiensystem (d.h.: wenn durch mehr Tempo mehr Lohn erzielt werden kann). Durch diese Verbote entstehen der werdenden Mutter jedoch keine finanziellen Nachteile. Der Arbeitgeber muß den Durchschnittsverdienst aus der Zeit vor der Schwangerschaft weiterzahlen.
Die meisten dieser Bestimmungen gelten auch für stillende Mütter. Werdende und stillende Mütter dürfen nicht mit Mehrarbeit, nicht mit Nachtarbeit zwischen 20 und 6 Uhr und nicht an Sonn- und Feiertagen beschäftigt werden. In einigen, wenigen Gewerbezweigen gibt es Ausnahmen. Sollte es Grenz- oder Streitfälle geben, ist das Gewerbeaufsichtsamt einzuschalten.

Schutzfristen

Wenn nach ärztlichem Zeugnis Leben oder Gesundheit von Mutter oder Kind bei weiterer Beschäftigung gefährdet sind, muß die Mutter von der Arbeit freigestellt werden.
Sechs Wochen vor der Geburt darf jede werdende Mutter zu Hause bleiben. Sie muß es aber nicht. Es besteht kein Beschäftigungsverbot für sie. Eine Frau, die weiterarbeiten möchte, muß das ausdrücklich ihrem Arbeitgeber erklären. Diese Entscheidung kann sie jederzeit rückgängig machen. Solange sie weiterarbeitet, erhält sie kein Mutterschaftsgeld, da sie ja Lohn bekommt. Tritt die Geburt des Kindes später als angenommen ein, verlängert sich die Schutzfrist entsprechend.
Bis zum Ablauf von 8 Wochen nach der Geburt darf die Mutter nicht beschäftigt werden, auch wenn sie es selbst wünschen sollte. Für diese Zeit gilt ein absolutes Beschäftigungsverbot. Bei Früh- und Mehrlingsgeburten verlängert sich diese Frist auf 12 Wochen. (Zur Neuregelung siehe S. 209)
Eine Mutter, die stillt, hat Anspruch auf „Stillpausen" während der Arbeitszeit, und zwar mindestens zweimal eine halbe Stunde oder einmal eine ganze Stunde täglich, bei acht Stunden Arbeitszeit. Hierdurch darf kein Verdienstausfall entstehen. Auch darf die Stillzeit von der Mutter nicht vor- oder nachgearbeitet werden und nicht auf die betrieblich festgelegten Ruhepausen angerechnet werden.

Kündigung nach der Schutzfrist

Viele Mütter wollen nach Ablauf der Schutzfrist die Arbeit nicht wieder aufnehmen, um das Kind ganz versorgen zu können. Eine Frau kann ihr Arbeitsverhältnis während der Schwangerschaft und der Wochenschutzfrist von sich aus auflösen, und zwar zum Ende der Schutzfrist nach der Geburt. Sie braucht dabei keine Kündigungsfrist einzuhalten. (Zur Neuregelung siehe S. 209)
Wird die Mutter innerhalb eines Jahres nach der Geburt des Kindes in ihrem früheren Betrieb wieder eingestellt, bleiben ihr alle Rechte erhalten, die sie vorher erworben hat, z.B. Vorteile, die von den Jahren der Betriebszugehörigkeit abhängen. Voraussetzung dabei ist allerdings, daß sie zwischendurch nicht in einem anderen Betrieb beschäftigt war.
Frauen, die im öffentlichen Dienst beschäftigt sind, sollen unbedingt prüfen, ob ihnen nicht ein sog. Übergangsgeld zusteht. Genauso sollen sie darauf achten, daß ihnen nicht unberechtigterweise das 13. Monatsgehalt bzw. die Weihnachtsgratifikation vorenthalten wird.

Das *Mutterschutzgesetz* gilt natürlich auch für Auszubildende. Wenn das Lehrziel nicht gefährdet wird, braucht die Zeit für die Unterbrechung nicht nachgeholt werden. Ebenso braucht eine Schwangere, die noch zur Schule geht, die Schule nicht zu verlassen.

Wo kann die Frau sich nähere Auskünfte über die verschiedenen Fragen des Mutterschutzes holen?

- beim Betriebsrat, wo vorhanden, oder bei der Rechtsauskunftsstelle der Gewerkschaft, wenn sie Mitglied ist;
- bei der Krankenkasse;
- beim Staatlichen Gewerbeaufsichtsamt;

Mutterschaftsgeld

Das Mutterschaftsgeld wird von der Krankenkasse und gegebenenfalls auch als Zuschuß vom Arbeitgeber gezahlt.
Alle werdenden Mütter, die in einer Pflichtkrankenkasse oder Ersatzkasse versichert sind, bekommen Mutterschaftsgeld von ihrer Krankenkasse. Um Anspruch darauf zu haben, muß sie zwischen dem zehnten und vierten Monat vor der Geburt für mindestens 12 Wochen krankenversicherungspflichtig oder beschäftigt gewesen sein und zu Beginn der Schutzfrist (also 6 Wochen vor dem voraussichtlichen Geburtstermin) noch in einem Arbeitsverhältnis stehen oder das Arbeitsverhältnis muß zulässig aufgelöst sein.
Das Mutterschaftsgeld wird für die Dauer von sechs Wochen vor und acht Wochen nach der Geburt gezahlt. Bei Früh- und Mehrgeburten verlängert sich der Zeitraum auf zwölf Wochen nach der Geburt. Als Mutterschaftsgeld wird der durchschnittliche Nettoarbeitslohn der letzten 13 Wochen oder bei Gehaltsempfängerinnen der letzten 3 Monate gezahlt. Es beträgt mindestens 3,50 DM und höchstens 25 DM für den Kalendertag. Übersteigt der durchschnittliche Nettolohn diesen Höchstsatz, ist der Arbeitgeber verpflichtet, den Unterschiedsbetrag als Zuschuß zum Mutterschaftsgeld zu zahlen. Dieser Zuschuß ist lohnsteuer- bzw. einkommensteuerfrei, ebenso wie das Mutterschaftsgeld und die Sonderunterstützung für Hausgehilfinnen, denen zum Ablauf des 5. Schwangerschaftsmonats gekündigt wurde. (Zur Neuregelung siehe S. 209)
Für die Zahlung des Mutterschaftsgeldes vor der Entbindung ist das Zeugnis des Arztes oder der Hebamme maßgebend, in dem der voraussichtliche Entbindungstermin angegeben ist. Das Zeugnis darf nicht früher als eine Woche vor Beginn der Schutzfrist ausgestellt sein. Irrt sich Arzt oder Hebamme über den Zeitpunkt der Geburt, verlängert sich die Bezugsdauer des Mutterschaftsgeldes entsprechend. Die werdende Mutter muß das Zeugnis rechtzeitig der Krankenkasse vorlegen.
Werdende Mütter, die in einem Arbeitsverhältnis stehen, aber nicht in einer Pflicht- oder Ersatzkasse versichert sind, erhalten das Mutterschaftsgeld von der Allgemeinen Ortskrankenkasse oder der Landeskrankenkasse ihres Wohnortes.
Frauen, die in keinem Arbeitsverhältnis stehen und bei einer Krankenkasse freiwillig mit Anspruch auf Krankengeld versichert sind (zum Beispiel Selbständige), erhalten das Mutterschaftsgeld in Höhe des Krankengeldes. Das gleiche gilt für werdende Mütter, die Arbeitslosengeld oder Arbeitslosenhilfe vom Arbeitsamt beziehen. Werdende Mütter, die ohne Anspruch auf Krankengeld bei ihrer Krankenkasse versichert sind, bekommen ein Mutterschaftsgeld von 150 DM. Frauen, die gemeinsam mit ihrem Mann versichert sind, erhalten einen Betrag zwischen 35 DM bis 150 DM von der Krankenkasse.

Zur Neuregelung der Mutterschutzfrist bzw. des Mutterschaftsgeldes
Die Bundesregierung hat einen Gesetzentwurf eingebracht, der eine Verlängerung der Mutterschutzfrist für berufstätige Mütter von bisher acht Wochen nach der Geburt auf insgesamt sechs Monate vorsieht. Die neue Regelung soll für alle Frauen gelten, die nach dem 4.5.79 entbinden.
Gegenwärtig (Anfang März 79) streiten sich die Bundestagsparteien noch um die Ausgestaltung der Neuregelung. Die FDP möchte den zusätzlichen viermonatigen Urlaub als Wahlmöglichkeit für Mütter oder Väter einführen, sozusagen als Elternurlaub, die CDU/CSU will das Mutterschaftsgeld von 750 DM maximal auch den nicht berufstätigen Müttern zugestehen. Die SPD lehnt diese Ausdehnungen unter Hinweis auf die finanziellen Folgen für den Bundeshaushalt ab. Da bei Redaktionsschluß dieses Buches der Gesetzänderungsantrag noch nicht vom Bundestag verabschiedet wurde, können wir die folgenden Einzelheiten nur unter Vorbehalt veröffentlichen. Wir bitten alle betroffenen Frauen auf die Bekanntgabe der endgültigen gesetzlichen Regelung in Presse, Funk und Fernsehen zu achten und sich bei den vorher genannten Stellen beraten zu lassen.
Jede Frau kann selbst entscheiden, ob sie den um vier Monate verlängerten Mutterschaftsurlaub in Anspruch nehmen will oder nicht. Er gilt für alle berufstätigen Frauen in ungekündigtem Arbeitsverhältnis (nicht für Selbständige), sowie für arbeitslose Frauen, die Arbeitslosengeld oder Arbeitslosenhilfe beziehen.

Mutterschaftsgeld: Die Mutter erhält während der zusätzlichen vier Monate Mutterschaftsurlaub ein Mutterschaftsgeld von maximal 750 DM monatlich steuerfrei. Die Höhe richtet sich nach dem letzten Nettoeinkommen vor Eintritt der Mutterschutzfrist (6 Wochen vor der Geburt). Hatte die Frau vorher ein geringeres Nettoeinkommen, so zahlt der Staat nur ein Mutterschaftsgeld in Höhe dieser Einkünfte.

Renten-, Kranken- und Arbeitslosenversicherung: Diese Versicherungen sind in dieser Zeit beitragsfrei, die Kosten übernimmt das Bundesministerium für Arbeit und Sozialordnung.

Kündigungschutz: während der zusätzlichen 4 Monate Mutterschaftsurlaub gilt ebenfalls das Kündigungsverbot für den Arbeitgeber. Für die bisher gültige Schutzfrist (8 Wochen nach der Entbindung) bleibt die Möglichkeit der fristlosen Kündigung von seiten der Mutter erhalten. Für den zusätzlichen Mutterschaftsurlaub gilt eine Kündigungsfrist von einem Monat vor Ablauf dieser zusätzlichen 4 Monate (wenn durch Arbeits- oder Tarifverträge keine längere Frist vereinbart wurde).

Was hat eine Frau zu tun, um den Mutterschaftsurlaub auf 6 Monate verlängern zu lassen? Sie muß spätestens 3 Wochen vor Ablauf der jetzt gültigen Schutzfrist (d.h. 5 Wochen nach der Geburt des Kindes) den zusätzlichen Mutterschaftsurlaub bei ihrem Arbeitgeber schriftlich beantragen. Gleichzeitig ist ein Antrag an die gesetzliche Krankenkasse zu stellen, die auch das Mutterschaftsgeld auszahlt. Ist die Mutter nicht in einer gesetzlichen Krankenkasse versichert, dann ist der Antrag an das Bundesversicherungsamt in Berlin (Adresse: Reichpietschufer 72 - 76, 1000 Berlin 30) zu richten. Es steht noch nicht fest, welche Unterlagen im einzelnen dabei vorgelegt werden müssen.

Mutterschaftshilfe

Alle werdenden Mütter, die in der gesetzlichen Krankenversicherung versichert oder mitversichert sind, haben Anspruch auf:
– Vorsorgeuntersuchungen.
– Pflege in einer Entbindungs- oder Krankenanstalt.
– einen Pauschalbetrag von 50 DM für die durch die Entbindung entstehenden Kosten. Dieser Betrag kann je nach Kasse bis zu 100 DM betragen.
– kostenlose Medikamente und Heilmittel.

Vorsorgeuntersuchungen

Die Krankenkasse bezahlt für jede werdende Mutter, die bei ihr versichert oder mitversichert ist, eine regelmäßige ärztliche Betreuung, die sog. „ärztlichen Vorsorgeuntersuchungen". Dafür wird die Frau von der Arbeit freigestellt.
Die Vorsorgeuntersuchungen sind sehr wichtig, aber viele Frauen nehmen sie überhaupt nicht in Anspruch. Es ist erwiesen, daß die Säuglingssterblichkeit bei Müttern, die diese Vorsorgeuntersuchungen nicht wahrnehmen, doppelt so hoch ist, wie bei den Müttern, die alle Vorsorgemaßnahmen sorgfältig beachten. Auch für die Gesundheit des Kindes sind die Untersuchungen wichtig, z.B. wegen möglicher Blutunverträglichkeiten (z.B. fehlender Übereinstimmung des Rhesusfaktors) oder wegen der Untersuchung auf Röteln, da diese Infektion in der frühen Schwangerschaft beim Kind schwere Mißbildungen hervorrufen kann.
Allerdings sollte die Frau auch von sich aus darauf achten, daß der Arzt alle notwendigen Untersuchungen vornimmt; leider gibt es auch Ärzte, die Bedenken und Ängste von schwangeren Frauen nicht beachtet haben, wodurch diese Frauen dann Kinder mit Mißbildungen geboren haben.
Der Mutterschaftsvorsorgeschein ist von der werdenden Mutter rechtzeitig bei der Krankenkasse anzufordern. Es empfiehlt sich, den Namen des behandelnden Arztes mit anzugeben. Wenn die Frau mit dem Arzt nicht zufrieden ist, kann sie sich jederzeit eine/n neue/n Ärztin oder Arzt suchen. Sie muß dann allerdings einen neuen Vorsorgeschein bei der Krankenkasse anfordern. Wer nicht krankenversichert ist, beantragt den Vorsorgeschein beim Sozialamt.
Der Vorsorgeschein berechtigt die werdende Mutter, sich bei einem Arzt ihrer Wahl regelmäßig untersuchen zu lassen, mindestens aber in den ersten Monaten alle 6 Wochen, in den letzten zwei Monaten alle 14 Tage. Der Arzt überprüft auch regelmäßig den Entwicklungsstand des Kindes. Die Kasse bezahlt bei einer Erkrankung der werdenden Mutter die ärztliche Versorgung, Medikamente oder den Krankenhausaufenthalt.

Für den Krankenhausaufenthalt ist es wichtig zu wissen, daß gesetzlich alle Patienten im Krankenhaus Anspruch auf gleiche Behandlung haben. Bei medizinisch notwendigen Krankenhaus-Leistungen zahlen alle Patienten den gleichen Pflegesatz.

Der Vorsorgeschein gilt auch für die Untersuchung in den ersten Tagen nach der Geburt und für die spätestens 6 - 8 Wochen nach der Geburt notwendige 2. Untersuchung. Privat krankenversicherte Schwangere haben nach den Tarifbestimmungen der privaten Krankenversicherung Anspruch auf Vorsorgeuntersuchungen und auf Pflege in einer Entbindungs- oder Krankenanstalt bei der Geburt.

Jede Frau sollte sich auf jeden Fall von ihrer zuständigen Krankenkasse über ihre spezielle Situation beraten lassen.

Der Mutterpaß: Jede werdende Mutter sollte von ihrem Arzt einen sog. „Mutterpaß" bekommen. In diesen Mutterpaß werden fortlaufend alle Ergebnisse der ärztlichen Untersuchungen eingetragen: außerdem die Blutgruppe, der Rhesusfaktor und alle wesentlichen Erkrankungen. Ebenso werden alle Medikamente vermerkt, die die Mutter eingenommen hat, und der voraussichtliche Geburtstermin.

Die Frau sollte während der Schwangerschaft den Mutterpaß immer bei sich tragen, um im Notfall für eine ärztliche Behandlung alle wichtigen Daten zur Verfügung zu haben.

Vorsorge für das Kind

Seit 1.7.71 gibt es für alle Kleinkinder in allen Bundesländern die sog. *„Früherkennungs-Untersuchungen".* Das Kind wird sofort nach der Geburt und dann in vorgeschriebenen Abständen ärztlich untersucht, damit eine Krankheit oder Störung früh erkannt und behandelt werden kann — oder erst gar nicht entsteht. Auch diese Untersuchungen zahlen die Krankenkassen oder wenn keine Mitgliedschaft in einer Krankenkasse besteht, das Sozialamt.

Die Früherkennungsuntersuchungen gelten für die Zeit vom ersten Lebenstag bis zur Vollendung des vierten Lebensjahres. In den ersten 4 Lebenswochen sind 3 Untersuchungen vorgesehen, da die Säuglingssterblichkeit im ersten Lebensmonat fast ebenso groß ist wie in allen anderen Monaten des ersten Lebensjahres zusammen. Die weiteren Untersuchungen sind für den 4. - 6., 9. - 12., 21. - 24. Lebensmonat und bei Vollendung des 4. Lebensjahres vorgesehen.

Für die Untersuchungen gibt es ein spezielles Untersuchungsheft, das nur die Eltern und den Arzt angeht. Alle Medikamente und Heilmittel für das Kind sind kostenlos.

Staatliche und städtische Gesundheitsämter unterhalten die *Mütterberatungsstellen* für Kleinkinder. Dort werden die Kinder im ersten Lebensjahr ärztlich untersucht, Ratschläge zur Pflege und Ernährung des Kindes erteilt und die Entwicklung des Kindes beobachtet. Diese Beratung ist kostenlos.

Wegen der örtlichen Termine der Mütterberatung wendet frau sich ans Gesundheitsamt.

Hilfen für alleinstehende Mütter ohne Beruf, bzw. Mütter, die wegen ihres Kindes ihren Beruf nicht ausüben können.

Die Frau stellt in diesem Fall Antrag auf Sozialhilfe. Die Rechtsgrundlage ist das Bundessozialhilfegesetz (BSHG). Es gibt zwei Arten von Sozialhilfe: Die „Hilfe zum Lebensunterhalt" und die „Hilfe in besonderen Lebenslagen". Einer alleinstehenden Mutter darf nicht zugemutet werden, berufstätig zu sein, wenn Pflege und eine geordnete Erziehung des Kindes nicht gesichert sind, vor allem wenn tagsüber keine anderen Betreuungspersonen da sind. Das gilt vor allem für Kinder bis zum dritten Lebensjahr.

Einer Mutter ohne ausreichendes Einkommen oder Vermögen steht nach dem Bundessozialhilfesetz Hilfe zum Lebensunterhalt zu. Sie bekommt vom Sozialamt Geld, um ihren Lebensunterhalt zu bestreiten. Die Höhe richtet sich nach den örtlich geltenden „Regelsätzen", die ständig den jeweiligen Lebenshaltungskosten angepaßt werden.

Außerdem übernimmt das Sozialamt die Kosten für die Unterkunft – zum Beispiel Miete und Heizung. Einer alleinstehenden Mutter, die mit zwei oder mehr Kindern unter 16 Jahren zusammenlebt und allein für deren Pflege und Erziehung sorgen muß, wird ein Mehrbedarf zuerkannt. Er beträgt bei zwei und drei Kindern 30 Prozent, bei vier oder mehr Kindern 50 Prozent des Regelsatzes.

Wenn Mutter und Kind kein ausreichendes Vermögen und Einkommen haben – also auch die Unterhaltsleistungen des Vaters nicht genügen – bekommt das Kind ebenfalls Hilfe zum Lebensunterhalt nach dem Bundessozialhilfegesetz. Die Höhe der Geldbeträge ist unterschiedlich. Bei Kindern und Jugendlichen berücksichtigt man zum Beispiel auch das Alter und den durch Wachstum bedingten Bedarf.

Es gibt außer den laufenden Hilfeleistungen auch einmalige Unterstützungen, z.B. für Kleidung, größere Haushaltsanschaffungen oder Heizkosten. Ist eine werdende Mutter in keiner Krankenkasse, so kann sie (wenn die Voraussetzungen des Bundessozialhilfegesetzes erfüllt sind) Hilfe für werdende Mütter und Wöchnerinnen erhalten. Zum Beispiel für die ärztliche Betreuung vor und während der Geburt, für die Versorgung mit Arznei-, Verband- und Heilmitteln, und sie bekommt einen pauschalen Geldbetrag für die im Zusammenhang mit der Entbindung entstehenden Ausgaben. Sie erhält auch Mutterschaftsgeld. Die Leistungen werden in der Regel den Leistungen der gesetzlichen Krankenversicherung entsprechen. Einer werdenden Mutter, die Hilfe zum Lebensunterhalt erhält, wird während der Schwangerschaft ein Mehrbedarf von 30 Prozent des maßgeblichen Regelsatzes zuerkannt.

Die Sozialhilfe ist nachrangig, d.h. sie wird nur dem gewährt, der sich selbst nicht helfen kann und auch von anderen keine Hilfe bekommt. Zum Beispiel von Unterhaltspflichtigen oder anderen Sozialleistungsträgern. Darum wird die Hilfesuchende auch aufgefordert, ihr gesamtes Einkommen und verwertbares Vermögen anzugeben, wenn Hilfe zum Lebensunterhalt gewährt wird.

Wenn in einer besonderen Lebenslage Hilfe gebraucht wird, wird das Einkommen nur im Rahmen der in Betracht kommenden Einkommensgrenze berücksichtigt. Auch Zahlungen von Personen, die gesetzlich zum Unterhalt verpflichtet sind, gehören zum Einkommen. Unterhaltspflichtig sind Verwandte ersten Grades und Ehepartner. Auf die Heranziehung von Unterhaltspflichtigen soll in Härtefällen verzichtet werden. Es soll auch darauf verzichtet werden, wenn ein Hilfeempfänger, der das 21. Lebensjahr vollendet hat, behindert, von einer Behinderung bedroht oder pflegebedürftig ist und deshalb Eingliederungshilfe für Behinderte oder Hilfe zur Pflege erhält.

Die Kosten brauchen in der Regel nicht zurückgezahlt werden – es sei denn, es liegt ein vorsätzliches oder grob fahrlässiges Verhalten vor oder ein Hilfeempfänger hat seinen Erben Vermögenswerte hinterlassen.

Es ist uns natürlich nicht möglich, hier auf alle möglichen speziellen Fragen einzugehen. Wir verweisen deshalb auf eine Broschüre des Verbandes Alleinstehender Mütter und Väter e. V. (VAMV) mit den Titel „So schaffe ich es allein", die ausführlich auf alle Fragen und Probleme der ökonomischen und sozialen Absicherung alleinstehender Mütter (und Väter) eingeht. Die Broschüre ist kostenlos, Einzelbestellungen können unter Beifügung eines frankierten (DM 0.40 Porto), selbstadressierten Briefumschlages in doppelter Postkartengröße bei der *VAMV-Bundesgeschäftsstelle Martin-Luther-Straße 20, 6000 Frankfurt a. M., Tel. 0611/ 43 77 77* oder bei einem der VAMV-Landesverbände bestellt werden.

. . . und noch ein Hinweis: In einigen Bundesländern und Städten/Landkreisen gibt es zur Zeit verschiedene Modelle der Familienhilfe, die auch von alleinstehenden Müttern in Anspruch genommen werden können, z.B. in Bayern das Familiengründungsdarlehen. Auskunft darüber erteilt die örtliche Beratungsstelle der Pro Familia oder der jeweilige Landesverband (Adresse im Telefonbuch), da es zur Zeit noch keine Gesamtübersicht über derartige Hilfen gibt und sie sich auch laufend ändern.

Hinweis auf Adressenlisten

Da immer mehr Krankenhäuser den Frauen eine natürliche („sanfte") Geburt und rooming in ermöglichen, ändert sich die Adressenliste für die BRD ständig. Wir verweisen auf die Zeitschrift *Eltern*, die nach Auskunft ihrer Redaktion im Mai 79 eine auf den neusten Stand gebrachte Liste veröffentlichen wird.

Literaturliste

Entwicklung des Embryos

G.L. Flanagan: Die ersten neun Monate des Lebens, Reinbek 1969, Rowohlt Taschenbuch Verlag.
L. Nilson: Ein Kind entsteht, München 1977, Mosaik Verlag.

Geburtsvorbereitung

D. u. R. Ewy: Die Lamazemethode, München 1976, Goldmann Verlag.
G.D. Read: Mutter werden ohne Schmerz, Hamburg 1950, Hoffmann und Campe Verlag.

Verschiedene Aspekte zu Schwangerschaft und Geburt

B. Bronnen: Wie mein Kind mich bekommen hat, Reinbek 1977, Rowohlt Taschenbuch Verlag.
F. Leboyer: Der sanfte Weg ins Leben, Geburt ohne Gewalt, München 1974, Desch Verlag.
W. z. Linden: Geburt und Kindheit, Frankfurt 1957, Vittorio Klostermann Verlag.
B. Vogt-Hägerbäumer: Schwangerschaft ist eine Erfahrung, die die Frau, den Mann und die Gesellschaft angeht, Reinbek 1977, Rowohlt Taschenbuch Verlag.
E.-M. Starck: Gebären und geboren werden, München 1976, Verlag Frauenoffensive.
Bewußt Fruchtbar sein. Fruchtbarkeitsbewußtsein, Schwangerschaft und natürliche Geburt, Wehrheim 1977, Irisiana Verlag.

Nach der Geburt

T.B. Brazelton: Babys erstes Lebensjahr, Unterschiede in der geistigen und körperlichen Entwicklung, München 1975, Deutscher Taschenbuch Verlag.
H.S. Herzka: Das Kind von der Geburt bis zur Schule, Basel 1975, Schwabe Verlag.
A. Montague: Körperkontakt, Stuttgart 1974, Klett Verlag.
J. Ch. Pierce: Die magische Welt des Kindes, Düsseldorf 1978, Diederichs Verlag.
F. Renggli: Angst und Geborgenheit, Soziokulturelle Folgen der Mutter-Kind-Beziehung im ersten Lebensjahr, Reinbek 1976, Rowohlt Taschenbuch Verlag.
P. u. J. Ritter: Freie Kindererziehung in der Familie, Reinbek 1972, Rowohlt Verlag.

Exportinteressen gegen Muttermilch. Eine Dokumentation der Arbeitsgruppe Dritte Welt Bern, Reinbek 1976, Rowohlt Taschenbuchverlag.
FRAU - Handbuch über Sexualität, Verhütung und Abtreibung, Schwangerschaft, Geburt, Körper und Krankheit, Klimakterium und Alter, München 1978, Frauenbuchverlag.

KINDHEIT   Neu ab 1979!

Zeitschrift zur Erforschung der psychischen Entwicklung

Herausgegeben von **Peter Orban** in Verbindung mit **Christian Büttner, Aurel Ende, Hermann Müller, Ulrike Prokop, Gunter Wegeleben**

Beirat:
Jörg Becker, Christian Büttner, Aurel Ende, Gunnar Heinsohn, Friedrich Kruse, Aloys Leber, Alfred Lorenzer, Lloyd deMause, Tilmann Moser, Elisabeth Müller, Hermann Müller, Hans Nicklas, Ulrich Oevermann, Margit Orban-Plasa, Ulrike Prokop, Julia Schwarzmann, Gunter Wegeleben, Siegfried Zepf

Bezugspreise:
Erscheinungsweise: 4 x jährlich. Bezugspreise (zuzüglich Porto): Jahrgang DM 58,–, Einzelheft DM 20,–

Immer mehr setzt sich die Erkenntnis durch, daß nur, wer die Kindheit begreift, die Probleme des Erwachsenen verstehen kann. In dieser Zeitschrift kommen Wissenschaftler aller Forschungsrichtungen zu Wort, die sich mit Fragen der psychischen und persönlichen Entwicklung des Kindes auseinandersetzen. Die Zeitschrift ist für jeden lesbar, der mit Kindern und ihren Problemen zu tun hat.

Bitte fordern Sie unverbindlich Prospektmaterial und Probeheft an.

Aus der Reihe
Theorie und soziale Praxis:
Herausgegeben von Peter Orban und Joachim Holder

Klaus Strzyz   Band 6
Sozialisation und Narzißmus
Gesellschaftlicher Wandel und die Veränderung von Charaktermerkmalen
1978, 164 S., kart., DM 19,80

Rüdiger Beier / Christian   Band 7
Büttner / Margit Orban-Plasa
Aggression und Apathie
Beobachtungen im Schulalltag
1978, ca. 250 S., kart., ca. DM 24,80

Die Dritte Welt im Kinderbuch   Band 8
Jörg Becker / Rosmarie Rauter (Hrsg.)
1978, 304 S., kart., DM 16,80

Günter Machura / Hans Stirn   Band 9
Eine kriminelle Karriere
1978, 140 S., kart., DM 12,80

Aus der Reihe
Unterrichtspraxis:
Herausgegeben von Ernst Meyer und Andreas Knapp

Ernst Meyer   Band 1
Unterrichtsthema Angst
1978, 164 S., kart., DM 18,80

Jutta Knapp   Band 2
Gruppendynamik für Lehrer
Erfahrungsbericht, Analyse und Transfer
1979, ca. 120 S., kart., ca. DM 20,–

Bernd Haselmann   Band 3
Gruppenunterricht in der Sonderschule
1978, 112 S., kart., DM 16,80

Evaluation von Gruppenarbeit Band 4
Andreas Knapp (Hrsg.)
1978, 138 S., DM 24,80
Die beiden Reihen werden fortgesetzt.

Akademische Verlagsgesellschaft
Postfach 11 07, 6200 Wiesbaden